Ben Greenstein · Friedhelm Raue

Endokrinologie

MENÜ Medizin

Blackwell Wissenschaft

Endokrinologie

Schilddrüse Nebenniere Insulin Wachstumshormone

Ben Greenstein · Friedhelm Raue

Endokrinologie

Mit 117 Abbildungen

Blackwell Wissenschafts-Verlag Berlin · Wien 1996

Oxford · Edinburgh · Boston · London · Melbourne · Paris · Yokohama

Blackwell Wissenschafts-Verlag GmbH
Kurfürstendamm 57, D-10707 Berlin
Zehetnergasse 6, A-1140 Wien

Blackwell Science Ltd
Osney Mead, GB-Oxford OX2 0EL
25 John Street, GB-London WC1N 2BL
23 Ainslie Place, GB-Edinburgh EH3 6AJ

Blackwell Arnette SA
224, boulevard Saint-Germain,
F-75007 Paris

Blackwell Science, Inc.
238 Main Street, 5th Floor, USA-Cambridge,
Massachusetts 02142

Blackwell Science Pty Ltd
54 University Street, AUS-Carlton, Victoria 3053

Blackwell Science Japan
290-2 Nase Totsuka, J-Yokohama

Anschrift der Autoren:

Ben Greenstein, PhD
Director of Endocrine Research
Lupus Research Unit
The Rayne Institute,
St. Thomas's Hospital,
London SE1 7EH, Großbritannien

Professor Dr. med. Friedhelm Raue
Ruprecht-Karls-Universität Heidelberg
Abt. Innere Medizin I
Endokrinologie u. Stoffwechsel
Luisenstr. 5
69115 Heidelberg

Titel der Originalausgabe: Ben Greenstein
Endocrinology at a Glance, 1st edition,
erschienen bei Blackwell Science Ltd, Oxford
1994

Übersetzung der 1. englischen Auflage und
redaktionelle Bearbeitung:
Dr. med. Jutta Kirchner und
Annelen Hölzner-Bautsch

Gewährleistungsvermerk

Die Medizin ist eine Wissenschaft mit ständigem Wissenszuwachs. Forschung und Weiterentwicklung klinischer Verfahren erschließen auch gerade in der Pharmakotherapie veränderte Anwendungen. Die Verfasser dieses Werkes haben sich intensiv bemüht, für die verschiedenen Medikamente in den jeweiligen Anwendungen exakte Dosierungshinweise entsprechend dem aktuellen Wissensstand zu geben. Diese Dosierungshinweise entsprechen den Standardvorschriften der Hersteller. Verfasser und Verlag können eine Gewährleistung für die Richtigkeit von Dosierungsangaben dennoch nicht übernehmen. Dem Praktiker wird dringend empfohlen, in jedem Anwendungsfall die Produktinformation der Hersteller hinsichtlich Dosierungen und Kontraindikationen entsprechend dem jeweiligen Zeitpunkt der Produktanwendung zu beachten.

Die Deutsche Bibliothek – CIP-Einheitsaufnahme

Greenstein, Ben:
Endokrinologie / Ben Greenstein ; Friedhelm Raue. [Übers. der 1. engl. Ausg. und red. Bearb.: Jutta Kirchner und Annelen Hölzner-Bautsch]. - Berlin ; Wien [u.a.] : Blackwell Wiss.-Verl., 1996
(Menü Medizin : Endokrinologie)
Einheitssacht.: Endocrinologie at a glance <dt.>
ISBN 3-89412-241-2
NE: Raue, Friedhelm:

ISBN 3-89412-241-2 · Printed in Germany

Einbandgestaltung: Rudolf Hübler, Berlin

Satz: SATZFABRIK 1035, Berlin

Druck & Bindung: Druckhaus Schöneweide GmbH, Berlin

Gedruckt auf chlorfrei gebleichtem Papier

Inhaltsverzeichnis

Vorwort

Menü Medizin – Endokrinologie soll nicht mehr als eine kurzgefaßte Abhandlung über dieses medizinische Fachgebiet sein. Das Buch ist so aufgebaut, daß sich Diagramme und Text wechselseitig ergänzen und folglich auch im Zusammenhang genutzt werden müssen. Im Vordergrund stehen die graphischen Übersichten, während sich der Begleittext auf das Notwendigste beschränkt.

Ziel war es, dieses Themengebiet immerhin so umfassend abzuhandeln, daß jeder Student der Medizin und angrenzender Wissenschaften in die Lage versetzt wird, ein Examen im Fach Grundlagen der Endokrinologie mit Erfolg zu bestehen. Des weiteren soll *Menü Medizin – Endokrinologie* all jenen Studenten der klinischen Endokrinologie eine Hilfe sein, die sich kurzfristig einen Einblick in die grundlegenden Wirkungsmechanismen auf diesem Gebiet verschaffen müssen. Das Buch ist nicht als Alternative zu den vielen hervorragenden Lehrbüchern der Endokrinologie aufzufassen, die als nützliche Nachschlagewerke ihren festen Platz haben und von denen einige bei der Erarbeitung dieser Publikation mit herangezogen wurden.

Mit größter Sorgfalt wurde auf die exakte Verarbeitung der grundlegenden Fakten sowie die Einbeziehung der neuesten und zuverlässigsten Erkenntnisse geachtet. Bei Aussagen, die sich noch in der wissenschaftlichen Diskussion befinden, wurde dies entsprechend vermerkt. Dessenungeachtet ist kein Autor – und der Verfasser dieser Arbeit nimmt sich da keineswegs aus – gegen Irrtümer gefeit, wie sie Menschen passieren. Sollte also der Leser Fehler oder Unklarheiten entdecken bzw. Vorschläge zur Verbesserung oder Ergänzung der Publikation haben, werden wir diese dankbar aufnehmen und berücksichtigen.

Dank sagen möchte ich auch den vielen Studenten der Human- und der Zahnmedizin sowie weiterer Fachgebiete, die die graphischen Darstellungen und das didaktische Konzept im Laufe der Jahre gründlich studiert und genutzt sowie mit kritischen Hinweisen viel zu ihrer Verbesserung beigetragen haben. Mein Dank gilt darüber hinaus Elizabeth Bridges, Kay Chan, Yacoub Dhaher, Munther Kahmashta und Adam Greenstein für die Durchsicht von Teilen meiner Arbeit und ihre kritischen Anmerkungen. Es war mir eine Freude, mit den Mitarbeitern der Blackwell Science Ltd – und hier besonders mit Dr. Stuart Taylor und Emma Lynch – zusammenzuarbeiten, die mir mit ermutigendem Zuspruch und kollegialen Ratschlägen zur Seite standen.

London 1994 Ben Greenstein

Vorwort zur deutschen Ausgabe

Auch wenn dem fachlich interessierten Nutzer der Gebrauch der englischen Sprache vertraut sein mag – die Vorteile einer deutschen Ausgabe liegen auf der Hand: Lesen in der Muttersprache ist leichter, terminologischen Mißverständnissen kann vorgebeugt werden, Diagnose- und Therapieusancen des deutschen Sprachraums, die zum Teil von denen in England differieren, können entsprechend berücksichtigt werden.

Kaum ein anderes Fachgebiet der Medizin ist so interdisziplinär ausgerichtet wie die Endokrinologie, die Lehre von den Hormonen und den entsprechenden Krankheitsbildern. Die Endokrinologie ist Bestandteil der klinischen Fächer Innere Medizin, Gynäkologie sowie Pädiatrie und hat ihre Wurzeln in den theoretischen Fächern Physiologie, Biochemie und Pharmakologie. Endokrinologische Krankheitsbilder lassen sich meist auf pathophysiologische Mechanismen und allgemeine Prinzipien zurückführen, die sich als Störungen des Regelkreises und der Informationsverarbeitung beschreiben lassen. Kenntnisse in diesen theoretischen Grundlagen, die für viele Hormonsysteme Gemeinsamkeiten aufweisen, gehen unmittelbar in klinische Entscheidungen ein und beeinflussen das diagnostische und therapeutische Vorgehen.

Die Brücke zwischen theoretischem Wissen und praktischen Kenntnissen wird in diesem Buch anhand anschaulicher und instruktiver Schemata dargestellt. Entsprechend dem klinischen Ansatz wird das endokrinologische Denken und Wissen organbezogen vermittelt.

März 1996 F. Raue

1 Endokrine Drüsen

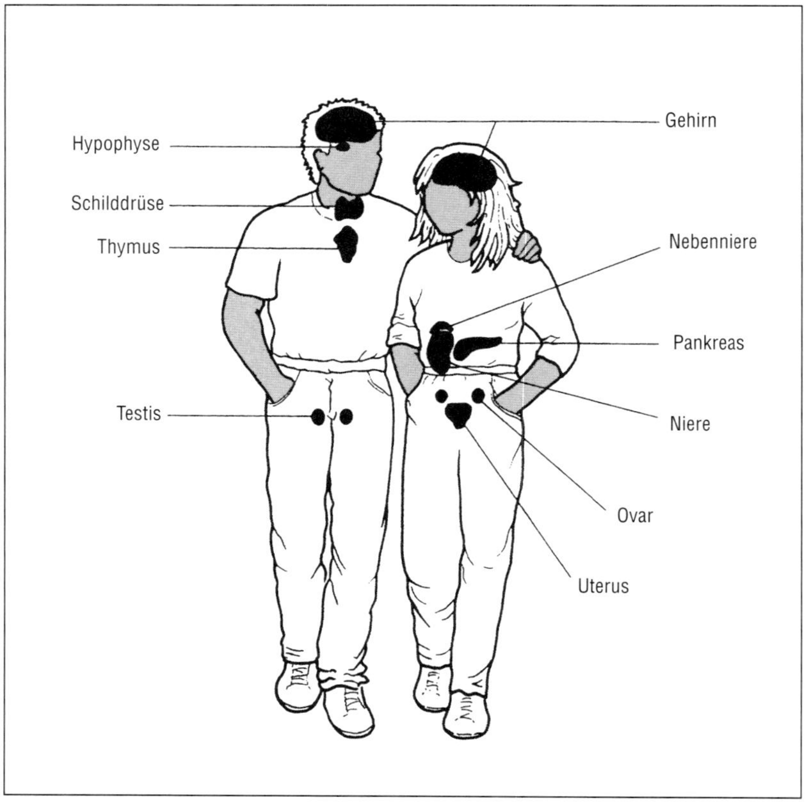

Abb. 1.1 Endokrine Drüsen

Viele Körperfunktionen werden durch das endokrine System und das Nervensystem gesteuert. Beide sind an der Aufrechterhaltung eines physiologischen Gleichgewichtes des inneren Körpermilieus beteiligt und ermöglichen es, auf Veränderungen des externen Milieus zu reagieren. Das endokrine System bewirkt dies mit Hilfe der *Drüsen*, die chemische Stoffe oder *Hormone* sezernieren. Der Terminus *endokrin* bezieht sich auf eine Drüse, die chemische Stoffe direkt in den Extrazellulärraum freisetzt, von wo aus sie in den Blutstrom gelangen.

DIE WICHTIGSTEN ENDOKRINEN DRÜSEN

Das Gehirn ist für die Steuerung des Nervensystems zuständig, aber es ist zugleich eine der wichtigsten endokrinen Drüsen. Spezialisierte Nervenzellen in bestimmten Teilen des Gehirns, besonders im Hypothalamus, synthetisieren Hormone, die entlang dem Axon zum Nervenende transportiert werden. Dort werden sie in den Portalkreislauf freigesetzt, durch den sie zur Hypophyse befördert werden, die sich unmittelbar unterhalb des Hypothalamus befindet. In einigen Fällen reicht das Axon der neuroendokrinen Zelle sogar bis zur Hypophyse selbst (s. Kapitel 8). Diese Hormone steuern zum Beispiel den Salz- und Wasserhaushalt, die Sexualfunktion und das Sexualverhalten, die Laktation und die Reaktion des Körpers auf Streß. Die wichtigsten bekannten Neurohormone, die vom Gehirn synthetisiert werden, sind:

1 Corticotropin-releasing-Hormon (CRF, CRH);
2 Dopamin (Prolactin-inhibiting-Hormon, PIF);
3 Growth-hormone-releasing-Hormon (GRH, Somatocrinin);
4 Gonadotropin-releasing-Hormon (GnRH, LHRH);
5 Somatostatin (Growth-hormone-release-inhibiting-Hormon, GHRIH);
6 Thyreotropin-releasing-Hormon (TRH);
7 Oxytocin;
8 Vasopressin.

Die Hypophyse synthetisiert mehrere Hormone, die die Funktion von vielen anderen endokrinen Drüsen steuern. Diese Hormone werden in unterschiedlichen Zelltypen der verschiedenen Hypophysenlappen synthetisiert. Die Hypophyse setzt sich anatomisch aus zwei Lappen, einem Vorder- und einem Hinterlappen, zusammen, die einen unterschiedlichen embryonalen Ursprung haben. Der Hypophysenvorderlappen bildet sich, als eine Aussackung des Ektoderms, oberhalb vom Boden der embryonalen Mundhöhle. Der Hypophysenhinterlappen wächst aus der Gehirnbasis nach unten und ist somit neuralen Ursprungs. Die beiden Lappen lagern sich eng aneinander und bilden so die Hypophyse. Der menschliche Organismus besitzt einen winzigen *intermediären* Lappen, der bei einigen Tierarten viel größer ausgeprägt ist.
Die wichtigsten Hormone der Hypophyse sind folgende:

1 Vorderlappen:
(a) Corticotropin (adrenocorticotropes Hormon; ACTH);
(b) Follikelstimulierendes Hormon (FSH);
(c) Luteinisierendes Hormon (LH);
(d) Prolaktin (PRL);
(e) Thyreotropin (thyreoideastimulierendes Hormon; TSH);
(f) Wachstumshormon (GH, STH; Somatotropin).

2 Hinterlappen:
(g) Oxytocin;
(h) Vasopressin.

3 Intermediärlappen:
(i) Melanozytenstimulierendes Hormon (MSH).

Die Schilddrüse befindet sich beim Menschen genau vor der Trachea, an der sie eng anhaftet, und hinter dem Larynx. Die Schilddrüsenhormon-bildenden Zellen, die in Gruppen oder Follikeln angeordnet sind, besitzen einen wirksamen Mechanismus zur Anreicherung von Jod, das für die Synthese des Schilddrüsenhormons benötigt wird. Die zirkulierenden Hormone sind *Thyroxin* (T_4) und *Trijodthyronin* (T_3). Am Wirkort ist T_3 der aktive Metabolit von T_4.

Die Nebenschilddrüsen, die sich im Schilddrüsenbett befinden, bilden das *Parathormon* (*PTH*).

PTH spielt bei der Regulierung des Kalzium- und Phosphatspiegels im Blut eine wichtige Rolle.

Die parafollikulären Zellen befinden sich ebenfalls in der Schilddrüse und liegen verstreut zwischen den Schilddrüsenfollikeln. Sie bilden *Calcitonin*.

Die Nebennieren befinden sich genau über den Nieren und setzen sich aus einer äußeren Schicht, auch Kortex bzw. Rinde genannt, und einer inneren Schicht, auch als Nebennierenmark bezeichnet, zusammen. Die zwei Schichten haben unterschiedliche Funktionen: Die Rinde bildet Steroidhormone und das Mark Katecholamine. Das Nebennierenmark ist ein modifiziertes Ganglion. Die in der Nebenniere gebildeten Hormone sind folgende:

1 *Kortex*

(a) die Glukokortikoide, beim Menschen hauptsächlich Cortisol, die an der Regulierung des Kohlenhydratstoffwechsels beteiligt sind;

(b) die Mineralokortikoide, hauptsächlich Aldosteron, die das Elektrolytgleichgewicht kontrollieren;

2 *Mark*

(c) Adrenalin (im Englischen: Epinephrin);

(d) Noradrenalin (Norepinephrin).

[Chemisch ausgedrückt bedeutet das Präfix Nor- das Fehlen von einer Methyl(CH_3)-Gruppe eines Moleküls.]

Das endokrine Pankreas besteht aus Inselzellen, die sich verstreut im größeren exokrinen Pankreas befinden, das dem Magen benachbart liegt. Der Terminus „exokrin" bezieht sich auf Drüsen, die Ausführungsgänge besitzen und die in diesem Buch nicht abgehandelt werden. Die Zellen des endokrinen Pankreas sezernieren die folgenden Hormone:

1 Insulin;
2 Glukagon;
3 Somatostatin;
4 pankreatisches Polypeptid.

Das Ovar ist die wichtigste weibliche Fortpflanzungsdrüse und bildet:

1 Östrogene;
2 Progesteron;
3 Relaxin.

Der Testis ist die wichtigste männliche Reproduktionsdrüse und bildet:

1 Testosteron;
2 Inhibin;
3 Müllerian regression (bzw. inhibiting) factor – Anti-Müller-Hormon (Fetus).

Die Ovarien und Testes werden als *Gonaden* bezeichnet.

Der Gastrointestinaltrakt (GIT) ist das größte endokrine Organ und bildet mehrere autokrine, parakrine und endokrine Hormone.

1 Cholecystokinin (CCK);
2 Gastric inhibitory peptide (GIP);
3 Gastrin;
4 Neurotensin;
5 Sekretin;
6 Substanz P;
7 vasoaktives intestinales Polypeptid (VIP).

Viele dieser Hormone werden ebenfalls im Gehirn synthetisiert, wobei ihre Funktion noch weitgehend ungeklärt ist, und es dürfte weitere, bislang noch nicht entdeckte Homone geben.

Die Epiphyse befindet sich im Gehirn und bestimmt die Biorhythmen, zum Beispiel die Fortpflanzungsrhythmen von Tieren, die eine zeitlich gebundene Brutzeit haben. Was für eine Rolle diese Drüse beim Menschen spielt, ist noch weitgehend unbekannt. Die Epiphyse produziert *Melatonin*.

Die Niere ist ein exkretorisches Organ, das lösliche Ausscheidungsprodukte und Medikamente aus dem Blutkreislauf herausfiltert. Außerdem bildet sie Hormone, die an der Regulierung des Blutdrucks und an der Erythropoese (Produktion von roten Blutkörperchen) beteiligt sind:

1 Renin;
2 Erythropoetin.

Die Plazenta, das Schwangerschaftsorgan, das den heranwachsenden Feten versorgt, bildet eine große Anzahl von Hormonen, von denen viele auch in anderen Drüsen gebildet werden. Zwei der primär in der Plazenta produzierten Hormone sind:

1 Choriongonadotropin (CG; HCG; H, human);
2 Plazentalaktogen (PL).

Der Thymus, der oberhalb des Herzens liegt, ist für das normale Größenwachstum des Feten notwendig. Im Thymus erreichen unreife Lymphozyten den reifen Zustand, wodurch er eine wichtige Rolle im Immunsystem erlangt. Das Organ bildet und sezerniert mehrere Peptide in den Blutkreislauf, bei denen es sich wahrscheinlich um sehr wichtige Hormone handelt. Dazu gehören:

1 die Familie der Thymosinpeptide;
2 Thymopoietin;
3 Thymulin.

Es gibt noch zahlreiche weitere Hormone und Wachstumsfaktoren, die in den Organen gebildet werden, so zum Beispiel das Vitamin D, das in der Leber, der Haut und den Nieren gebildet wird.

2 Chemische Signalübertragung

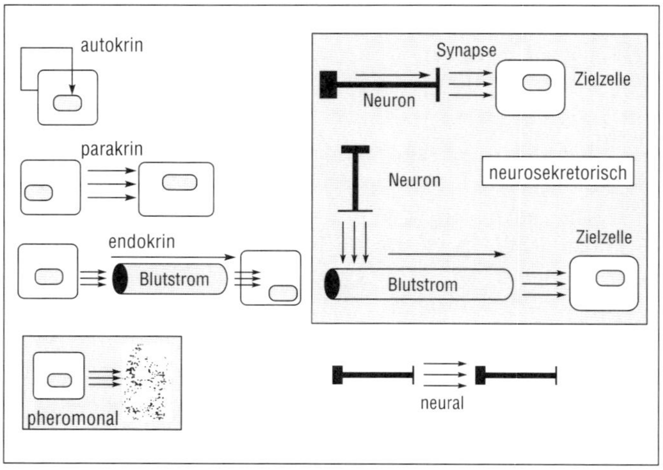

Abb. 2.1 Chemische Signalübertragung

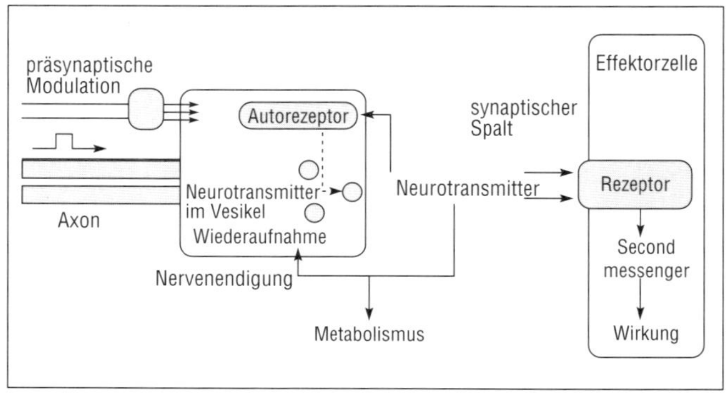

Abb. 2.2 Terminales Nervenende

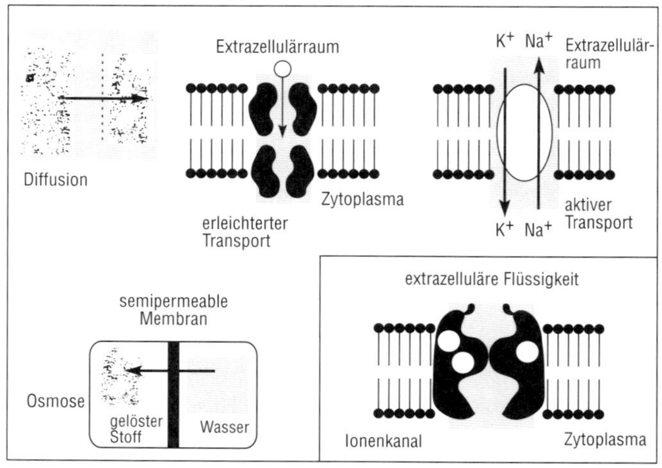

Abb. 2.3 Chemischer Transport

Hormone sind chemische Boten, die auch bei den einfachsten Formen von Leben vorhanden sind. Insulin wurde auch bei *Escherichia coli*, einem Bakterium, gefunden, was beweist, daß sich die Hormone sehr früh in der Entstehungsgeschichte der lebenden Zellen entwickelten. Sie können auf verschiedene Art und Weise klassifiziert werden, darunter zum Beispiel auch im Hinblick auf ihre Zielzellen.

1 *Autokrine Hormone*: wirken auf die Zellen, von denen sie synthetisiert werden. Ein Beispiel für diese Gruppe ist der Insulin-like growth factor (IGF-I), der die Zellteilung in den Tumorzellen stimuliert, die ihn bilden.

2 *Parakrine Hormone*: wirken auf benachbarte oder weiter entfernte Zellen, die nur durch den Extrazellulärraum voneinander getrennt sind. Als Beispiel kann Insulin genannt werden, das von den B-Zellen im Pankreas sezerniert wird und das die Sekretion eines anderen Hormons, Glukagon, durch die A-Zellen des Pankreas bewirkt.

3 *Endokrine Hormone*: wirken auf Zellen oder Organe an weit entfernt liegenden Orten, zu denen sie mit dem Blutstrom oder mit Hilfe eines anderen flüssigkeitsführenden Gangsystems, wie den Lymphbahnen, transportiert werden. Beispiele für die endokrinen Hormone sind Insulin und die Sexualhormone.

4 *Neuroendokrine Hormone*: diese gehören eigentlich zu den parakrinen oder endokrinen Hormonen, mit Ausnahme der Tatsache, daß sie in einer Nervenzelle (Neuron) synthetisiert werden, die das Hormon in eine unmittelbar benachbarte Zielzelle absondert (parakrin) oder es in den Blutstrom freisetzt, der das Hormon zur Zielzelle transportiert. Ein Beispiel für die erstgenannte Art ist Oxytocin, das entlang dem Nervenaxon zum Hypophysenhinterlappen transportiert wird (s. Kapitel 31). Ein Beispiel für die letztere Art ist das Gonadotropin-releasing-Hormon (GnRH), das im Gehirn synthetisiert wird und in den Portalkreislauf freigesetzt wird, durch den es zu Zellen des Hypophysenvorderlappens gelangt (s. Kapitel 30).

5 *Neurale Überleitung*: dazu gehört die Neurotransmission (Erregungsleitung), die eine Form einer parakrinen Wirkung ist. Dabei wird eine chemische Substanz von einem Neuron freigesetzt und wirkt auf ein benachbartes Neuron, um normalerweise dessen elektrische und/oder chemische Aktivität zu erregen oder zu hemmen. Diese chemischen Boten werden als *Neurotransmitter* bezeichnet, zum Beispiel Acetylcholin und Noradrenalin. Neurotransmitter bewirken praktisch sofortige Reaktionen, wobei einige chemische Substanzen einen langsameren Wirkungseintritt, aber eine längere Wirkung am Erfolgsorgan zeigen. Diese werden als *Neuromodulatoren* bezeichnet. Einige der endogenen morphinähnlichen Peptide wie die Endorphine (s. Kapitel 23) sind Neuromodulatoren.

6 *Pheromonale* Übertragung bedeutet die Freisetzung von flüchtigen Hormonen, die als Pheromone bezeichnet werden, in die Atmosphäre, wo sie von einem anderen Individuum, das gewöhnlich derselben Spezies angehört, als Geruchssignal bemerkt werden. Einige von ihnen konnten identifiziert werden, zum Beispiel Zibeton, das von der Zibetkatze (Schleichkatzenart), und Bombykol, das vom Seidenspinner sezerniert wird.

GRUNDLAGEN DER ERREGUNGSLEITUNG

Mit zunehmender Aufklärung der Bedeutung des Gehirns als endokrine Drüse wird auch die Erregungsleitung als Gegenstand endokrinologischer Untersuchungen immer wichtiger. Deshalb ist es notwendig, einige Grundlagen darzustellen, auf die später im Buch Bezug genommen wird.

Wenn der Nervenimpuls das Nervenende erreicht, löst er eine kalziumabhängige Fusion von Neurotransmitter-Vesikeln mit der Plasmamembran des Nervenendes aus, was eine Freisetzung des Transmitters in den Spalt, auch als Synapse bezeichnet, zwischen zwei Nerven zur Folge hat. Die Neurotransmitter und Neuromodulatoren binden sich an spezifische Rezeptoren der Plasmamembran, die die Information, daß sich der Neurotransmitter an den Rezeptor gebunden hat, mit Hilfe von anderen Membranproteinen und intrazellulären „second messengers" (sekundären Botenstoffen) umsetzen. Die Zellantwort erfolgt unmittelbar.

Die Neurotransmitter dissoziieren vom Rezeptor und werden durch Enzyme inaktiviert (wie z. B. beim Acetylcholin), oder sie werden in den Nerven aufgenommen, der sie freisetzt und metabolisiert (z. B. Noradrenalin). Die Freisetzung von Neurotransmittern kann (i) durch am terminalen Nervenende befindliche Autorezeptoren moduliert und begrenzt werden, so daß eine weitere Ausschüttung von Neurotransmittern inhibiert wird; darüber hinaus ist eine (ii) präsynaptische Inhibition möglich, wenn ein anderes Neuron mit dem terminalen Nervenende eine Synapse bildet.

CHEMISCHER TRANSPORT

Der Transport von chemischen Substanzen zwischen Zellen und Organen erfolgt meistens unter strenger Kontrolle, um die notwendigen Konzentrationen in den verschiedenen Gewebekompartimenten aufrechtzuerhalten, die die chemischen Stoffe synthetisieren, verwerten, transportieren und metabolisieren. Daran sind mehrere Mechanismen beteiligt, was davon abhängig ist, welcher Art die chemischen Substanzen und die Umgebung sind, in der sie sich bewegen.

Diffusion ist die Bewegung von Molekülen in einer flüssigen Phase mit einer willkürlichen thermischen Bewegung (manchmal als Brownsche Molekularbewegung bezeichnet). Wenn zwei Lösungen, die den gleichen chemischen Stoff enthalten – die eine in konzentrierter und die andere in relativ verdünnter Form – durch eine vollständig durchlässige und passive Membran getrennt sind, wird die Konzentration der chemischen Substanz auf jeder Seite der Membran schließlich die gleiche sein. Dies resultiert daraus, daß es viele Moleküle der Substanz auf der konzentrierten Seite gibt und damit die statistische Wahrscheinlichkeit der Bewegung der Moleküle von der konzentrierteren Seite zur verdünnteren Seite der Membran größer ist. Wenn die Konzentrationen auf beiden Seiten die gleichen sind, wird die Nettobewegung auf jeder Seite null. Lipophile (fettlösliche) Moleküle, wie Äthylalkohol und Steroide, diffundieren frei durch alle biologischen Membranen.

Der erleichterte Transport (auch erleichterte Diffusion genannt) ist der Transport von chemischen Substanzen durch Membranen mit Hilfe von Carrier-Proteinen, die dafür keine Energie benötigen. Deshalb können sie nicht gegen einen Konzentrationsgradienten transportieren. Der Mechanismus kann spezifisch sein, so daß verschiedene Substanzen mit ähnlicher Struktur um den Transport durch die Carrier-Proteine konkurrieren. Die Menge an Transportproteinen kann der hormonalen Kontrolle unterliegen. Glukose wird zum Beispiel durch Transportproteine, deren Anzahl durch Insulin erhöht wird, in die Zelle befördert (s. Kapitel 36).

Der aktive Transport hat Ähnlichkeit mit dem erleichterten Transport, bei dem Stoffe mit Hilfe von Proteinen durch die Membran gelangen. Aber zusätzlich wird bei diesem Prozeß Energie in Form von Adenosintriphosphat (ATP) oder anderen metabolischen Brennstoffen benötigt. Der Transport von chemischen Stoffen durch die Membran gegen ein Konzentrationsgefälle ist möglich; allerdings kann der Transportprozeß auch durch metabolische Gifte oder andere Ursachen eines Energiemangels unterbrochen werden. Der aktive Transport ist in gewisser Hinsicht der Enzym-katalysierten Reaktion ähnlich: er kann durch eine Gleichgewichtskinetik beschrieben werden. Wenn der Efflux = dem Influx ist, kommt es zu keiner Nettobewegung von Stoffen. Ein Enzym bindet ein Substrat mit hoher Affinität und benötigt Energie, um das Substrat in ein Produkt umzuwandeln, das sich leicht ablöst. Ein aktives Transportprotein bindet das Molekül, um mit hoher Affinität auf eine Seite der Membran zu gelangen und benötigt Energie, um es auf die andere Seite der Membran zu transportieren, wo es das Molekül unverändert freisetzt. Ionen wie Na^+ und K^+ gelangen mit Hilfe des aktiven Transportes durch die Membran.

Ionenkanäle vermitteln den aktiven Transport; sie bestehen aus Proteinen, die elektrisch geladene Aminosäuren enthalten, die „Gates" (Poren) für die Aktivierung und Inaktivierung bilden. Ionenkanäle können durch Rezeptoren (s. Kapitel 5) oder Spannungsänderungen der Zellmembran aktiviert werden. Die Ca^+-Kanäle können durch diese beiden Methoden aktiviert werden.

Osmose ist die passive Bewegung von Wasser durch eine semipermeable Membran vom Kompartiment mit der geringeren Konzentrationen eines gelösten Stoffes in ein Kompartiment mit einer größeren Konzentration des gelösten Stoffes. („Gelöster Stoff" bezieht sich auf chemische Substanzen, die in einem „Lösungsmittel", normalerweise Wasser, in biologischen Geweben aufgelöst ist.) Zellen können in Abhängigkeit von der Konzentration der gelösten Stoffe auf jeder Seite der Membran schrumpfen oder anschwellen.

Phagozytose und Pinozytose sind beides Beispiele für Endozytose, der Methode, mit der Substanzen in Zellen gelangen können, ohne die Zellmembran zu passieren. Phagozytose ist die Aufnahme oder „das Verschlucken" von soliden Partikeln durch die Zelle, während Pinozytose die Aufnahme von Flüssigkeiten bedeutet. Die Rezeptor-vermittelte Endozytose ist die Aufnahme von spezifisch erkennbaren Substanzen mit Hilfe von umhüllten Vesikeln. Diese sind Teil der Membran, die mit spezifischen Membranproteinen überzogen ist, die ein Protein, das *Clathrin* genannt wird, enthalten.

Exozytose umschreibt den Transport von Substanzen aus der Zelle heraus. Neurotransmitter und Hormone, die in kleinen Vesikeln oder Paketen gespeichert werden, werden von der Zelle, in der sie durch Exozytose gespeichert worden sind, sezerniert oder freigesetzt, wenn das Vesikel mit der Membran verschmilzt.

Der Transport von Hormonen im Blut ist ein wichtiger Teil der endokrinen Wirkung. Wenn Hormone in das Blut sezerniert werden, binden sich einige Hormone sofort an Plasmaproteine. Die Proteine können die Hormone genau erkennen und binden sie mit hoher Affinität und Spezifität. Ein Beispiel dafür ist die Bindung von Sexualhormonen durch das SHBG (s. Kapitel 22). Andere Proteine, wie das Albumin, binden mit viel geringerer Affinität (d. h. nicht so fest) ebenfalls Hormone, einschließlich des Schilddrüsenhormons und der Sexualhormone.

Es entwickelt sich ein Gleichgewicht zwischen dem freien und dem gebundenen Hormon, so daß ein fester Anteil des Hormons frei und ungebunden ist, während der größte Teil in gebundenem Zustand transportiert wird. Es wird vermutet, daß nur der freie Anteil des Hormons physiologisch aktiv und den Geweben und für den Metabolismus zugänglich ist. Wenn ein Hormon an Plasmaproteine gebunden ist, ist es physiologisch inaktiv und ist somit auch vor metabolischen Enzymen in Organen wie der Leber geschützt. Die Plasmabindung von Hormonen ist auch bei der Interaktion von Medikamenten wichtig, da einige Medikamente, zum Beispiel das Aspirin, andere Substanzen von ihren Bindungsorten auf dem Albuminmolekül verdrängen können.

3 Mechanismen der Hormonwirkung I

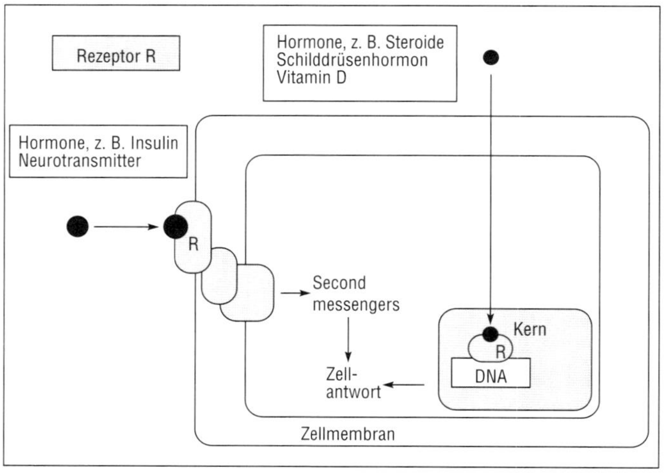

Abb. 3.1 Mechanismen der Hormonwirkung

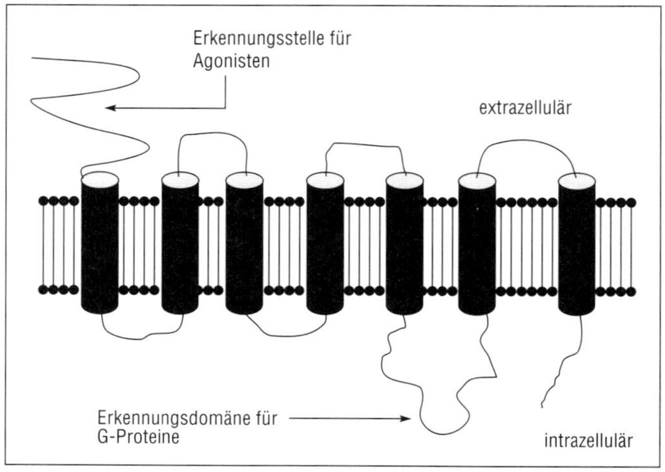

Abb. 3.2 Struktur der Membranrezeptoren

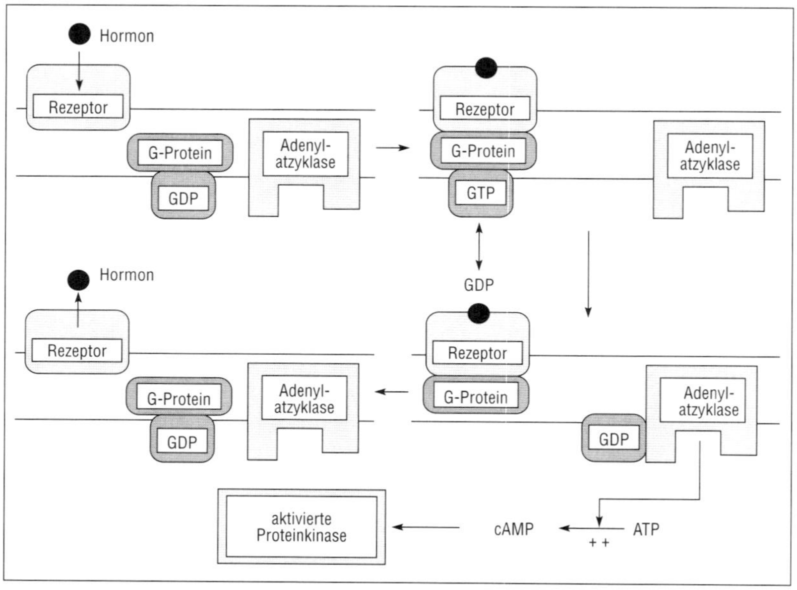

Abb. 3.3 cAMP als Second messenger

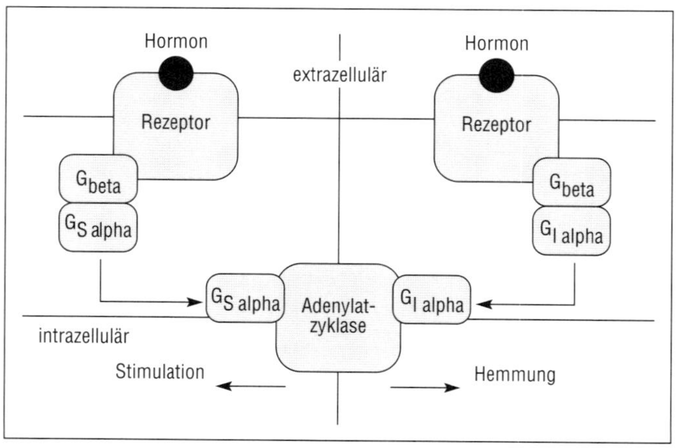

Abb. 3.4 Adenylatzyklase

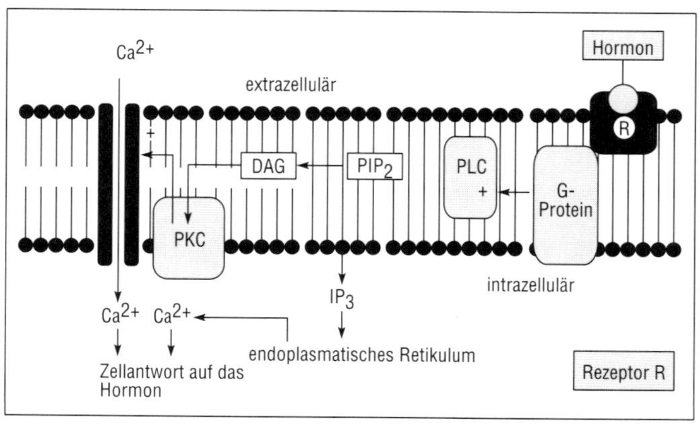

Abb. 3.5 Inositoltriphosphat-System

Hormone wirken auf ihre Zielzellen durch eine primäre Wechselwirkung mit den Rezeptorproteinen, die die Hormone selektiv erkennen, was der Antwort die Spezifität verleiht. Geladene, wasserlösliche Moleküle, wie die Peptide und Neurotransmitter, binden sich an Rezeptoren der Zellmembran. Dies verursacht eine entsprechende Veränderung der Membranproteine, die wiederum Enzyme innerhalb der Zelle aktivieren. Dies führt zu einer Synthese von Second messengers, die wiederum phosphorylierende Enzyme aktivieren.

Ungeladene, wasserlösliche Moleküle, wie die Steroidhormone, das Schilddrüsenhormon und das Vitamin D, diffundieren in die Zelle und binden sich an Rezeptorproteine, die sich sowohl im Zytoplasma als auch im Zellkern befinden können. Der Hormon-Rezeptor-Komplex bindet sich an spezifische Hormon-Antwort-Einheiten (Hormone response elements, HRE) an der DNA, wodurch die mRNA- und Proteinsynthese gesteuert werden. Dies bedeutet, daß die Zelle auf die Wirkung von Peptiden und Neurotransmittern schneller reagiert als auf diejenige von Hormonen, die nur eine relativ langsame Veränderung der Proteinsynthese bewirken.

MEMBRANREZEPTOREN

Beim Aufbau von Membranrezeptoren können drei Regionen unterschieden werden: die extrazelluläre, die transmembranöse und die intrazelluläre Domäne. Der extrazelluläre, N-terminale Bereich besitzt die hormonbindende Domäne und Glykolysierungsstellen, wobei noch nicht bekannt ist, ob diese zusätzlichen Kohlenhydrate überhaupt an der Hormonbindung beteiligt sind. Die extrazelluläre Rezeptor-Bindungsregion besitzt viele Zystein-Reste, die Poren bilden, in denen das Hormon gebunden wird. Die transmembranöse Region besteht aus einem oder mehreren Segmenten, die aus hydrophoben (ungeladenen), helixförmig angeordneten Aminosäuren aufgebaut sind und deren Rolle die Fixierung des Rezeptors in der Membran sein könnte. Die verschiedenen Untereinheiten innerhalb der Membran werden durch S-S-Brücken zusammengehalten (z. B. der Insulin-Rezeptor, Kapitel 36). Der intrazelluläre Abschnitt ist der Wirkungsort des Rezeptors, der an ein anderes Membranproteinsystem, nämlich eine Reihe von Enzymen, den Guanosin-Triphosphatasen (GTPasen), gekoppelt sein kann. Der β-adrenerge Rezeptor ist ein Beispiel für einen G-Protein-gekoppelten Rezeptor. Eine andere Klasse von Rezeptoren, zu der der Insulin-Rezeptor zählt, besitzt in der intrazellulären Region ein Tyrosin-Kinase-Protein. Weiterhin kann die intrazelluläre Domäne auch regulierende Tyrosin- oder Serin/Threonin-Phosphorylierungsorte besitzen.

SECOND MESSENGERS

Das Hormon bindet sich an den Rezeptor, wodurch ein G-Protein in der Membran aktiviert wird, das sich daraufhin an den Rezeptor anlagert. Im aktiven Zustand bindet das G-Protein Guanosindiphosphat (GDP), das aber gegen GTP ausgetauscht wird; eine Untereinheit des G-Proteins bindet das Membranenzym Adenylatzyklase, das Adenosintriphosphat (ATP) in das zyklische Adenosinmonophosphat (cAMP), den „Second messenger", umwandelt. Die Adenylatzyklase befindet sich auf der Plasmamembran, geht aber selbst keine Hormonbindung ein. Nach seiner Bildung im Zytoplasma aktiviert das cAMP die katalytische Untereinheit einer spezifischen Proteinkinase (PKA), wodurch die Zelle mit einer Kaskade von intrazellulären Phosphorylierungen antwortet. Da nur ein einziges Hormonmolekül die Bildung von vielen cAMP-Molekülen bewirken kann, handelt es sich um einen sehr effizienten Wirkungsmechanismus zur Verstärkung der Rezeptor-Hormon-Wechselwirkung. Sobald das cAMP gebildet ist, wird es durch Phosphodiesterasen schnell wieder abgebaut. Ein Beispiel für eine Hormonwirkung mit Hilfe der Adenylatzyklase sind *Adrenalin* und der β-adrenerge Rezeptor.

Hormone können auch eine inhibitorische Wirkung an der Zelle hervorrufen, was dadurch erreicht wird, daß einige G-Proteine, wie das G_i, die Adenylatzyklase und damit auch die Bildung von cAMP hemmen können. Ein Beispiel für diesen Wirkungsmechanismus ist die Hemmung der Adenylatzyklase durch die Bindung von *Noradrenalin* an den α-2-Rezeptor des präsynaptischen Nervenendes.

DAS INOSITOLTRIPHOSPHAT-SYSTEM

Bei diesem System triggert die Wechselwirkung des Hormon-Rezeptor-G-Protein-Komplexes das Membranenzym Phospholipase C (PLC), das die Hydrolyse von Phosphoinositol (PIP_2) in zwei wichtige Metaboliten, Inositoltriphosphat (IP_3) und Diacylglycerol (DAG), katalysiert. IP_3 bewirkt die Freisetzung von freien Ca^{2+}-Ionen aus dem endoplasmatischen Retikulum, die zusammen mit DAG die Aktivierung und die Wanderung des Proteinkinase-C-Enzyms (PKC) zur Membran beschleunigen. Die PKC kann ebenfalls durch den Eintritt von Ca^{2+} in die Zelle mobilisiert werden. Beispiele für Hormone und Neurotransmitter, die dieses System aktivieren, sind *Adrenalin* und dessen Wirkung am α-1-Rezeptor und *Acetylcholin* an den muskarinartigen cholinergen Rezeptoren.

4 Mechanismen der Hormonwirkung II

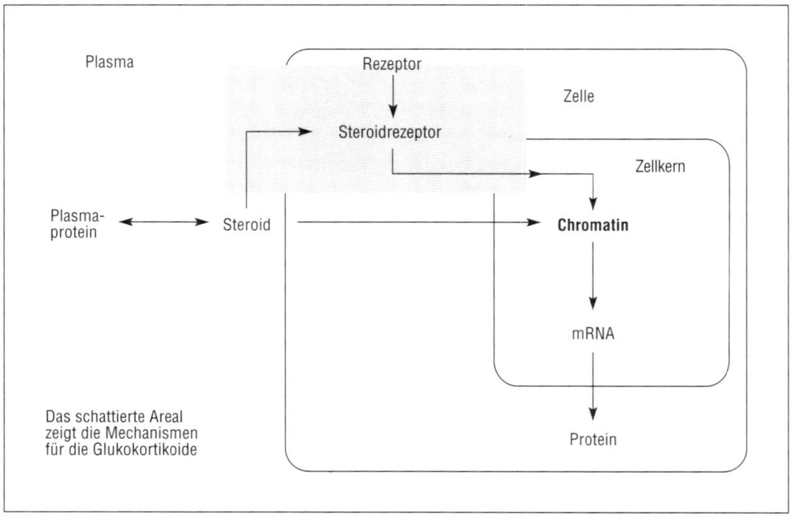

Abb. 4.1 Intrazelluläre Rezeptoren

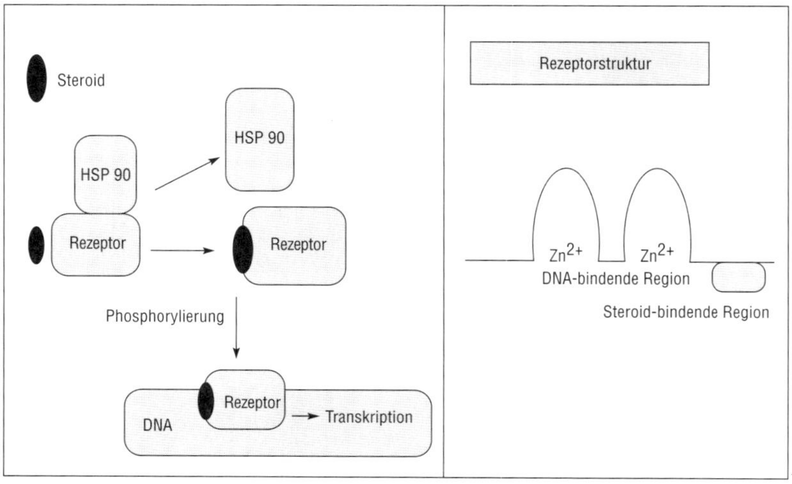

Abb. 4.2 Hitzeschockproteine und Zink-Finger

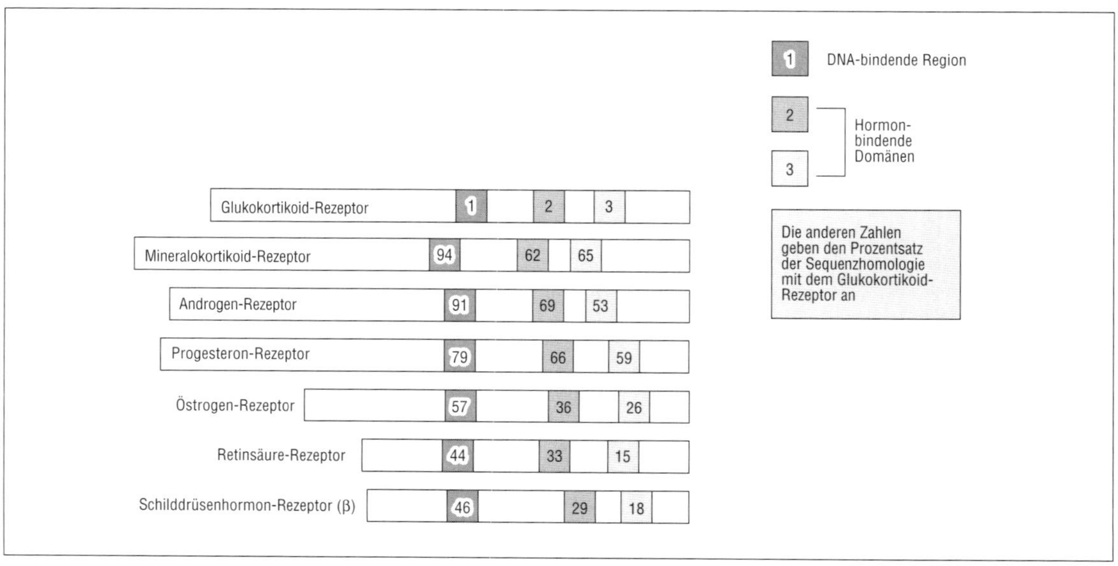

Abb. 4.3 Mitglieder der Steroidrezeptor-Oberfamilie

INTRAZELLULÄRE REZEPTOREN

Lipophile Hormone, wie die Steroide, Glukokortikoide und Sexualhormone, das Schilddrüsenhormon und Vitamin D, passieren mühelos die Zellmembran in das Zellinnere, wo sie sich an ein spezifisches Rezeptorprotein binden. In all den hier aufgeführten Beispielen wird die Transkription über eine Rezeptorwirkung verändert. Im Fall des Schilddrüsenhormons und der Sexualhormone befindet sich der Rezeptor im Zellkern, wohingegen sich die Rezeptoren der Glukokortikoide im Zytoplasma befinden und der Komplex nach der Hormonanbindung in den Zellkern transportiert wird.

Im aktiven Zustand gilt für die Unterfamilie der Glukokortikoide, daß die Rezeptoren von Progesteron, Östrogen und Androgen an ein Protein gebunden werden, das sogenannte Hitzeschockprotein (HSP90). Die Zahl 90 bezieht sich auf die Größe des Proteins. Diese Bezeichnung der Proteine rührt daher, daß sie in durch Hitze traumatisierten Zellen entdeckt wurden. Die Proteine sind mit Krankheit, Fieber, Ischämie sowie Alterungs- und Entzündungsprozessen assoziiert, aber ihre Funktion ist noch unklar.

Wenn sich die Hormone an den Rezeptor binden, dissoziiert sich das HSP, die Rezeptoren bilden Homodimere (Assoziation von zwei Rezeptormolekülen) und der Hormon-Rezeptor-Komplex bindet sich an spezifische Stellen der DNA, die als Hormone response elements (HRE) bezeichnet werden und oberhalb der Transkriptionsinitiationsorte liegen. Dadurch werden die Transkription und damit auch die Proteinsynthese reguliert. Das Schilddrüsenhormon und die Retinsäure-Rezeptoren sind nicht mit den HSP in inaktivem Zustand assoziiert und können eine Bindung mit Response-Elementen auf der DNA in Abwesenheit der Hormone eingehen. Die Aktivierung der Rezeptoren zur Auslösung einer Hormonwirkung scheint durch ihre Phosphorylierung erreicht zu werden, wobei dieser Prozeß zur Zeit noch ungenügend erforscht ist.

DER STEROIDREZEPTOR

Die Steroidrezeptoren gehören zu einer größeren „Oberfamilie" von nuklearen DNA-bindenden Rezeptoren, einschließlich der Schilddrüsen- und Vitamin D-Rezeptoren. Sie alle besitzen zwei Hauptregionen, eine hydrophobe Hormon-bindende Region und eine DNA-bindende Region, die aus zwei „Zink-Fingern" besteht und viele Zystein-Residuen und basische Aminosäuren besitzt. Die Rezeptorstrukturen sind bekannt. Region 1 ist die DNA-bindende Region; sie ist die (im Lauf der Evolution) am besten konservierte Region der Rezeptorfamilie – insofern, als sie eine hohe Sequenzhomologie von Rezeptor zu Rezeptor aufweist, wie Abbildung 4.3 zeigt. Es wird vermutet, daß der erste Zink-Finger die Spezifität der Bindung des Rezeptors an die DNA bestimmt, während der zweite Finger für die Stabilität zwischen Rezeptor und seinem Response-Element der DNA verantwortlich ist. Die Regionen 2 und 3 der Rezeptoren bestimmen die Hormonspezifität der Bindung; die Homologie der verschiedenen Rezeptoren untereinander ist nicht ausgeprägt.

Die Klonierung des Steroidrezeptors cDNA hat die Existenz von „Orphan-Rezeptoren" aufgedeckt. Dabei handelt es sich um Proteine, die einen sehr großen Anteil der Rezeptor-Oberfamilie ausmachen, für die bis jetzt aber weder ein Ligand noch eine Funktion entdeckt werden konnten.

5 Hormonantagonismus

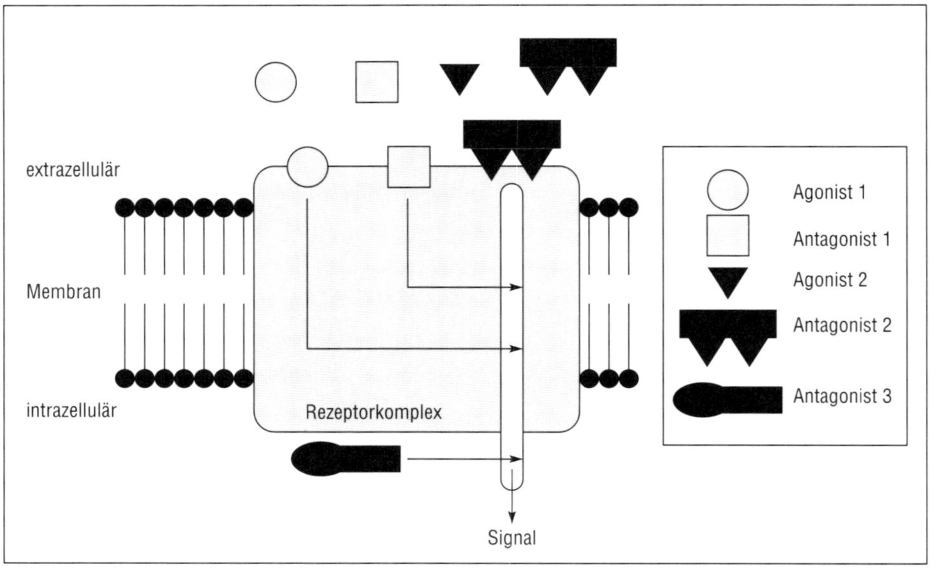

Abb. 5.1 Hormonantagonismus

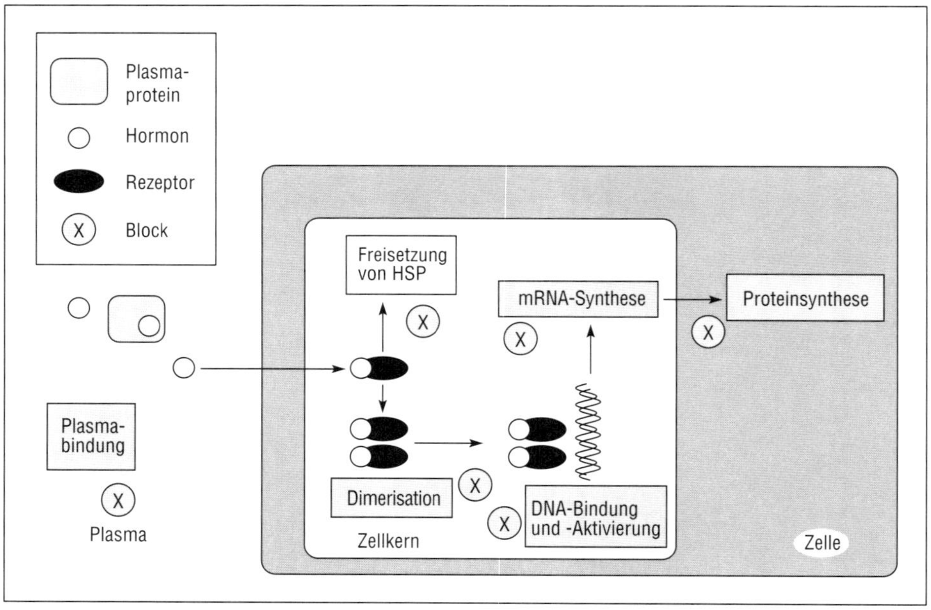

Abb. 5.2
Angriffsstellen des intrazellulären Hormonantagonismus

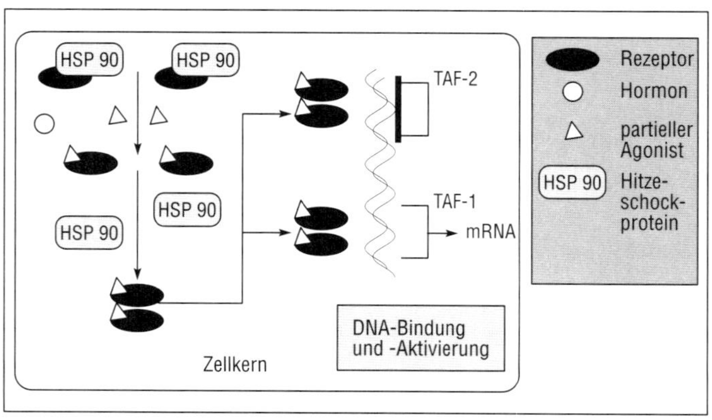

Abb. 5.3
Modell der intranukleären Wirkung von partiellen Agonisten

REZEPTORANTAGONISMUS

Der Antagonismus von Hormon-Rezeptor-Interaktionen ist ein sehr wesentlicher Aspekt der Endokrinologie, nicht nur im Hinblick auf die Erforschung von Hormon-Rezeptor-Interaktionen, sondern auch im therapeutischen Sinne, da die Antagonisten bei der Behandlung von Erkrankungen der endokrinen Organe eine große Rolle spielen. Antagonisten können das Hormon auf mehrere Arten blockieren. Die dargestellten Beispiele zeigen einige der bekannten Mechanismen der Antagonistenwirkung an Rezeptoren der Zelloberfläche. Der stilisierte Rezeptor wird der Antagonistenwirkung mit vielen verschiedenen Angriffszielen präsentiert, obwohl ein Rezeptor von Natur aus nicht zwangsläufig alle diese Angriffspunkte aufweist. Im klassischen pharmakologischen Sinne wird das Molekül oder der Ligand, der sich an den Rezeptor bindet und die normale Zellantwort auslöst, als *Agonist* bezeichnet. Der Ligand, der eine Bindung eingeht, ohne eine Zellantwort auszulösen, ist der *Antagonist*.

In dem dargestellten Fall werden zwei Moleküle des Agonisten 2 benötigt, um durch die Bindung an ihre entsprechenden Rezeptorenstellen eine Zellantwort auszulösen. Der Antagonist 2 bindet sich an beide Orte und verhindert somit die Hormonwirkung. Ein gutes Beispiel dafür ist der Neurotransmitter *Acetylcholin*: zwei Moleküle binden sich an ihre Rezeptorenstellen, und die Bindung wird durch den Antagonisten Tubocurarin gehemmt. In einem anderen Fall bindet sich der Agonist 1 an seine entsprechende Rezeptorstelle, um die Zellantwort auszulösen, wohingegen der Antagonist 1 sich an einen anderen, allosterischen Ort bindet, um so die Zellantwort zu blockieren. Ein mögliches Beispiel dafür ist der Neurotransmitter *Glutamat*, der sich zur Öffnung von Ionenkanälen an seinen entsprechenden Rezeptor bindet, während der Antagonist 2, Aminophosphonovalerat, sich an die allosterische Stelle binden kann, um so die Glutamatwirkung zu blockieren. Der Antagonist 3 ist fähig, die Zellmembran zu penetrieren oder durch sie hindurch vollständig in die Zelle zu passieren, wo er das Signal blockiert, das durch eine normale Agonist-Rezeptor-Interaktion entstanden ist. Ein Beispiel für den Antagonisten 3 ist das Antiepileptikum Phenytoin, das physikalisch den Ionenkanal blockiert.

Hormonverstärkung. Obwohl hier bisher hauptsächlich der Hormonantagonismus beschrieben wird, ist zu beachten, daß die Hormonwirkung auch durch die Rezeptoren oder Post-Rezeptorstellen verstärkt werden kann. Die Wirkung von Glutamat an seinem entsprechenden Rezeptor wird zum Beispiel durch eine allosterische Bindung eines anderen Neurotransmitters, *Glycin*, an eine bestimmte Stelle am Membranrezeptorkomplex potenziert. Bei einem anderen gut erforschten Mechanismus wird die Wirkung von Adrenalin durch die Wirkung einer Gruppe von Substanzen verstärkt, die Xanthine genannt werden, zum Beispiel Koffein, das das Enzym Phosphodiesterase blockiert, die den Second messenger von Adrenalin, das cAMP, abbaut.

INTRAZELLULÄRE REZEPTORANTAGONISTEN

Die Hormonwirkung in der Zelle kann durch Substanzen blockiert werden, die den normalen Ablauf der Hormon-Rezeptor-Interaktion stören. Dies kann an einer oder mehreren Stellen geschehen. Dabei können der Rezeptor selbst oder die postrezeptorischen Vorgänge, wie die mRNA- oder Proteinsynthese, blockiert werden.

REZEPTOR-BLOCKIERENDE ANTAGONISTEN

Hierbei ist die Terminologie zu beachten: Bei der Studie der Steroidhormon-Antagonisten wird der Leser oft auf den Terminus *partieller Agonist* stoßen. Partielle Agonisten sind Medikamente, die nicht nur die Hormonwirkung blockieren, sondern unter bestimmten Bedingungen auch fähig sind, die gleiche Reaktion wie das natürliche Hormon hervorzurufen.

Dimerisationsblock. Für die Steroidhormone und insbesondere für die Sexualhormone gelang die Entwicklung von einigen Antagonisten. Über ihre Anwendung wird später ausführlich berichtet, aber sie werden an dieser Stelle als Beispiele für spezifische Arten von Hormonantagonisten aufgeführt. Ein Beispiel für ein Medikament, das seine Wirkung durch Blockade der Dimerisation des Östrogenrezeptors entfaltet, ist der synthetische Stoff *ICI 164384* (ICI steht für die Herstellerfirma). ICI 164384 scheint die normale Dimerisation des Östrogenrezeptors zu hemmen, indem es die Bindung des Sexualhormons Östradiol blockiert. Eine fehlerhafte Dimerisation beeinträchtigt die Fähigkeit des Rezeptors, sich an die DNA zu binden, wodurch die Transkription gehemmt wird. Dies wird als reiner Antagonismus bezeichnet.

Transkriptionsblock. Dieser Mechanismus zeigt sich bei der Wirkungsweise von zwei wichtigen partiellen Agonisten, nämlich *Tamoxifen* und *RU486*. Tamoxifen ist ein Anti-Östrogen, das von ICI für die Behandlung von Brustkrebs entwickelt wurde, und RU486 ist eine von Roussel entwickelte antiprogestational wirkende Substanz, die zum Schwangerschaftsabbruch verwendet wird. Es wird vermutet, daß auf der DNA zwei Transkriptionswirkungsorte für die Östrogen- und Progesteronrezeptoren existieren, die als TAF-1 und TAF-2 bezeichnet werden und unabhängig voneinander funktionieren. Es gibt Hinweise, daß die Antagonisten TAF-2 selektiv blockieren, während sie TAF-1 eine normale Funktion gestatten. Deshalb wirken Tamoxifen und RU486 in Fällen, wo TAF-2 häufiger vorkommt, als Antagonisten; wenn jedoch sowohl TAF-1 als auch TAF-2 aktiviert werden, wirken die Substanzen als gemischte Antagonisten und Agonisten, das heißt als partielle Agonisten.

Nicht-spezifische RNA- und Proteinsynthese-Hemmer. Es gibt Medikamente, besonders die Antibiotika und antineoplastisch wirkenden Mittel, die die RNA- und Proteinsynthese nicht-selektiv blockieren. Das Giftpilztoxin α-Amanitin, das aus dem Pilz *Amanita phylloides* gewonnen wird, blockiert selektiv mRNA durch die Hemmung des Enzyms RNA-Polymerase B, während das Antibiotikum Actinomycin D in die DNA eingebaut wird und so die Transkription blockiert. Das Antibiotikum Tetrazyklin hemmt die Proteinsynthese durch die Blockade der Translation der exprimierten mRNA.

6 Endokrinologische Methoden

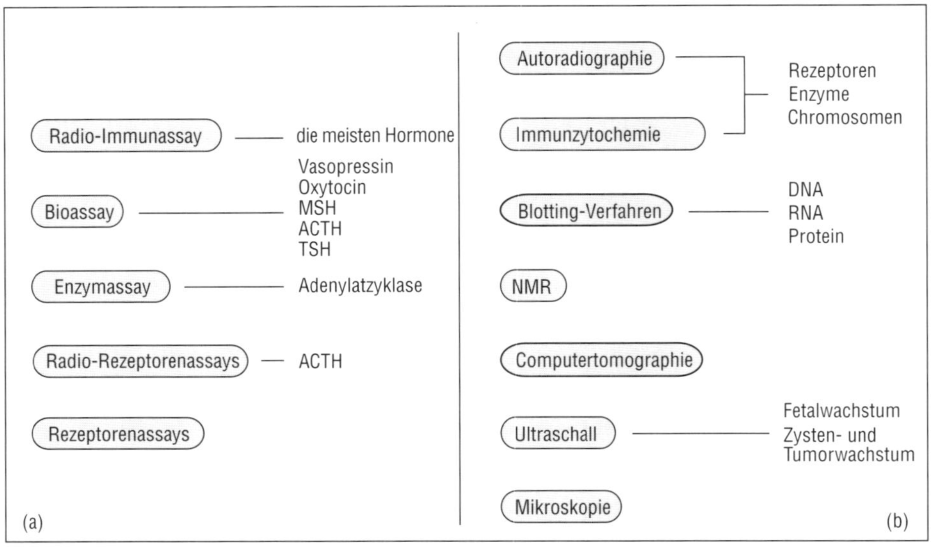

Abb. 6.1
(a) Bestimmung von Hormonen, Rezeptoren und chemischen Mediatoren;
(b) Detektion und Visualisation

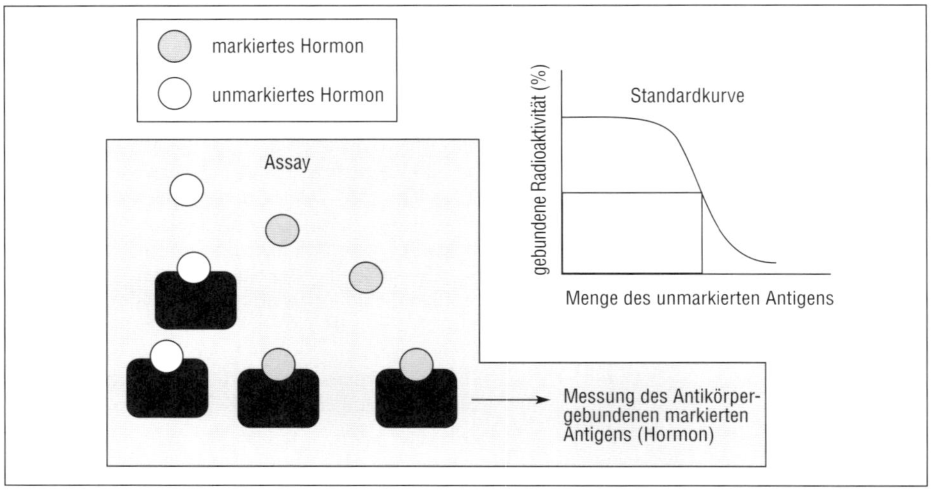

Abb. 6.2 Prinzip des Radio-Immunassays

MESSUNG UND LOKALISATION

Ohne die Möglichkeit der Bestimmung von Hormonen, Rezeptoren und Enzymaktivität wäre es nicht möglich, endokrine Systeme zu untersuchen. Sowohl die Hormonsekretion als auch die Rezeptoren und Enzymaktivität verändern sich unter bestimmten physikalischen und pathologischen Bedingungen. Aber es fehlt noch an weiteren Methoden, die uns Auskunft über die anatomische Verteilung und den Aktivitätszustand von endokrinen Mediatoren geben.

Die Messung von Hormonen erfolgte zunächst mit Hilfe des *Bioassays*, in manchen Fällen bereits, bevor das Hormon selbst entdeckt wurde. Zum Beispiel wurden Hähnchen Hodenextrakte injiziert und die Potenz anhand des Kammwachstums bestimmt. Weiterhin wurde der Abfall des Blutglukosespiegels nach Injektion von Pankreasextrakten gemessen. Noch heute werden Bioassays verwendet, obwohl die Hormone längst isoliert werden konnten, da mit Hilfe der Bioassays ein biologischer Index der Hormonaktivität ermittelt werden kann. Manche von ihnen sind sensitiv genug, um physiologische Konzentrationen von Hormonen im Blut nachzuweisen, zum Beispiel die Wirkung von Vasopressin auf die Blasenentleerung, die Wirkung des melanozytenstimulierenden Hormons (MSH) auf Melaningranula in der Froschhaut und den Effekt des adrenocorticotropen Hormons (ACTH) auf die Steroidgenese in Nebennierengewebe *in vitro*. Bioassays besitzen jedoch auch zahlreiche Nachteile. Sie sind nicht sensitiv genug, um die Plasmakonzentrationen von einigen Hormonen zu bestimmen; des weiteren sind sie arbeitsaufwendig und oft schwer zu erlernen. Oft variieren die von verschiedenen Laboratorien erzielten Ergebnisse.

Der Radio-Immunassay (RIA) bedeutete einen enormen Fortschritt. Der RIA wurde nach der Entdeckung von Insulin-Antikörpern im Plasma von Patienten entwickelt. Die Antikörper wurden aufgearbeitet und zur Entwicklung des ersten RIA verwendet.

Die Methode beruht auf der Spezifität der Antigen-Antikörper-Reaktion, bei der ein Antikörper ein Antigen (z. B. ein Hormon) erkennt. Bei der zugrundeliegenden Methode werden eine Anzahl von Antikörpern eines Hormons und eine bestimmte Menge an radioaktiv markiertem Hormon zusammen mit einer Reihe von Konzentrationen mit unmarkiertem Hormon vermischt, das mit dem markierten Hormon um die Antikörper-Bindungsstellen konkurriert. Die Hormon-gebundenen Antikörper werden von dem ungebundenen Hormon getrennt, und die vom Hormon-Antikörper-Komplex ausgehende Radioaktivität kann gemessen werden. Von diesem Versuch ausgehend kann eine Standardkurve erstellt werden, die die Verdrängung von gebundenem radioaktivem Hormon durch größere Mengen von unmarkiertem Hormon darstellt. Dabei wird eine Blutplasma- oder eine andere Körperflüssigkeitsprobe mit der gleichen Menge an Antikörpern und Markierungssubstanz vermischt; anschließend wird der Grad der Verdrängung von markiertem Hormon auf der Standardkurve vermerkt und der Verdrängung durch bekannte Hormonmengen gegenübergestellt.

Bemühungen, die Spezifität des Radio-Immunassays zu erhöhen, führten zur Entwicklung von Antikörpern, die in der Lage sind, verschiedene Teile des Hormons zu erkennen. Diese Technik ermöglicht es, bei der Messung zwischen Peptid- und Proteinhormonen zu differenzieren. Wenn es sich bei dem Hormon um ein kleines Molekül handelt, muß es mit einem Carrier-Protein, wie Albumin, gekoppelt werden, damit eine Antikörperbindung erfolgen kann. Der RIA ist heute die gebräuchlichste Versuchstechnik zur Messung von fast allen Hormonen und vielen anderen biochemischen Substanzen. Er ist sehr sensitiv, leicht durchzuführen, es können viele Proben gleichzeitig gemessen werden, und er ist leicht zu erlernen. Die Nachteile liegen in der Verschiedenartigkeit der Laboratorien, die verschiedene Antikörper verwenden, wodurch es zu unterschiedlichen Ergebnissen der Bioassays und Radio-Immunassays kommt, und in der Annahme, daß die markierten und nichtmarkierten Hormone sich im gleichen Ausmaß an die Antikörper binden. Das gleiche Meßverfahren kann auch angewendet werden, wenn anstelle der Antikörper die entsprechenden Rezeptoren des Hormons verwendet werden, sofern sie präpariert werden können, obwohl der *Radio-Rezeptorassay* normalerweise nicht so sensitiv wie der RIA ist.

Der Enzymassay mißt die Enzymaktivität durch die Registrierung von Änderungen der Substratumwandlung in das Produkt, zum Beispiel die Messung der Adenylatzyklase-Aktivität durch die Bestimmung der Umwandlung von radioaktiv markiertem ATP zu cAMP.

Die Rezeptorenassays sind Verfahren zur Messung der Rezeptoraktivität. Dabei wird die gleiche Technik wie beim RIA angewendet, unter der Annahme, daß sich ein Molekül des radioaktiv markierten Hormons mit einem Rezeptormolekül verbindet. Dadurch ist es unter Berücksichtigung der Bewegungslehre möglich, die Anzahl von Rezeptoren in Gewebeextrakten und auch die Affinität, mit der der Rezeptor sich an das Hormon bindet, zu bestimmen. Diese Technik ist zur Registrierung von Änderungen der Rezeptoraktivität sehr hilfreich, zum Beispiel zur Messung der stimulierenden Wirkung von Östrogenen auf die Progesteronrezeptoren in Uterus und Gehirn während des Menstruationszyklus (s. Kapitel 22). Ebenso ist diese Technik für Screening-Untersuchungen zur Auffindung von Agonisten und Antagonisten für experimentelle und therapeutische Zwekke nützlich.

DETEKTION UND VISUALISATION

Autoradiographie. Diese Methode wird zur Darstellung der anatomischen und zellulären Verteilung einer radioaktiven Substanz im Körper verwendet, nachdem diese entweder *in vivo* verabreicht wurde, nachdem diese einem Medium hinzugegeben wurde, in dem Zellen kultiviert werden, oder nach der Auftragung dieser Substanz auf einen histologischen Dünnschnitt auf einem Objektträger. In allen Fällen muß ein Dünnschnitt angefertigt werden, der zunächst auf dem Objektträger fixiert wird, anschließend in eine photographische Emulsion getaucht und schließlich einem lichtempfindlichen Film ausgesetzt wird. Die radioaktiven Emissionen des zerfallenden Isotops schwärzen den Film, und das entwickelte Bild stellt die Radioaktivitätsverteilung dar. Diese Methode erwies sich bei der Untersuchung der Verteilung von Neurotransmitter- und Steroidhormon-Rezeptoren im Gehirn und bei der Untersuchung der Funktion von Enzymen in endokrinen Geweben als sehr nützlich. Das Verfahren ermöglicht auch eine Genkartierung auf Chromosomen nach der Verabreichung von radioaktivem Thymidin in wachsende Zellen und die Sichtbarmachung von neu synthetisierter RNA, die in Anwesenheit von radioaktivem Uridin, einem Baustein der RNA, transkribiert wurde. Diese Möglichkeit der Markierung von Proteinen und Nukleinsäuren wird auch bei Molekularstudien der endokrinen Funktion und bei *Blot*-Verfahren, bei denen mRNA, DNA oder Proteine neu synthetisiert werden, angewendet, indem mittels der Autoradiographie Veränderungen dieser zellulären Produkte nach hormoneller oder genetischer Manipulation festgestellt werden können.

Die Immunzytochemie wird prinzipiell für den gleichen Zweck wie die Autoradiographie eingesetzt, und zwar um spezifische Substanzen auf einem Objektträger sichtbar zu machen und zu erkennen. Diese Methode ersetzte rasch die Autoradiographie, da Wissenschaftler ein sensitives nicht-radioaktives Verfahren im Gegensatz zur gefährlicheren Anwendung von radioaktiven Isotopen bevorzugen. Das Hauptprinzip besteht in der Markierung eines Moleküls von Interesse mit einem dem Molekül zugehörigen Antikörper auf einem Objektträger, egal ob es sich bei diesem Molekül um einen Rezeptor, ein Enzym oder ein Genprodukt handelt. Anschließend wird die durch die Antikörperbindung ausgelöste Farbreaktion auf dem Objektträger beobachtet.

Nicht-invasive Techniken zur Darstellung des gesamten Körpers werden immer verbreiteter, besonders in der klinischen Medizin, angewendet, um interne Veränderungen im Zusammenhang mit einem Krankheitsfortschritt zu erfassen.

Die Kernspintomographie (NMR; nuclear magnetic resonance) ist eine Technik zur Darstellung von Weichteilen und basiert auf der Absorption von bestimmten Wellenfrequenzen durch den Atomkern. Die NMR kann zum Beispiel zur Erkennung von Krebs, Gehirnerkrankungen und Gefäßschäden eingesetzt werden.

Die Computertomographie (CT) ist eine andere Methode, bei der der Patient oder die Versuchsperson einer Reihe von eng begrenzten Röntgenstrahlbündeln ausgesetzt wird, während die Röntgenröhre um den zu untersuchenden Körperteil rotiert. Diese Strahlen werden auf Szintillationskristalle projiziert, die erheblich sensitiver als Röntgenfilme sind. Schließlich werden die mittels Computer analysierten Transmissionsprofile in sichtbare Bilder von Körpergewebe in Form verschiedener Graustufen, die von schwarz bis weiß reichen, umgewandelt. Dadurch gelingt mit der CT zum Beispiel die Unterscheidung zwischen weißer und grauer Substanz im Gehirn, was die Erkennung von Gehirntumoren sehr erleichtert.

Der Ultraschall oder die Ultrasonographie, wie die Bezeichnung zur Darstellung von Körperstrukturen lautet, ist die Anwendung von extrem hochfrequenten Schallwellen (mehr als 30 kHz) zur Erzeugung von Bildern der Körperstrukturen. Dabei wird ein ausgerichtetes Stahlenbündel durch den Körper geschickt, wobei die Echos der reflektierten Schallwellen benutzt werden, ein elektronisches Bild der Körperstruktur herzustellen. Diese Methode wird häufig bei der Schwangerschaftsuntersuchung eingesetzt, um den wachsenden Feten darzustellen und sein Größenwachstum zu registrieren, um Mehrlingsschwangerschaften zu diagnostizieren sowie zur Plazentalokalisation und zur Aufdeckung von Fehlbildungen des Feten. Der Ultraschall wird auch eingesetzt, um andere krankhafte Veränderungen, zum Beispiel polyzystische Ovarien, aufzudecken.

7 Prinzipien der Feedback-Kontrolle: Gehirn, Hypophyse und Zielorgane

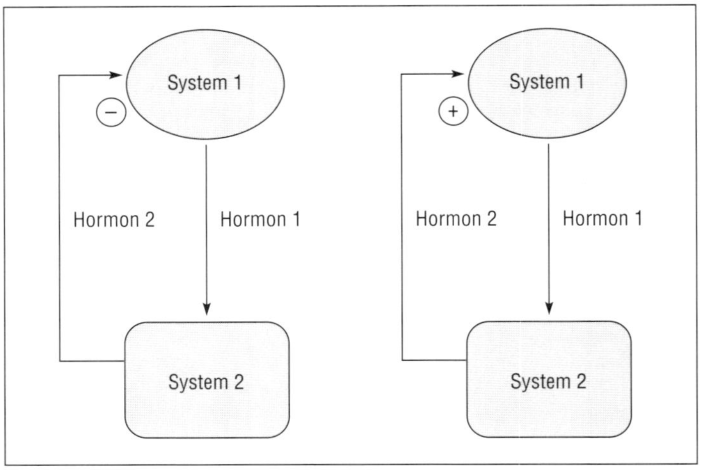

Abb. 7.1 Feedback-Mechanismen

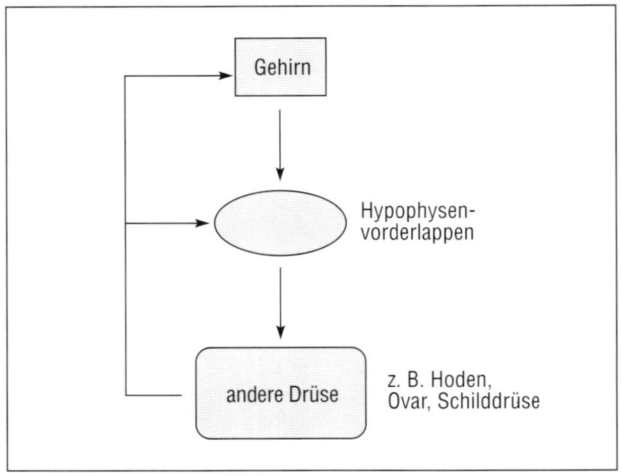

Abb. 7.2 Neuroendokrine Schleife

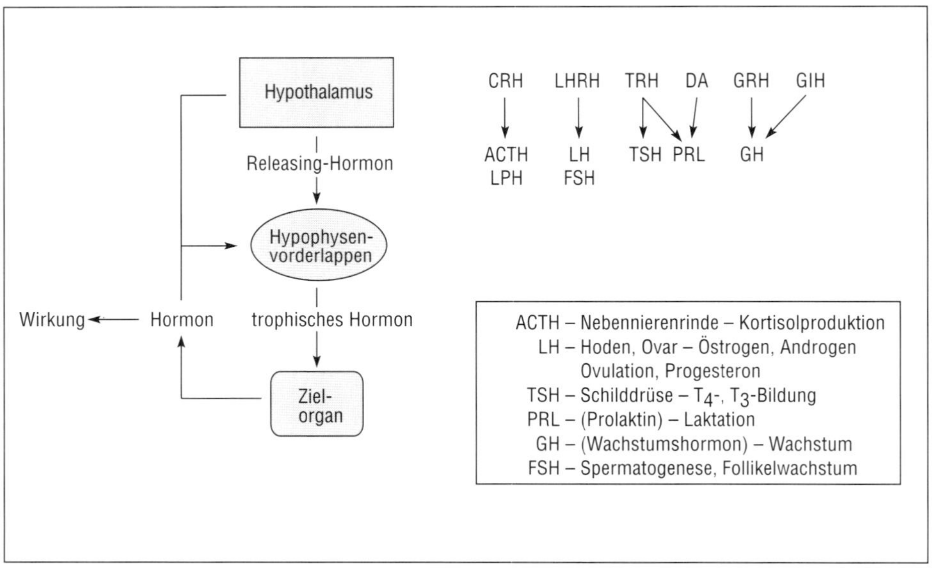

Abb. 7.3 Releasing-Hormone

HOMÖOSTASE

Lebende Systeme besitzen ihr eigenes inneres Milieu, das innerhalb eines externen Milieus überleben muß. Überleben bedeutet die Aufrechterhaltung des Flüssigkeits- und Salzgleichgewichts, eine strenge Temperaturkontrolle bei homöothermen Organismen und auch eine strenge Kontrolle der Regulation von chemischer Energie und deren Nutzung innerhalb der Zelle. Poikilotherme Organismen, deren Temperatur durch die äußere Umgebung beeinflußt wird, sind bezüglich der Aufrechterhaltung eines adäquaten Metabolismus vom externen Milieu abhängiger.

Die interne Kontrolle wird durch die Integration von verschiedenen Systemen erreicht: neural, biochemisch und physikalisch. Bei allen sind die zugrundeliegenden Komponenten dieser Systeme: (i) Signale; (ii) Transduktoren; (iii) Sensoren und (iv) Responder. Die *Signale* können elektrische Impulse oder chemische Substanzen wie Neurotransmitter, Hormone oder Antigene sein. Die *Transduktoren* sind bisher nur wenig erforschte Kopplungssysteme, die eine Energieform in eine andere transformieren, zum Beispiel die Konversion eines elektrischen Impulses in ein Quantum von chemischen Neurotransmittern. *Sensoren* sind fast immer Rezeptorenbindungsorte in Proteinen, die im Fall einer Bindung Signale spezifisch erkennen. Transduktoren konvertieren daraufhin die Bindungsreaktion in eine andere elektrische oder chemische Antwort. *Responder* umfassen den Apparat der Zelle, der die finale Antwort produziert, sei es eine Freisetzung oder eine Hemmung der Ausschüttung eines Hormons oder eines Neurotransmitters.

Die Abstimmung dieser Systeme aufeinander wird durch ein komplexes Wechselspiel von regulierenden Feedback-Mechanismen erreicht, die mit Hilfe der Wirkung von hormonellen und neuralen

Kommunikationsnetzwerken arbeiten. Die wichtigsten Mechanismen sind jene, die meist als *Feedback*-Mechanismen bezeichnet werden, wobei die Systeme ihre Aktivität gegenseitig über einen vorgeschalteten Oszillator begrenzen.

Zum Beispiel setzt System 1 ein Hormon frei, das Hormon 1, das das System 2, eine andere Drüse, aktiviert, ein anderes Hormon auszuschütten, das Hormon 2, das in den Blutstrom gelangt. Dies wird durch das System 1 gesteuert, das die Konzentration des Hormons mit einem Komparator vergleicht und mit einer Änderung der Ausschüttung von Hormon 1 reagiert. Wenn das System 1 mit einer verminderten Ausschüttuung von Hormon 1 antwortet, wird dies als *negativer Feedback*-Mechanismus bezeichnet. Ein Beispiel dafür ist die Wirkung des Schilddrüsenhormons (Hormon 2) aus der Schilddrüse (System 2), das die Freisetzung des thyreoideastimulierenden Hormons (TSH; Hormon 1) aus dem Hypophysenvorderlappen (System 1; s. Kapitel 10) hemmt.

Wenn das System 1 mit einer vermehrten Ausschüttung des Hormons 1 reagiert, wird dies als *positiver Feedback*-Mechanismus bezeichnet. Ein Beispiel dafür ist die Wirkung von Östrogen (Hormon 2) des Ovars (System 2) auf die Freisetzung des luteinisierenden Hormons (LH; Hormon 1) aus dem Hypophysenvorderlappen (System 1) kurz vor der Ovulation (s. Kapitel 21).

In der Endokrinologie liefert die Gehirn-Hypophyse-Zielorgan-Schleife die anschaulichsten Beispiele für Wirkungen der Feedback-Mechanismen.

An den Feedback-Systemen können mehr als zwei Hormone beteiligt sein. Als Beispiel kann die Kontrolle der Schilddrüsenhormon-Sekretion angeführt werden. Das Gehirn setzt ein Hormon, das Thyreotropin-releasing-Hormon frei, das durch den Blutstrom des Portalkreislaufes (s. Kapitel 8) in die thyreotropen Zellen des Hypophysenvorderlappens gelangt, wo es die Ausschüttung von TSH stimuliert. Mit dem Blutstrom erreicht TSH die Schilddrüse, wo es die Freisetzung von Schilddrüsenhormon bewirkt. Das freigesetzte Schilddrüsenhormon hemmt die TSH-Ausschüttung. Es liegt auf der Hand, daß diese Art von System die Möglichkeit bietet, die ordnungsgemäße Funktion von Feedback-Systemen im gesunden und im kranken Zustand zu untersuchen (s. Kapitel 10).

8 Neuroendokrine Anatomie des Hypothalamus und der Hypophyse

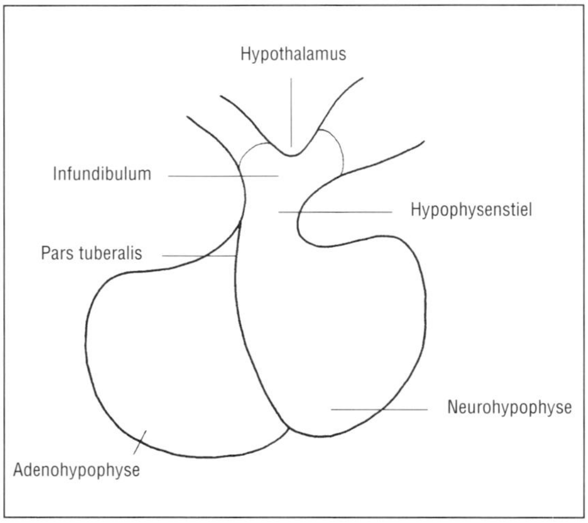

Abb. 8.1 Hypophyse

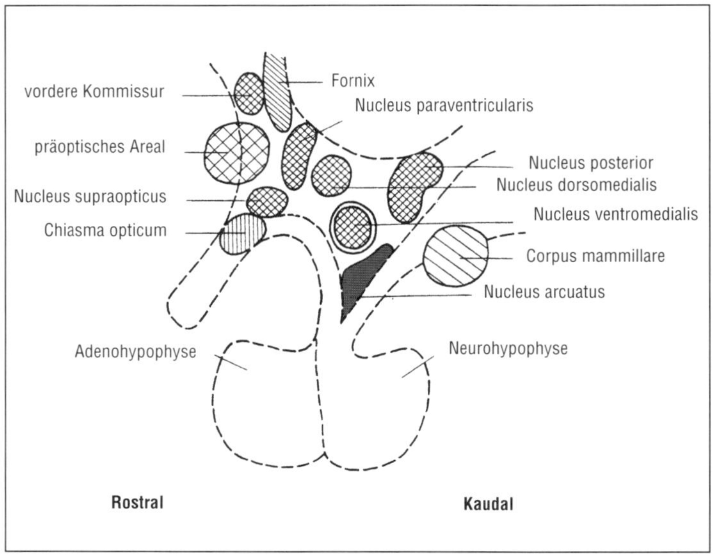

Abb. 8.2 Hypothalamische Kerne

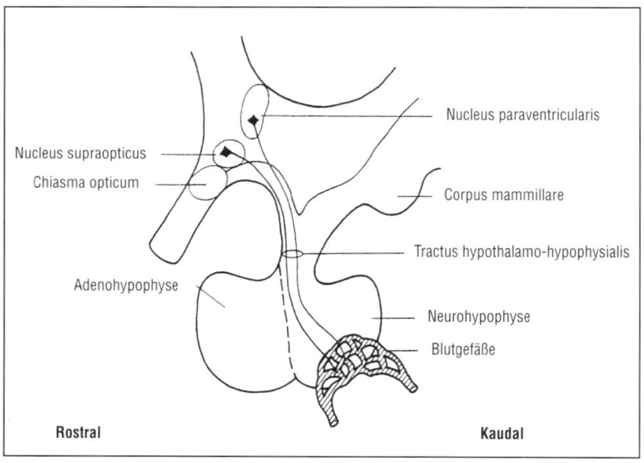

Abb. 8.3 Großzelliges Sekretionssystem

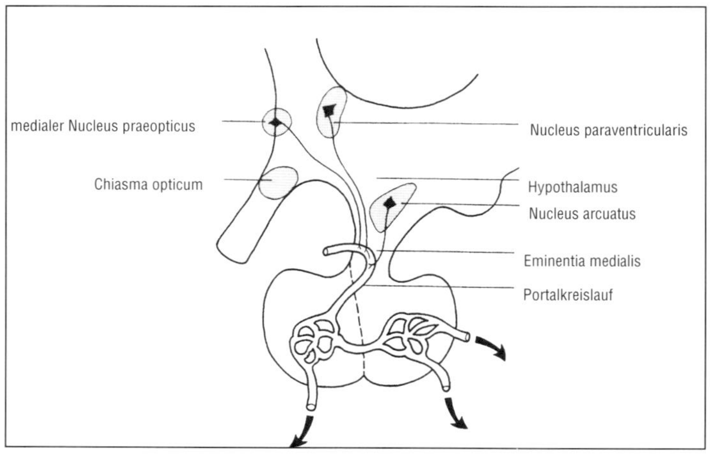

Abb. 8.4 Kleinzelliges neurosekretorisches System

DER HYPOTHALAMUS

Der Hypothalamus befindet sich an der Gehirnbasis im Diencephalon. Er enthält zahlreiche Neurongruppen (oder Kerne), die wichtig für die Regulation der Hormonsekretion aus der Hypophyse sind. Einige dieser Neurone produzieren Hormone, die mit dem Blutstrom zur Hypophyse und zu anderen Teilen des Körpers transportiert werden. Die Grenzen des Hypothalamus wurden willkürlich mit Hilfe von sichtbaren angrenzenden Strukturen festgelegt. Er wird in einen rostralen oder supraoptischen Hypothalamus, einen mittleren oder tuberalen und in einen kaudalen oder mammilären Hypothalamus eingeteilt. Im Longitudinalschnitt bildet der eng benachbarte *3. Hirnventrikel*, der den Liquor enthält, die Mitte.

Von vorne nach hinten betrachtet wird der Hypothalamus willkürlich in mediale und laterale Zonen eingeteilt. Der mediale Hypothalamus enthält eine Anzahl von Kernen mit einer hohen Zelldichte, die mit dem übrigen Gehirn durch ein Bündel von deszendierenden und aszendierenden Axonen kommunizieren: das *mediale Vorderhirnbündel*. Die laterale Region des Hypothalamus enthält Kerne, die noch nicht so gut definiert wurden, besitzt aber Neurone, die innerhalb dieser Zone verstreut liegen.

Von unten betrachtet befindet sich der Hypothalamus zwischen: (i) dem rostralen (vorn gelegenen) Chiasma opticum, wo sich die zwei Sehnerven auf dem Weg von den Augen zum visuellen Kortex kreuzen, und (ii) dem kaudalen (oder hinten gelegenen) *Corpus mammillare*. Dazwischen liegt ein grauer Höcker, das *Tuber cinereum*, das spitz ausläuft und das *Infundibulum* bildet, dessen Ausläufer den Hypophysenstiel formen. Diese Region wird auch oft als *Eminentia medialis* bezeichnet. Die Eminentia medialis befindet sich dort, wo eine vaskuläre Verbindung zwischen den hypothalamischen neurosekretorischen Neuronen und der Hypophyse existiert.

Bei der Hypophyse werden entwicklungsgeschichtlich und anatomisch zwei bedeutsame Drüseneinheiten unterschieden, nämlich der Hypophysenvorder- und der Hypophysenhinterlappen. *(Die Hypophyse wird auch als Hirnanhangdrüse, der Hypophysenvorderlappen auch als Adenohypophyse und der Hypophysenhinterlappen auch als Neurohypophyse bezeichnet.)*

Entwicklungsgeschichtlich ist der Hypophysenhinterlappen eine Ausstülpung des Gehirns. Er entsteht während der fetalen Entwicklung aus einer unteren Ausstülpung des Hypothalamus. Folglich ist er neuralen Ursprungs. Der Hypophysenvorderlappen entwickelt sich oberhalb aus einer Ausstülpung der embryonalen Mundhöhle, die Rathke-Tasche genannt wird. Diese wächst nach oben, bis sie mit dem nach unten wachsenden Infundibulum verschmilzt. Ihre Zellen proliferieren rund um und entlang den Hypophysenstiel und bilden so die *Pars tuberalis*. Während der Embryogenese entsteht ein enges Gefäßsystem in der Eminentia medialis. Die nach oben gewachsene Tasche verliert den Kontakt mit der Mundhöhle, und es bildet sich eine direkte Verbindung zwischen der Hypophyse und dem Hypothalamus über den Hypophysenhinterlappen und das Gefäßsystem, auch als *Portalkreislauf* bezeichnet, durch das chemische Substanzen von den hypothalamischen Zellen zum Hypophysenvorderlappen transportiert werden.

DIE KERNE

Die Nuclei supraoptici (SON) und Nuclei paraventriculares (PVN) besitzen Axone, die über den Tractus hypothalamo(supraoptico)-hypophysialis Verbindung mit dem Hypophysenhinterlappen haben. Die SON und PVN besitzen große, reichlich vaskularisierte Zellen, die zusammen als *großzelliges* Sekretionssystem bezeichnet werden. Die PVN besitzen noch andere kleinere Zellen, die sich innerhalb einer weit verstreuten Ansammlung von hypothalamischen Neuronen verteilen und die als das *kleinzelliges* Sekretionssystem bezeichnet werden. Das kleinzellige System kontrolliert durch die Sekretion von Neurohormonen zum Hypophysenvorderlappen die Funktion des Hypophysenvorderlappens. Sowohl die SON als auch die PVN enthalten Zellen, die mehrere wichtige Neuropeptide bilden und sezernieren. Die PVN zeigen mit autonomen und anderen Regionen des Rückenmarks und des Hirnstamms eine genauso enge Vernetzung wie mit dem Hypophysenvorderlappen.

Die suprachiasmatischen Kerne, die sich oberhalb des Chiasma opticum befinden, sind bedeutsam für die Aufrechterhaltung der zirkadianen Rhythmen von Verhalten und Hormonsekretion.

Die tuberale oder mittlere Kerngruppe ist an der Hypophysenregulation beteiligt. Sie umfaßt den ventromedialen und den dorsomedialen Kern, sowie den Nucleus arcuatus. Wie die PVN ist auch der ventromediale Kern mit anderen Teilen des Gehirns einschließlich des Rückenmarks, des Hirnstamms und der grauen Substanz des Mesencephalons (Mittelhirn) vernetzt. Der Nucleus arcuatus, der als ein autonomer Erzeuger von wichtigen wiederkehrenden Rhythmen fungiert, sendet viele Axone sowohl zur Eminentia medialis als auch zu anderen Teilen des Hypothalamus und des Vorderhirns.

Die mammilläre oder hintere Kerngruppe verläuft kaudal in das zentrale graue Gebiet des Mesencephalons und konnte bezüglich der Kernorganisation noch nicht vollständig erforscht werden. Innerhalb dieses Areals befinden sich noch weitere großzellige Neurone, die die Neurotransmitter γ-Aminobuttersäure (GABA), Histamin und das Neuropeptid Galanin enthalten, die mit vielen anderen Gehirnteilen in Verbindung treten.

DIE NEUROHORMONE

Die großzelligen Neurone der SON und der PVN enthalten Neurone, die *Oxytocin* und *Vasopressin* bilden. Diese Hormone werden in verschiedenen Neuronen produziert und werden entlang der Axone, die den Tractus hypothalamo-hypophysialis bilden, zum Hypophysenhinterlappen transportiert.

Die Neurone des kleinzelligen Neurosekretionssystems strecken ihre Axone bis zur Eminentia medialis, wo aus den Axonenden die „Releasing-Hormone" freigesetzt werden: Corticotropin-releasing-Hormon (CRF); Gonadotropin-releasing-Hormon (GnRH); Thyreotropin-releasing-Hormon (TRH) und viele andere Peptide einschließlich des Somatostatins, das auch als Growth-hormone-release-inhibiting-Hormon (GHRIH) bezeichnet wird, und des Neurotensins. Weitere in den Portalkreislauf freigesetzte Substanzen sind die Dynorphine, die Enkephaline und β-Endorphin, GABA, Dopamin, das in diesem Zusammenhang auch als Prolaktin-inhibierender Faktor bezeichnet wird, und viele andere Substanzen.

GnRH-Neurone wurden hauptsächlich in der medialen präoptischen Region und gleich kaudal davon entdeckt. Von dort aus werden nicht nur Axone zur Eminentia medialis sondern auch zu anderen Gehirnabschnitten ausgesendet, was zu der Annahme führte, daß GnRH ein Neurotransmitter sowie ein primärer Regulator der Fruchtbarkeit sein könnte.

Die Zellen des kleinzelligen Systems der PVN enthalten viel CRF und TRH und erstrecken sich bis zur Eminentia medialis. Der Nucleus arcuatus besitzt viele Prolaktin-Neurone, die auch tuberoinfundibuläre Dopamin-Neurone genannt werden. Weiterhin enthalten diese Neurone die Peptide Galanin und das Growth-hormone-releasing-Hormon (GRH), die Opioide, das Somatostatin und einige andere Substanzen, von denen viele zur Eminentia medialis und zum Portalkreislauf transportiert werden.

(Beachtenswert ist die Entdeckung, daß in vielen Fällen mehrere neurochemische Substanzen nebeneinander in einem Neuron existieren können.)

EINIGE WESENTLICHE SCHALTSTELLEN DES GEHIRNS

Teile des Hypothalamus treten untereinander und mit anderen Teilen des Gehirns durch mehrere Haupt-Vernetzungssysteme, hauptsächlich das *mediale Vorderhirnbündel (MFB)*, in Verbindung, das viele noradrenerge Neurone besitzt, deren Ursprung wahrscheinlich hauptsächlich im Hirnstamm liegt. Ebenso enthält das MFB fünf HT-haltige (serotonerge) Neurone, die ihren Ursprung in den Mittelhirn-Kernen haben. Das MFB leitet Informationen aus dem Hypothalamus zum Hirnstamm sowie zum Rückenmark und zu höheren Zentren.

Die *Stria terminalis* ist die Hauptverbindung von den Corpora amygdaloidea, einer bedeutsamen Gruppe von Strukturen des limbischen Systems, zum medialen Hypothalamus. Der *Fornix* ist die wichtigste Verbindung zwischen dem Hippocampus, anderen Strukturen des limbischen Systems und dem Hypothalamus.

9 Die Schilddrüse I

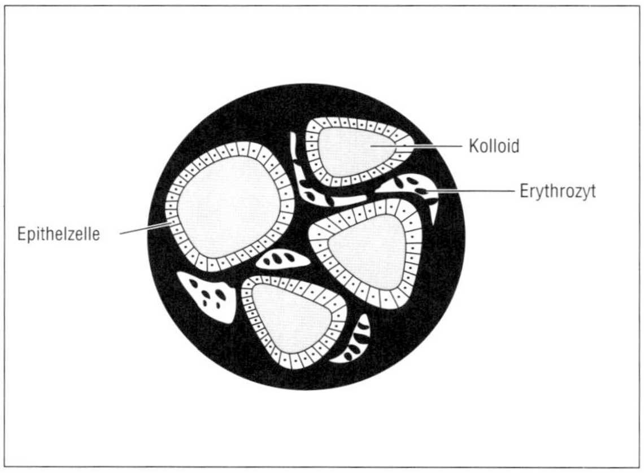

Abb. 9.1 Mikroskopische Ansicht der Schilddrüse

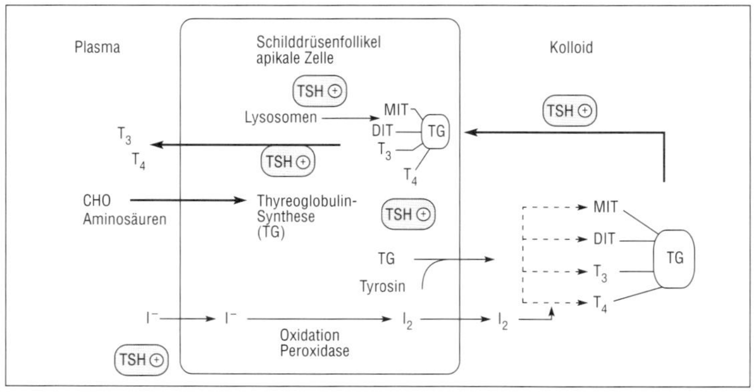

Abb. 9.2 Synthese des Schilddrüsenhormons
TG = Thyreoglobulin, CHO = Kohlenhydrat

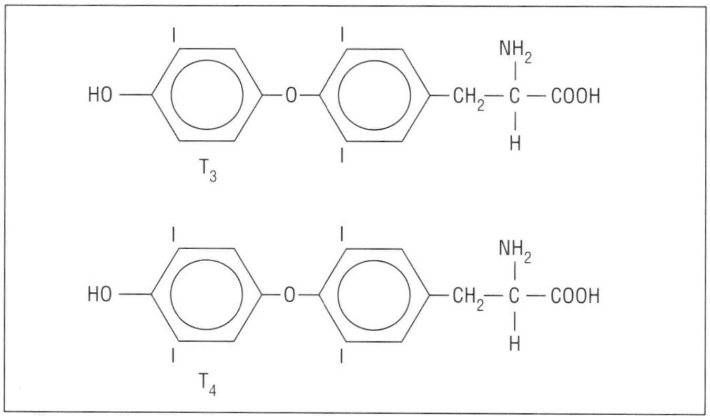

Abb. 9.3 Schilddrüsenhormone

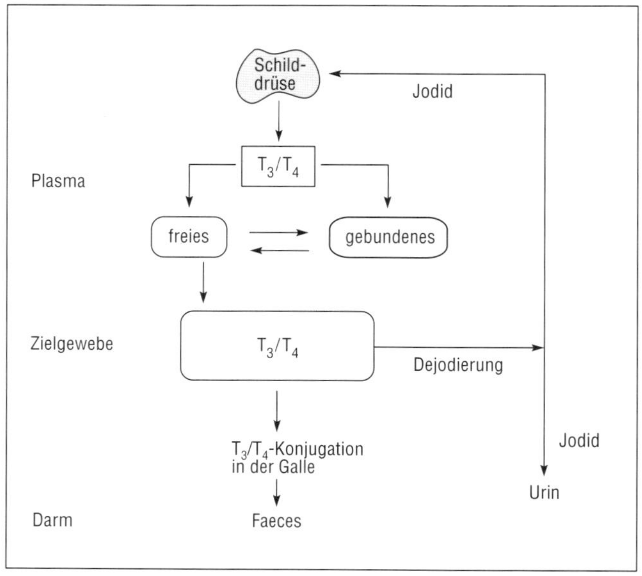

Abb. 9.4 Metabolismus des Schilddrüsenhormons

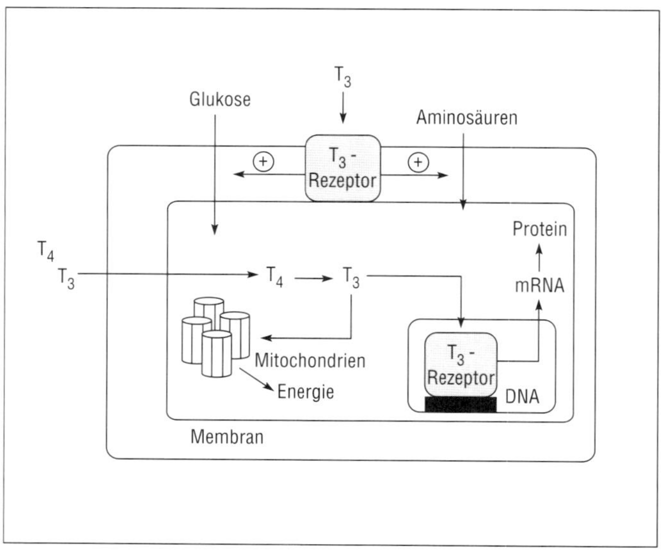

Abb. 9.5 Wirkungsmechanismus des Schilddrüsenhormons

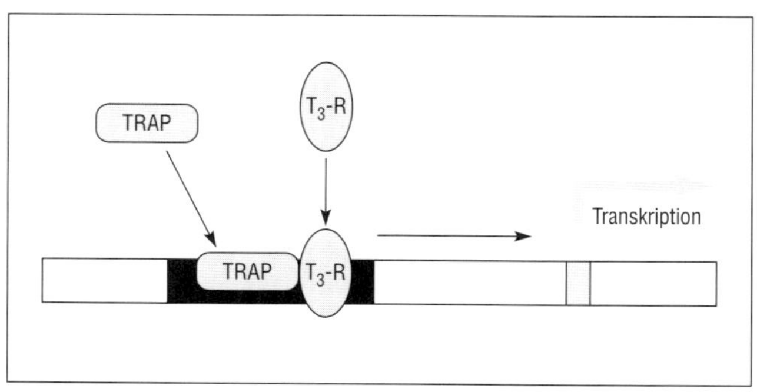

Abb. 9.6 Wirkung der Schilddrüsenhormon-Rezeptor-Bindung an einem Zielgen

DIE DRÜSE

Die Entwicklung der menschlichen Schilddrüse vollzieht sich ungefähr 4 Wochen nach der Konzeption. Dabei wandert die Drüse den Hals abwärts, während sie ihre charakteristische bilobuläre Struktur bildet, die schließlich mit dem dritten Trimenon voll ausgebildet ist.

Normalerweise besteht die Drüse beim Erwachsenen aus zwei Lappen, wiegt ungefähr 25 g und befindet sich in unmittelbarer Nähe zur Luftröhre. Die Drüse ist aus Millionen von Zellclustern zusammengesetzt, die auch Follikel genannt werden. Diese bestehen aus ringförmig angeordneten Zellen, die eine zentral gelegene Masse umgeben, die auch als Kolloid bezeichnet wird. Jede Zelle hat 3 Funktionen: (i) die exokrine, da sie Sekret in das Kolloid sezerniert; (ii) die absorptive, weil sie Substanzen aus dem Kolloid durch Pinozytose aufnimmt (s. Kapitel 2); und die endokrine, da sie Hormone direkt in den Blutstrom sezerniert.

DIE HORMONE

Synthese. Die Follikelzellen besitzen in ihrer Basalmembran einen Jodid-Aufnahme-Mechanismus, der J^- mit Hilfe einer Pumpe in die Zelle befördert. Diese Pumpe ist sehr leistungsfähig, und die Zelle ist in der Lage, Jodid bis zum 25-50fachen gegenüber der Konzentration im Plasma zu konzentrieren. Der Jodgehalt der Schilddrüse beträgt normalerweise ungefähr 600 mg/g Gewebe. *Förderung der Jodaufnahme*: TSH; Jodmangel; TSH-Rezeptor-Antikörper; Autoregulation. *Hemmung der Jodaufnahme*: J-Ionen; kardiale Glykoside (z. B. Digoxin); Thiocyanat (SCN^-); Perchlorat ($PClO_4^-$).

In der Zelle wird J^- schnell durch ein Peroxidase-System zum reaktiveren Jod oxidiert, das sofort mit den Tyrosinenden eines Schilddrüsen-Glykoproteins namens Thyreoglobulin reagiert, um das Monojodthyrosin (T_1) oder das Dijodthyrosin (T_2) zu bilden. Diese verkoppeln sich anschließend miteinander, wobei Trijodthyronin-(T_3)- oder Thyroxin(T_4)-Reste entstehen, die immer noch an das Thyreoglobulin gebunden sind, das im Kolloid gespeichert ist (d. h. $T_1 + T_2 = T_3$; $T_2 + T_2 = T_4$). Dieser Vorgang wird durch TSH stimuliert.

Unter dem Einfluß einer TSH-Stimulation werden die Kolloidtropfen durch Mikropinozytose wieder in das Zellzytoplasma aufgenommen, wo sie mit Lysosomen fusionieren und hydrolysiert werden, wodurch sich die Jodthyronin-Reste vom Glykoprotein ablösen und freigesetzt werden. Durch Halogenasen werden T_1 und T_2 rasch dejodiert, und das freie Jod kann in den Follikelzellen wiederverwertet werden. Trijodthyronin und Thyroxin werden in den Blutkreislauf freigesetzt, wo sie an Plasmaproteine einschließlich des thyroxinbindenden α-Globulins gebunden werden. Der größte Teil ist gebunden und damit physiologisch inaktiv, wohingegen nur der freie Anteil aktiv ist.

Metabolismus. Die Schilddrüse sezerniert insgesamt täglich 80-100 mg an T_3 und T_4, wobei das Verhältnis von $T_4 : T_3$ ungefähr 20 : 1 beträgt. Obwohl sich sowohl T_3 als auch T_4 im Kreislauf befinden, erhalten die Gewebe 90 % ihres Trijodthyronins durch die Dejodierung von T_4. Das aus dem Schilddrüsenhormon freigesetzte Jodid wird mit dem Urin ausgeschieden oder rezirkuliert zur Schilddrüse, wo es durch den Aufnahmemechanismus wieder konzentriert wird. Über ein Drittel des das Plasma verlassenden Thyroxins wird in der Leber mit Glukuronid oder Sulfat konjugiert und mit der Galle ausgeschieden. Nur ein geringer Anteil des freien Thyroxins wird über den enterohepatischen Kreislauf reabsorbiert. Die Plasma-Halbwertszeit von T_4 beträgt ungefähr 6–7 Tage; diejenige von T_3 ist wesentlich kürzer und beträgt nur ungefähr einen Tag. T_3 ist wesentlich wirksamer als T_4.

Wirkungsmechanismen des Schilddrüsenhormons. In der Zelle greift T_3 an mehreren Wirkungsorten an. An der Membran stimuliert das Hormon die Na^+/K^+-ATPase-Pumpe, wodurch es zu einer vermehrten Aufnahme von Aminosäuren und Glukose kommt, was zur Thermogenese (Wärmebildung) führt. *(Anmerkung: Frühere Thesen, wonach das Schilddrüsenhormon Wärme durch ungekoppelte oxidative Phophorylierung bilden würde, konnten widerlegt werden.)* T_3 geht eine Bindung mit spezifischen Rezeptoren der Mitochondrien ein, wodurch Energie erzeugt wird; durch die Bindung an intranukleäre Rezeptoren, die als Transkriptionsmodulatoren fungieren, wird die Proteinsynthese verändert. Das Schilddrüsenrezeptor-Hilfsprotein (TRAP; Thyroid receptor auxiliary protein) stabilisiert den T_3-Rezeptor-Komplex.

10 Die Schilddrüse II

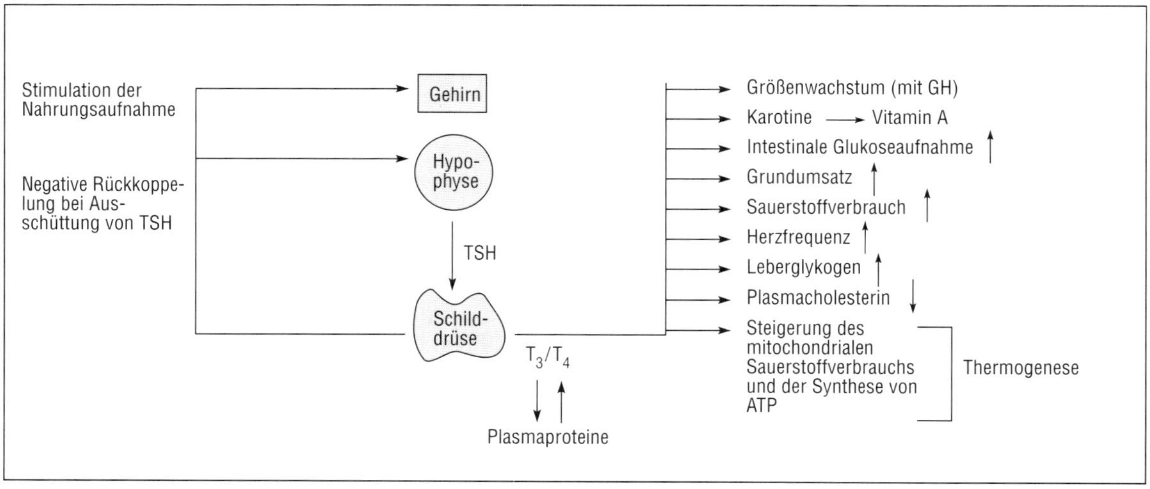

Abb. 10.1 Wirkungen des Schilddrüsenhormons bei Säugetieren

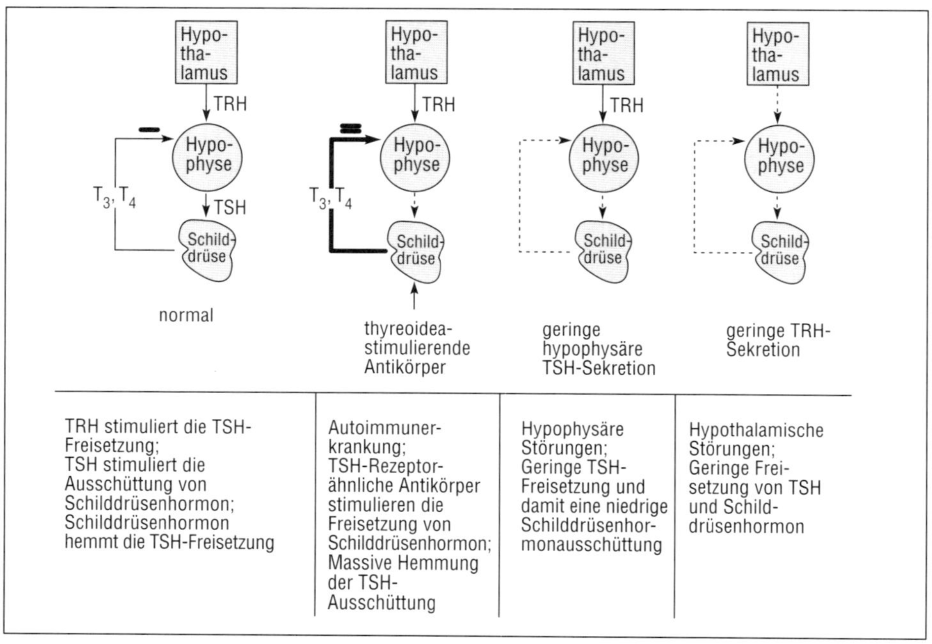

Abb. 10.2 Kontrolle des Schilddrüsenhormons

WIRKUNGEN DES SCHILDDRÜSENHORMONS

Wärmeproduktion. Zur Aufrechterhaltung der Körpertemperatur benötigen homöotherme Organismen einen eigenen Mechanismus zur Wärmeproduktion. Diese Aufgabe erfüllt das Schilddrüsenhormon, indem es den mitochondrialen Sauerstoffverbrauch und die Bildung von Adenosintriphosphat (ATP) anregt, das für die Natrium-Kalium-Pumpe benötigt wird, die bis zu 40 % der Gesamtenergiemenge des Körpers umsetzt. Kardiale Glykoside, wie das g-Strophantin, das die Na^+/Ka^+-ATPase blockiert, hemmen die Wirkungen des Schilddrüsenhormons.

Kohlenhydrat- und Fettstoffwechsel. Das Schilddrüsenhormon wirkt katabol, indem es (i) die intestinale Glukoseabsorption, (ii) die hepatische Glykogenolyse, (iii) den Insulinabbau stimuliert und (iv) die glykogenolytischen Wirkungen des Adrenalins verstärkt. *(Zu beachten ist jedoch, daß geringe Mengen von T_4 die hepatische Glykogenolyse erhöhen und daß das Schilddrüsenhormon auch die hypoglykämische Wirkung von Insulin verstärkt, indem es die Glukoseaufnahme in das Muskel- und Fettgewebe beschleunigt.)* Das Schilddrüsenhormon bewirkt eine starke Lipolyse, indem es sowohl direkt wirkt als auch die Wirkungen anderer Hormone, wie Glukokortikoide, Glukagon, Wachstumshormon und Adrenalin, verstärkt (bzw. permissiv wirkt). Des weiteren bewirkt das Schilddrüsenhormon eine Zunahme der Oxidation von freien Fettsäuren, wodurch die wärmeerzeugende Wirkung unterstützt wird. Das Schilddrüsenhormon führt zu einer Senkung des Plasmacholesterins, indem die Gallensäurenbildung in der Leber angeregt wird, was zu einer erhöhten Ausscheidung von Cholesterinderivaten mit dem Stuhl führt.

Wachstum und Entwicklung. Beim Menschen gelangt nur wenig bzw. gar kein T_3 oder T_4 vom mütterlichen in den fetalen Kreislauf. Nach der Differenzierung der Schilddrüse und dem Beginn ihrer Funktionsfähigkeit in der 10.-11. Schwangerschaftswoche wird das Schilddrüsenhormon für die normale Differenzierung und Reifung des Fetalgewebes wichtig, wenngleich das Hormon für ein normales Größenwachstum des Feten nicht notwendig ist. Folglich weisen menschliche Kretins eine verlangsamte Gehirn- und Skelettreifung, aber ein normales Geburtsgewicht auf. Das Schilddrüsenhormon bewirkt im Gehirn die Myelinogenese, die Proteinsynthese und die Verzweigung der Axone. Zum Teil kann es auch die Bildung des Nervenwachstumsfaktors stimulieren. Ebenso ist das Schilddrüsenhormon für die Bildung des normalen Wachstumshormons (GH) notwendig. Darüber hinaus ist bei Fehlen des Schilddrüsenhormons GH unwirksam. Bei Kaulquappen stimuliert das Schilddrüsenhormon möglicherweise durch eine erhöhte Hyaluronidasebildung die Metamorphose.

Schilddrüsenhormon und Prolaktin. Das Schilddrüsenhormon kann für eine normale Prolaktinbildung im Hypophysenvorderlappen benötigt werden. Offenbar ist die Wirkung beider Hormone notwendig, um eine normale Entwicklung der Brustdrüse bei Mäusen zu gewährleisten.

KONTROLLE DER BILDUNG UND FREISETZUNG DES SCHILDDRÜSENHORMONS

Normalerweise stimuliert das im Hypothalamus gebildete Thyreotropin-releasing-Hormon (TRH) die Freisetzung des TSH (thyreoideastimulierendes Hormon) aus den Hypophysenvorderlappenzellen. TSH gehört zu einer Familie von Glykoproteinen, die aus einheitlichen α- und spezifischen β-Untereinheiten zusammengesetzt sind. (*Anmerkung: In manchen Fällen von Kretinismus zeigte sich, daß die Patienten inaktive TSH-β-Untereinheiten bildeten.*) TSH stimuliert die Freisetzung von Schilddrüsenhormon, das durch Rückkopplung an die Hypophyse wiederum die TSH-Freisetzung hemmt.

Hyperthyreose. Wenn die Schilddrüse zum Beispiel durch TSH-Rezeptor-Antikörper (als LATS bezeichnet: long-acting thyroid stimulator) stimuliert wird, steigt die Konzentration von zirkulierendem T_4, und die TSH-Konzentration nimmt stark ab. Die klinische Hyperthyreose wird als *Thyreotoxikose* bezeichnet. Eine Thyreotoxikose kann auch durch Schilddrüsentumoren (autonome Adenome) verursacht werden. Die Basedow-Krankeit ist die häufigste Form der Thyreotoxikose und wird durch eine diffuse Struma (geschwollener Hals), Exophthalmus (vorstehende Augäpfel) und eine lokalisierte Dermatopathie mit Infiltrationen (Ödemen) an den Beinen charakterisiert. Die Ätiologie der Basedow-Krankheit ist unbekannt, wenngleich eine autoimmune Erkrankung vermutet wird, die genetisch bedingt ist und häufiger bei Frauen vorkommt. Die Behandlung der Thyreotoxikose umfaßt die Hemmung der Freisetzung von Schilddrüsenhormon, um einen euthyreoten (normalen) Zustand zu erreichen. Therapiemaßnahmen sind: (i) Verabreichung von antithyreoidalen Medikamenten, wie Thiouracil (das das Peroxidase-System blockiert); (ii) die Gabe von radioaktivem Jod, das eine Zerstörung des Gewebes zur Folge hat; oder (iii) die chirurgische subtotale Abtragung der Drüse.

Eine Hypothyreose kann durch folgende Ursachen entstehen:

(i) Hypophysenschädigungen, wie Hypophysentumoren; (ii) ungenügende Synthese von Schilddrüsenhormon infolge einer Zerstörung von Schilddrüsengewebe durch Thyreoiditis oder durch eine angeborene Athyreose; ernährungsbedingter Jodmangel; (iii) eine zu starke chirurgische oder radiochemische Behandlung von nachwachsendem Schilddrüsengewebe. Eine ungenügende Konzentration von Schilddrüsenhormon führt zu einer erhöhten TSH-Freisetzung, was wiederum eine kompensatorische Stimulation der Schilddrüsenfollikel und damit die Ausbildung einer Struma bedingt.

Die Hypothyreose wird durch Gabe von Thyroxin behandelt.

11 Die Schilddrüse III

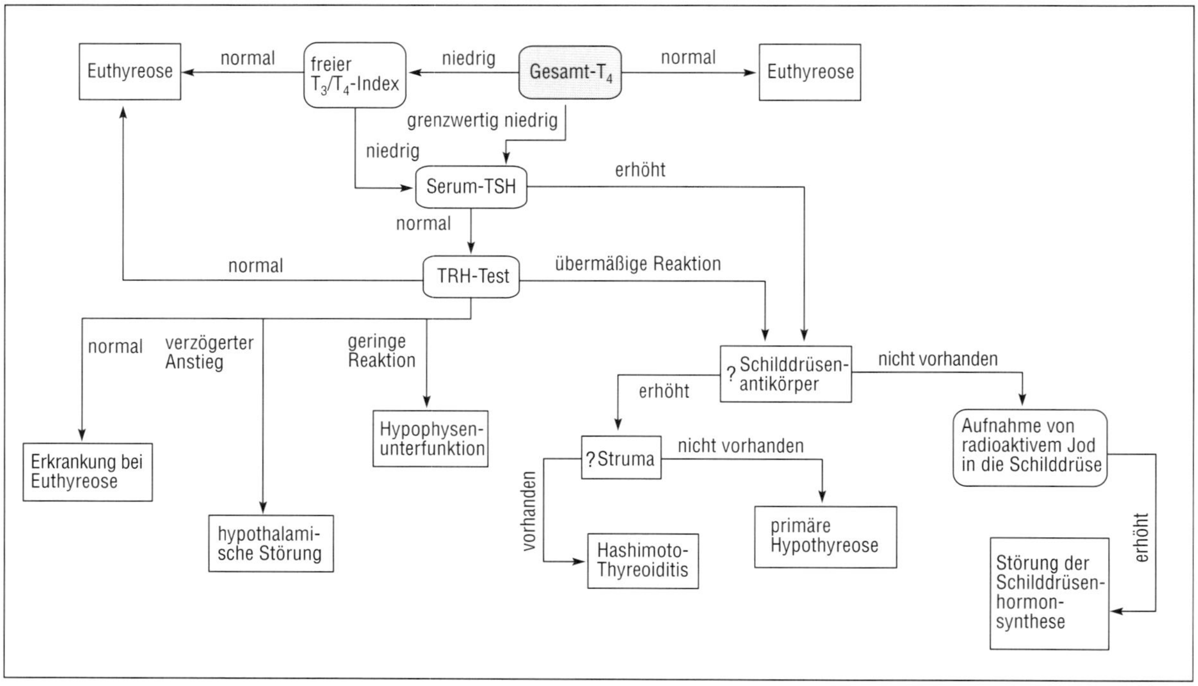

Abb. 11.1 Diagnostische Untersuchungsmöglichkeiten bei der Hypothyreose

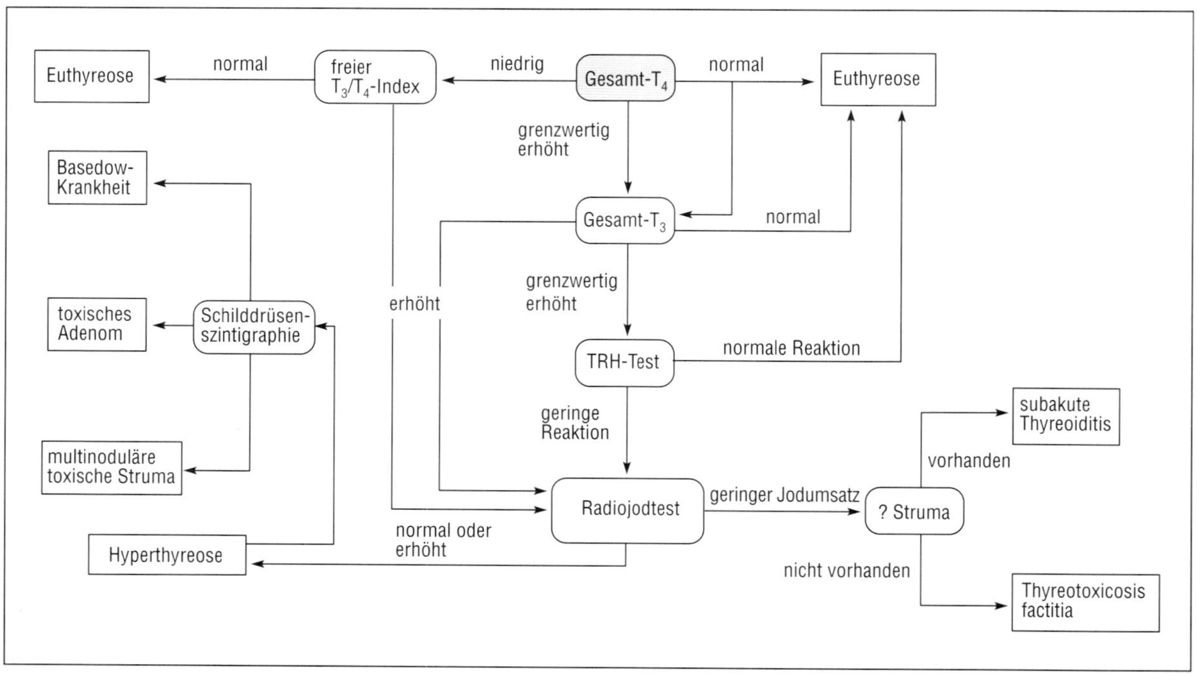

Abb. 11.2 Diagnostische Untersuchungsmöglichkeiten bei der Hyperthyreose

DIAGNOSTISCHE UNTERSUCHUNGSMETHODEN BEI SCHILDDRÜSENERKRANKUNGEN

Bei der Hypothyreose können folgende Merkmale auftreten: fehlende oder sehr niedrige T_3- und T_4-Spiegel; eine geringe Grundumsatzrate (BMR; basal metabolic rate); Haarausfall; Gesichtsödeme; rauhe und trockene Haut bzw. strohiges, trockenes Haar; Patienten klagen über Kältegefühl, was auf eine geringere Körpertemperatur zurückzuführen ist; Kälteintoleranz; geringere Schweißbildung; niedriger Puls; Müdigkeit; verlangsamter Denkprozeß; Lethargie; Schläfrigkeit; Gewichtsverlust; Gelbfärbung der Haut; Menstruationsstörungen; Struma.

Funktionsuntersuchungen der Schilddrüse beinhalten zwei Ziele: (i) zu bestimmen, ob der Patient klinisch hypothyreot ist und (ii) den Ort der Störung(en) innerhalb der Hypothalamus-Hypophysen-Schilddrüsen-Achse zu finden. Die Plasmaspiegel von T_3 und T_4 werden mit Hilfe des Radio-Immunassays (RIA: s. Kapitel 6) bestimmt. Dabei wird auch der Anteil an freiem Hormon, dem physiologisch aktiven Anteil, gemessen. Der Thyreotropin-releasing-Hormon(TRH)-Test ist eine Untersuchung, die dazu dient, die Reserven an hypophysärem thyreoideastimulierendem Hormon (TSH) und der thyreotropen Funktion der Hypophyse zu ermitteln. Nach der Verabreichung von TRH sollten sowohl die Spiegel von TSH als auch von den Schilddrüsenhormonen ansteigen, sofern die Hypophyse auf TRH reagiert. TSH kann gegeben werden, um zwischen einer primären Hypothyreose und anderen Störungen der hypothalamo-hypophysären Schilddrüsen-Schleife zu unterscheiden. Bei der primären Hypothyreose ist der Plasmaspiegel an TSH hoch, während derjenige von T_4 niedrig oder nicht nachweisbar ist. Bei der Hashimoto-Thyreoiditis, bei der die Schilddrüsenfollikel durch das Immunsystem angegriffen werden, zeigen sich ähnliche Hormonspiegel zusammen mit einer Struma. *(Zu beachten ist jedoch, daß geringe T_4-Spiegel irreführenderweise auch bei nicht schilddrüsenbedingten Hypoproteinämien gefunden werden, deren Ursache zum Beispiel Lebererkrankungen, ein nephrotisches Syndrom oder ein familiärer Mangel an thyroxinbindendem Plasmaglobulin sind.)*

Behandlung. Die Patienten erhalten nur Thyroxin. Die Dosisfindung von Thyroxin erfolgt durch häufige Kontrollen der TSH- und T_4-Spiegel, die im Normalbereich liegen sollten. Bei Patienten mit Angina pectoris wird die Thyroxindosis gesenkt und durch einen Betablocker wie Propanolol ergänzt.

Hyperthyreose. Eine übermäßige Schilddrüsenhormonsekretion kann viele Ursachen haben. Gründe dafür können eine zu hohe vom Arzt verschriebene Thyroxindosis (iatrogen), ein exzessiver Medikamentenabusus durch den Patienten (Thyreotoxicosis factitia) oder eine uni- bzw. multinoduläre toxische Struma sein. Weiterhin kann eine Hyperthyreose die Folge einer Basedow-Krankheit sein. In manchen Fällen kann eine Hyperthyreose durch Blasenmolen, embryonale testikuläre Karzinome oder Chorionkarzinome, die alle TSH-ähnliches Material produzieren, hervorgerufen werden. TSH-bildende Hypophysentumoren sind als Ursache sehr selten.

Irreführenderweise kann es in der Schwangerschaft und durch die Einnahme oraler Kontrazeptiva zu einem hohen Plasmaspiegel von T_3 und T_4 kommen, da Östrogene eine Zunahme des thyroxinbindenden Globulins bewirken.

Die Hyperthyreose wird durch folgende Merkmale charakterisiert:

1 erhöhte T_3- und T_4-Spiegel;
2 Struma;
3 erhöhte BMR;
4 erhöhtes Herzzeitvolumen und Bluthochdruck und demzufolge ein schneller Puls;
5 erhöhte Schweißneigung;
6 Wärmeintoleranz;
7 Schlaflosigkeit;
8 Erregbarkeit;
9 Nervosität;
10 Reizbarkeit;
11 gelegentlich Exophthalmus;
12 Gewichtsverlust;
13 schweißige Handflächen;
14 Menstruationsstörungen.

Behandlungsmöglichkeiten: (i) antithyreoidale Medikamente, wie Thiouracil, Carbimazol oder sein aktiver Metabolit Methamizol, die das Peroxidase-System hemmen. Zusätzlich können diese Medikamente durch Propanolol ergänzt werden, um der Schweißneigung, dem schnellen Puls und den Angstgefühlen entgegenzuwirken;

(ii) chirurgische Intervention im Sinne einer partiellen Thyreoidektomie. Allerdings sollten die Patienten vor der Operation einen euthyreoten Zustand (normale Schilddrüsenhormonplasmaspiegel) erreichen, weil dadurch das operative Risiko verringert wird;

(iii) Radiojodtherapie mit ^{131}J mit dem Ziel, die Funktion von Schilddrüsenzellen zu zerstören. Hierbei wird das ^{131}J wie das nicht-radioaktive Jod besonders von der Schilddrüse über deren Einfangmechanismus aufgenommen. Die Wirkung setzt verzögert ein, so daß die Patienten vorübergehend eine zusätzliche Therapie mit antithyreoidalen Medikamenten benötigen.

12 Die Nebenniere I

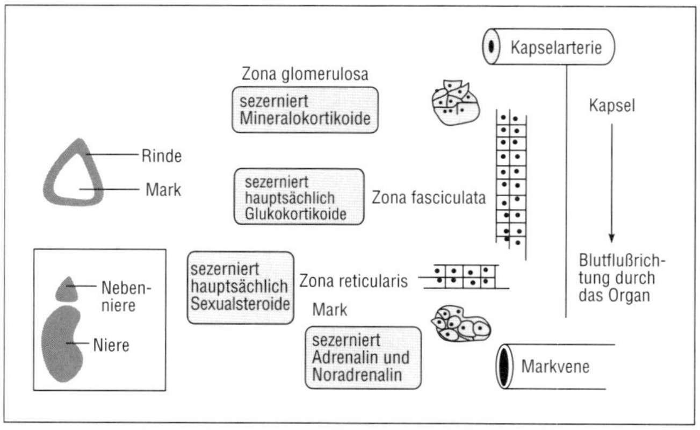

Abb. 12.1 Zellulärer Aufbau der Nebenniere

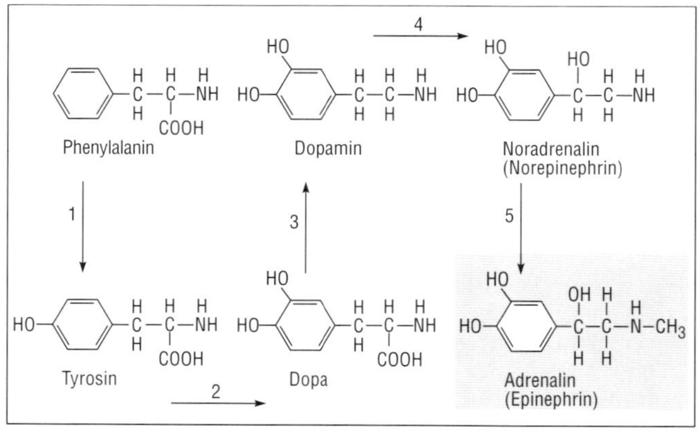

Abb. 12.2 Adrenalinsynthese

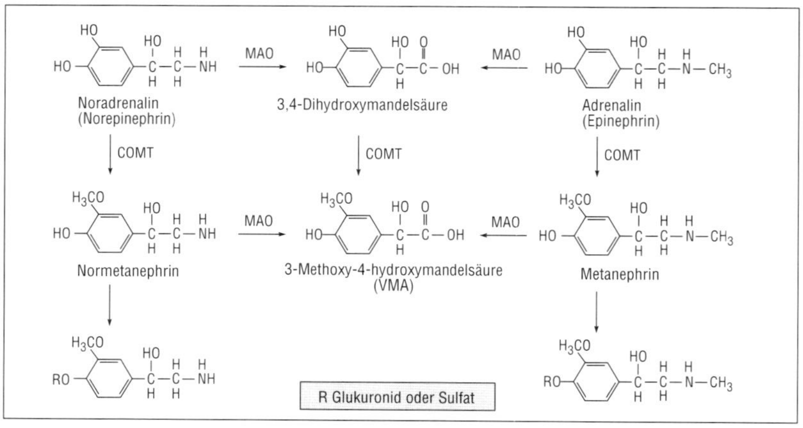

Abb. 12.3 Katabolismus der Katecholamine

Gewebe	Wirkung		Rezeptor
Herz	Erhöhung der Auswurfrate und Kontraktion		β-1
Blutgefäße	Kontraktion:	Haut, Mukosamembranen, Eingeweide	α-1
	Dilatation:	Skelettmuskel	β-2
Respirationstrakt	Bronchodilatation		β-2
Gastrointestinaltrakt	Relaxation:	glatte Muskulatur	α-2
	Kontraktion:	Sphinktermuskulatur	α-1
Blut	Erniedrigt:	Gerinnungszeit	
	Erhöht:	Anzahl der Erythrozyten (Hämoglobin) Plasmaprotein	
Metabolismus	Erniedrigte Insulinfreisetzung		α-2
	Erhöhte Glukagonfreisetzung		β-2
Ziliarmuskel	Kontraktion		α-1
glatte Muskulatur Milzkapsel, Uterus, Vas deferens	Kontraktion		α-1

Abb. 12.4 Wirkungen von Adrenalin

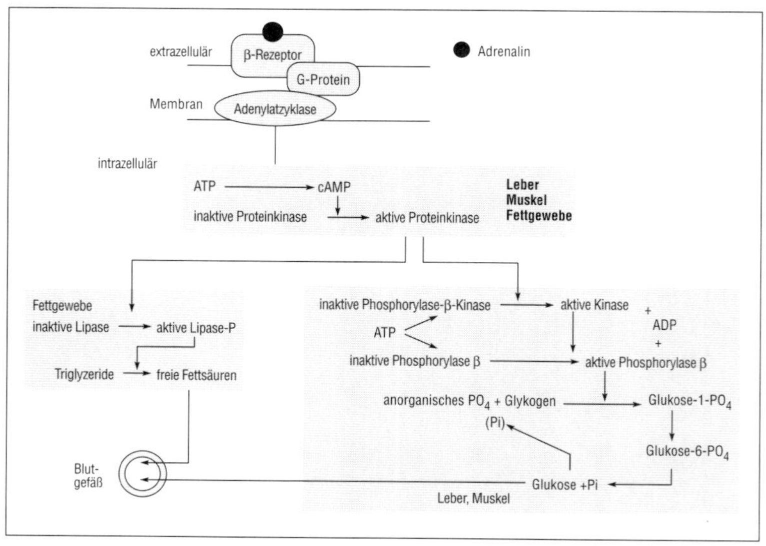

Abb. 12.5 Adrenalinwirkungsmechanismen

DAS ORGAN

Die Nebenniere befindet sich gleich oberhalb der Nieren und kann sowohl anatomisch als auch von der Funktion her in zwei wichtige Organe eingeteilt werden: die Nebennierenrinde, die die Steroidhormone sezerniert, und das Nebennierenmark, ein modifiziertes Ganglion, das die Katecholamine Adrenalin und Noradrenalin sezerniert.

NEBENNIERENMARK

Katecholaminsynthese. Die chromaffinen Zellen des Nebennierenmarks können in Adrenalin(AD)-speichernde und Noradrenalin (NA)-speichernde Zellen unterteilt werden. Die die Synthese katalysierenden Enzyme sind:

1 Phenylalaninhydroxylase;
2 Tyrosinhydroxylase, limitiert die Bildungsrate;
3 aromatische L-Aminosäurendecarboxylase;
4 Dopamin-β-Hydroxylase;
5 Phenyläthanolamin-*N*-Methyltransferase (PNMT).

Die Katecholamine AD und NA werden in den Zellgranula zusammen mit einem Protein, dem Chromogranin, und Adenosintriphosphat (ATP) gespeichert. Bei der Exozytose setzen die Granula ihren gesamten Inhalt frei.

Metabolismus. Die Katecholamine werden extrazellulär und in der Leber von der Katecholamin-*O*-Methyltransferase (COMT) und intrazellulär von der Monoaminoxidase (MAO) metabolisiert. Die MAO befindet sich in der Nähe der adrenergen Rezeptoren, an denen AD und NA wirken. Die Katecholaminwirkung wird jedoch nicht durch die Enzyme beendigt, sondern durch die Wiederaufnahme der Katecholamine in die Zelle, von der sie freigesetzt wurden. Vanillinmandelsäure (VMA) wird im Urin ausgeschieden. In sympathischen Nervenfasern wird eine weitere NA-Freisetzung durch ein negatives Feedback an den präsynaptischen α-2-Rezeptoren gehemmt.

WIRKUNGEN DES ADRENALINS

Adrenalin wird auch als das „Flucht- oder Kampf"-Hormon („flight or fight" hormone) bezeichnet. Streßfaktoren rufen eine sofortige AD-Freisetzung hervor, die den Körper auf außergewöhnliche physische und geistige Anstrengungen vorbereitet. Das oberflächliche Gefäßsystem wird durch eine α-1-Rezeptoren-vermittelte arterioläre Verengung nicht mehr durchblutet, um so den potentiellen Blutverlust durch eine Verletzung gering zu halten; im Gegensatz dazu öffnet sich das muskuläre Gefäßsystem durch die Aktivierung von β-2-Rezeptoren. Eine Dilatation der Bronchiolen erhöht die Ausbeute der Sauerstoffaufnahme pro Zeiteinheit, und die Bereitstellung von Glukose wird durch die Stimulation der *Glukagon*- und die Hemmung der *Insulin*-Freisetzung erhöht. Durch die Erschlaffung des Ziliarmuskels wird der Lichteinfall auf die Retina erhöht, und die Kontraktion der Milzkapsel führt zu einer Freisetzung von Blutzellen in den Blutkreislauf. Eine Kontraktilitätssteigerung am Herzen wird über die β-1-Rezeptoren erreicht. Darüber hinaus erhöht AD die geistige Alarmbereitschaft, der genaue Mechanismus ist jedoch unbekannt.

Mechanismus der Adrenalinwirkung. Ein Beispiel für eine AD-Wirkung ist die Bereitstellung von Energie in Form von Glukose. Weiterhin wirkt AD auf β-Rezeptoren im Muskelgewebe, um die Freisetzung von Aminosäuren zu hemmen, was zu einer reduzierten Muskelproteolyserate führt. Dieser Mechanismus ist bei der Kampf- oder Flucht-Reaktion wichtig, wenn Muskelgewebe davon befreit werden muß, Energie bereitzustellen. Obwohl nur wenig NA aus dem Nebennierenmark freigesetzt wird, ist es dennoch der wichtigste Neurotransmitter des bei einer Kampf- oder Fluchtsituation aktivierten sympathischen Nervensystems.

13 Die Nebenniere II

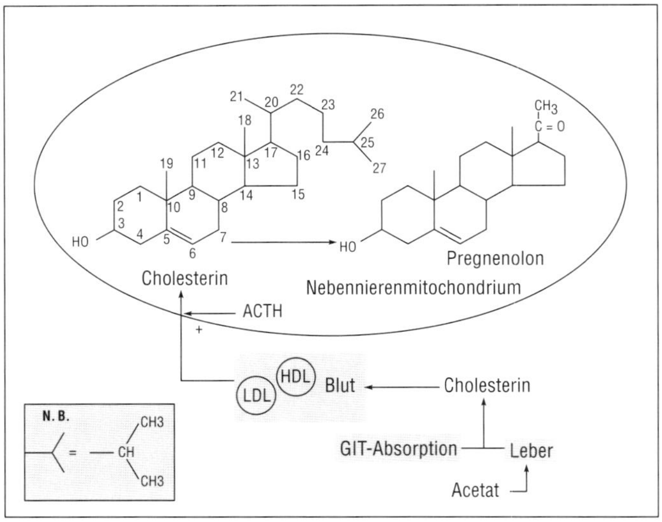

Abb. 13.1 Pregnenolonsynthese

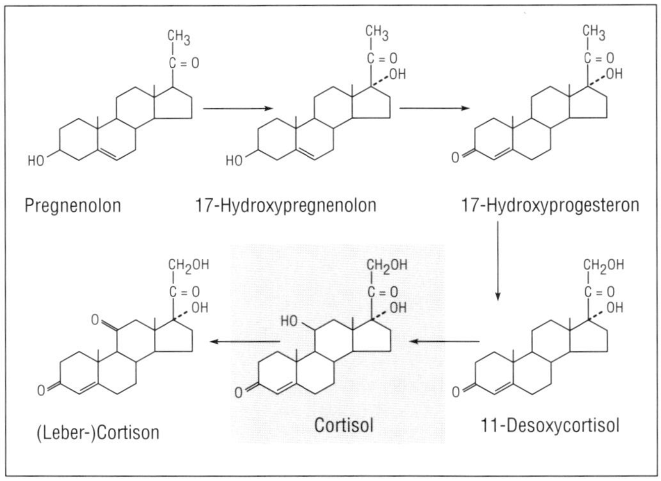

Abb. 13.2 Biosynthese der Nebennieren-Glukokortikoide

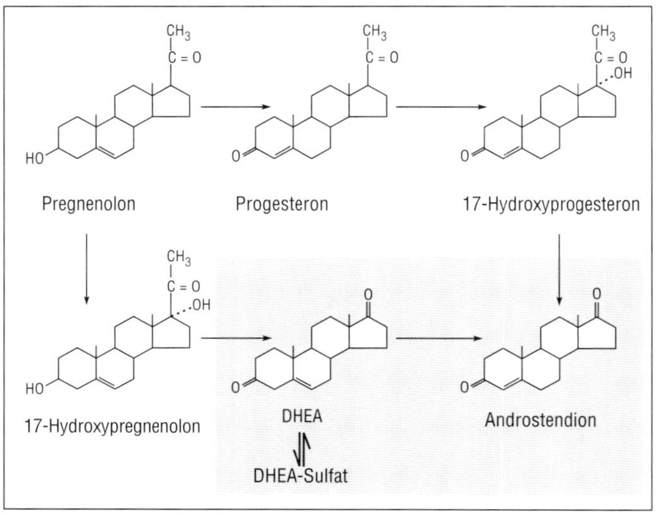

Abb. 13.3 Biosynthese der Nebennieren-Androgene

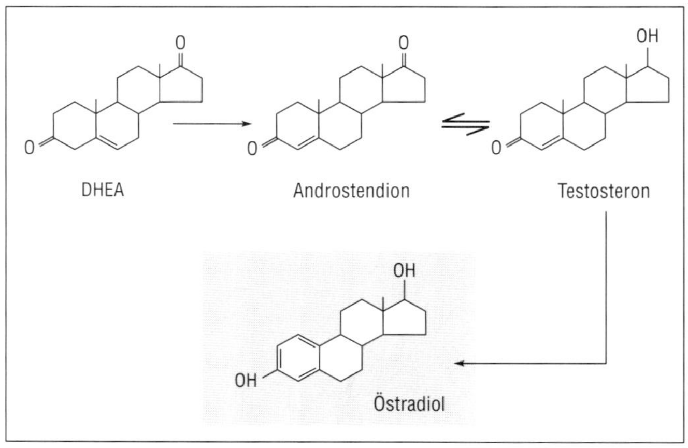

Abb. 13.4 Biosynthese der Nebennieren-Östrogene

PREGNENOLONSYNTHESE

Die Bildung von Pregnenolon aus Cholesterin (CH) erfolgt durch eine Seitenkettenabspaltung, die durch das Desmolase-Enzymsystem katalysiert wird. CH wird hauptsächlich mit der LDL (low density lipoprotein)-Fraktion in das Blut transportiert. Im Gegensatz zur bisherigen Meinung entsteht der größte Anteil des Zell-CH nicht durch die intrazelluläre Synthese, sondern erreicht die Zelle über den Blutstrom. Die LDL-Fraktion besteht aus einem inneren hydrophoben Kern von Estern und Triglyzeriden, der von einer einlagigen Schicht aus polaren Phospholipiden und Apoproteinen umgeben ist. Eines dieser Apoproteine, das Apolipoprotein-E (APO-E), bindet sich an Rezeptoren („LP-Rezeptoren") der Plasmamembran der Nebennierenzelle, wodurch es zu einem ACTH-stimulierten Transport von CH in die Zelle kommt. Diese Reaktionsabfolge wird meist als LDL-Rezeptor-Metabolismus bezeichnet.

LDL wurde mit der Arteriosklerose-Erkrankung in Verbindung gebracht; und wahrscheinlich entsteht die genetisch bedingte Hyperlipoproteinämie vom Typ III, die mit einer vorzeitigen Arteriosklerose assoziiert ist, durch ein bei diesen Patienten verändertes APO-E. Bei dieser Erkrankung bindet sich das APO-E nicht mit der normalen Affinität an den LP-Rezeptor.

BIOSYNTHESE DER GLUKOKORTIKOIDE

Nach der Freisetzung von Pregnenolon aus den Mitochondrien wird es im glatten endoplasmatischen Retikulum weiter metabolisiert, wo die Doppelbindung an Position 5 im B-Ring zur Position 4 im A-Ring versetzt wird und die Hydroxyl-(OH-)Gruppe an Position 3 zu einer Ketogruppe oxidiert wird. Cortisol entsteht durch die Hydroxylierung an der Position 11. Cortisol ist das wichtigste Glukokortikoid beim Menschen, obgleich noch ein weiterer Metabolismus zu einem anderen Glukokortikoid, dem Cortison, in der Leber existiert. *(Zu beachten ist, daß bei der Ratte – einem häufig bei endokrinologischen Untersuchungen eingesetzten Versuchstier – das wichtigste Glukokortikoid Corticosteron ist.)*

SYNTHESE DER NEBENNIERENANDROGENE

Die Ausgangssubstanz für die Biosynthese der Nebennierenandrogene ist Androstendion, das aus 17-Hydroxyprogesteron durch Aufspaltung der C-17-Seitenkette und Hydroxylierung an C-17 gebildet wird. Die Bildung von Androstendion, einem Nebennierenandrogen, erfolgt durch Isomerisation an den Positionen C-4 und C-5, wie bereits bei den Glukokortikoiden dargestellt wurde, oder nach einer Spaltung an C-17. *(Bezüglich des Testosterons ist zu beachten, daß für die Bildung des Hauptandrogens des Hodens eine Hydroxylierung an Position C-17 erfolgen müßte, aber daß das diese Hydroxylierung katalysierende Enzym nur in geringen Konzentrationen in den Nebennierenzellen vorhanden ist.)*

SYNTHESE DER NEBENNIERENÖSTROGENE

Die Bildung der Nebennierenöstrogene erfolgt aus Testosteron und Androstendion durch die Aromatisierung des A-Ringes. Der Terminus „Aromatisierung" bezieht sich auf die Bildung von alternierenden Doppelbindungen im Sechser-Ring. Die Konversion wird durch die Entfernung der Methylgruppe an C-19 und weitere Oxidation erreicht. *[Zu beachten ist, daß Testosteron die Ausgangssubstanz von Östradiol ist, während aus Androstendion (nicht abgebildet) das Östrogen Östron gebildet wird.]*

Aber weder die in der Nebenniere gebildeten Androgene noch die Östrogene werden in einer für die Fortpflanzungsfunktion ausreichenden Menge produziert; zu diesem Zweck werden die Hoden beziehungsweise die Ovarien benötigt. Allerdings gewinnen die Nebennierenandrogene und -östrogene und besonders die ersteren an pathologischer Bedeutung, wenn sie in zu hohen Konzentrationen gebildet werden (s. Kapitel 17).

Es findet keine Speicherung der Hormone statt, sondern sie werden bei Bedarf unter dem Einfluß des adrenocorticotropen Hormons des Hypophysenvorderlappens (ACTH) synthetisiert, das Gegenstand des nächsten Kapitels ist.

14 Nebenniere III

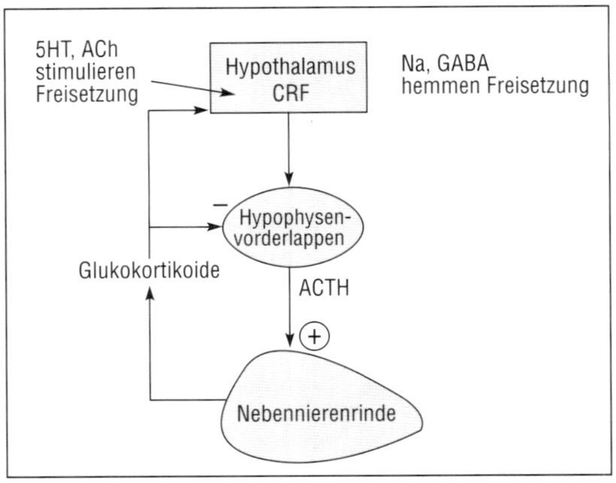

Abb. 14.1 Steuerung der Nebennierenfunktion

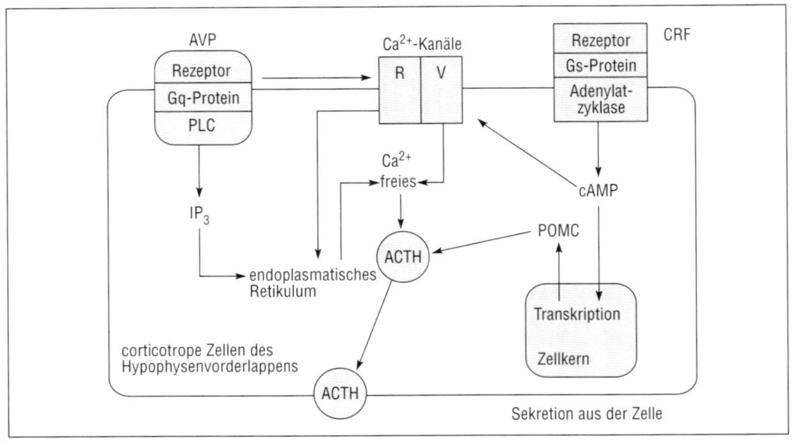

Abb. 14.2 Wirkungsmechanismus des Corticotropin-releasing-Hormons
R = Rezeptor, V = Potentialspannung

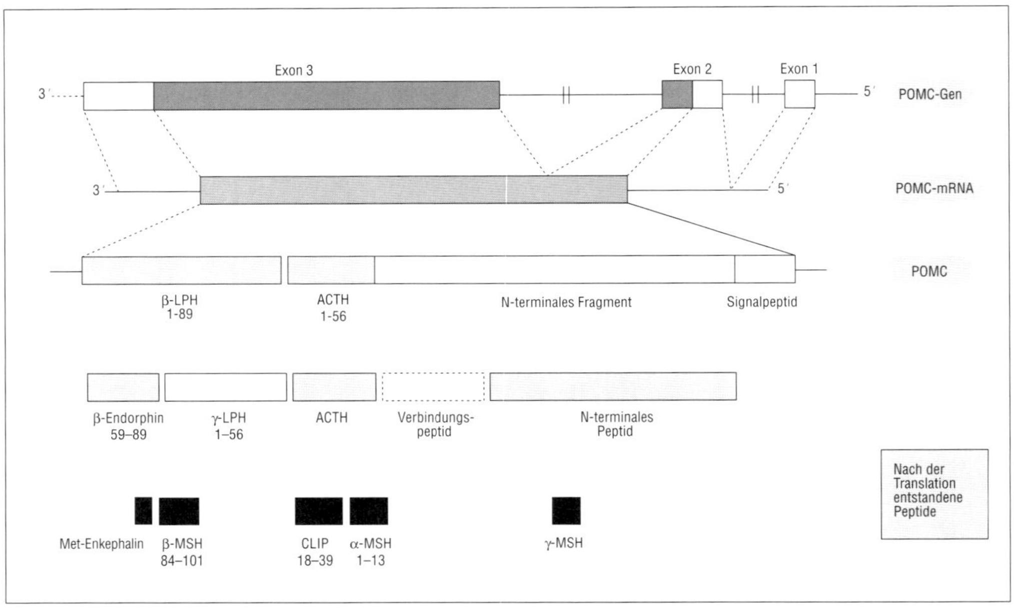

Abb. 14.3
Das Proopiomelanocortin-System
CLIP = Corticotropin-like intermediate peptide

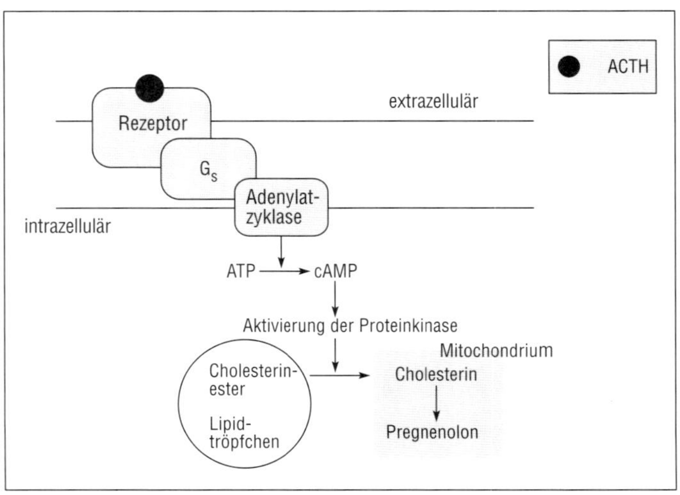

Abb. 14.4 Wirkungsmechanismus des adrenocorticotropen Hormons

ADRENOCORTICOTROPES HORMON

Regulation des adrenocorticotropen Hormons (ACTH). ACTH wird in den corticotropen Zellen des Hypophysenvorderlappens gebildet; seine Freisetzung erfolgt nach der Stimulation der corticotropen Zellen durch das hypothalamische Peptid Corticotropin-releasing-Hormon (CRF). Beim Menschen besteht das Peptid CRF aus 41 Aminosäuren, weshalb es oft als CRF-41 bezeichnet wird. Sowohl *in vivo* als auch *in vitro* bewirkt CRF eine wirksame Freisetzung von ACTH. CRF-41 ist über das gesamte Gehirn verteilt, die höchsten Konzentrationen befinden sich jedoch im Hypothalamus in den kleinzelligen Neuronen des Nucleus paraventricularis (s. Kapitel 8). Viele Fasern dieser Neurone erstrecken sich bis zur Eminentia medialis, wo sie CRF in den Portalkreislauf freisetzen. Einige andere Peptide, insbesondere Vasopressin, können die ACTH-freisetzende Wirkung von CRF physiologisch potenzieren. Die Wechselwirkung zwischen CRF und Vasopressin (hier mit AVP abgekürzt, da es von der Struktur her Arginin-Vasopressin ist) führt zu einer Interaktion mit Rezeptoren auf der Membran der corticotropen Zellen des Hypophysenvorderlappens.

AVP aktiviert das IP_3-Second-messenger-System, das für die Öffnung von rezeptorgesteuerten Calciumkanälen zuständig ist. Auf der anderen Seite öffnet CRF über das Adenylatzyklase-cAMP-Second-messenger-System potentialgesteuerte Calciumkanäle. Das erhöhte freie intrazelluläre Ca^{2+} stimuliert die Freisetzung von ACTH. Die ACTH-Synthese wird durch eine CRF-vermittelte erhöhte Expression des Proopiomelanocortin(POMC)-Gens stimuliert, das die für die Synthese von ACTH und des melanozytenstimulierenden Hormons benötigte genetische Information enthält (s. unten).

Die Freisetzung von CRF aus dem Hypothalamus wird durch die Neurotransmitter Acetylcholin und 5HT (Serotonin) gefördert. Eine Freisetzungshemmung erfolgt durch γ-Aminobuttersäure (GABA) und Noradrenalin (NA). Eine Hemmung der Ausschüttung von CRF und ACTH erfolgt über eine negative Feedback-Schleife durch die Glukokortikoide; diese Schleife ist sehr nützlich, um die Intaktheit der Hypothalamus-Hypophysen-Nebennieren-Achse zu untersuchen. Im Prinzip sind diese Untersuchungen den Schilddrüsenfunktionstests sehr ähnlich (s. Kapitel 11).

Das Proopiomelanocortin(POMC)-System. Die corticotropen Zellen des Hypophysenvorderlappens synthetisieren ein Glykoprotein, das die vollständigen Aminosäurensequenzen des ACTH, des β-Lipotropins (β-LPH), des melanozytenstimulierenden Hormons (MSH), des Met-Enkephalins und einer Anzahl anderer Peptide umfaßt. POMC besitzt eine aus 26 Aminosäuren bestehende Signalsequenz, gefolgt von drei wichtigen Strukturdomänen, nämlich: (i) ACTH; (ii) β-LPH am C-terminalen Ende und (iii) die N-terminale Sequenz (für die bis jetzt noch keine biologische Funktion entdeckt werden konnte). Diese Sequenz wird als Pro-γ-MSH bezeichnet. Zunächst erfolgt eine Spaltung von POMC zur Bildung von β-LPH und ACTH, das noch am N-terminalen Fragment haftet. In den corticotropen Zellen des Hypophysenvorderlappens wird ACTH anschließend durch eine zweite Spaltung freigesetzt. Zur Herstellung von β-Endorphin und γ-LPH werden eine Anzahl von Molekülen des β-LPH gespalten. Es scheint, daß nach einer Stimulation der corticotropen Zellen durch CRF alle aus dem POMC stammenden Peptide zusammen sezerniert werden, was zu der Annahme führt, daß sie sich alle in dem gleichen Sekretionsgranulum befinden. Dies unterstützt auch die Vermutung, daß sie sich alle vom POMC ableiten. Bei Spezies, die einen Intermediärlappen besitzen (z. B. die Ratte, aber nicht der erwachsene Mensch), kommt es zu einer weiteren Spaltung vieler Peptide: zum Beispiel zur Spaltung von ACTH in $ACTH_{1-13}$, das an α-*N* acetyliert wird, um α-MSH zu erhalten, und $ACTH_{18-39}$.

Wirkungsmechanismen des adrenocorticotropen Hormons. ACTH bindet sich mit hoher Affinität an Membranrezeptoren der Nebennierenzellen, was zu einer Aktivierung des Adenylatzyklase-Systems führt. Eine maximale Stimulation der Steroidgenese kann durch Plasmakonzentrationen von ungefähr 3ng ACTH/l erreicht werden. Erhöhte Konzentration von cAMP verstärken den Transport von Cholesterin zu einem mitochondrialen Seitenketten-Spaltungsenzym und führen zur Aktivierung der Cholsterin-Ester-Hydroxylase. Darüber hinaus werden die Synthese von RNA und die Proteinsynthese stimuliert, und es kommt zu einem Nettoanstieg der Nebennieren-Proteinphosphorylierung.

15 Die Nebenniere IV

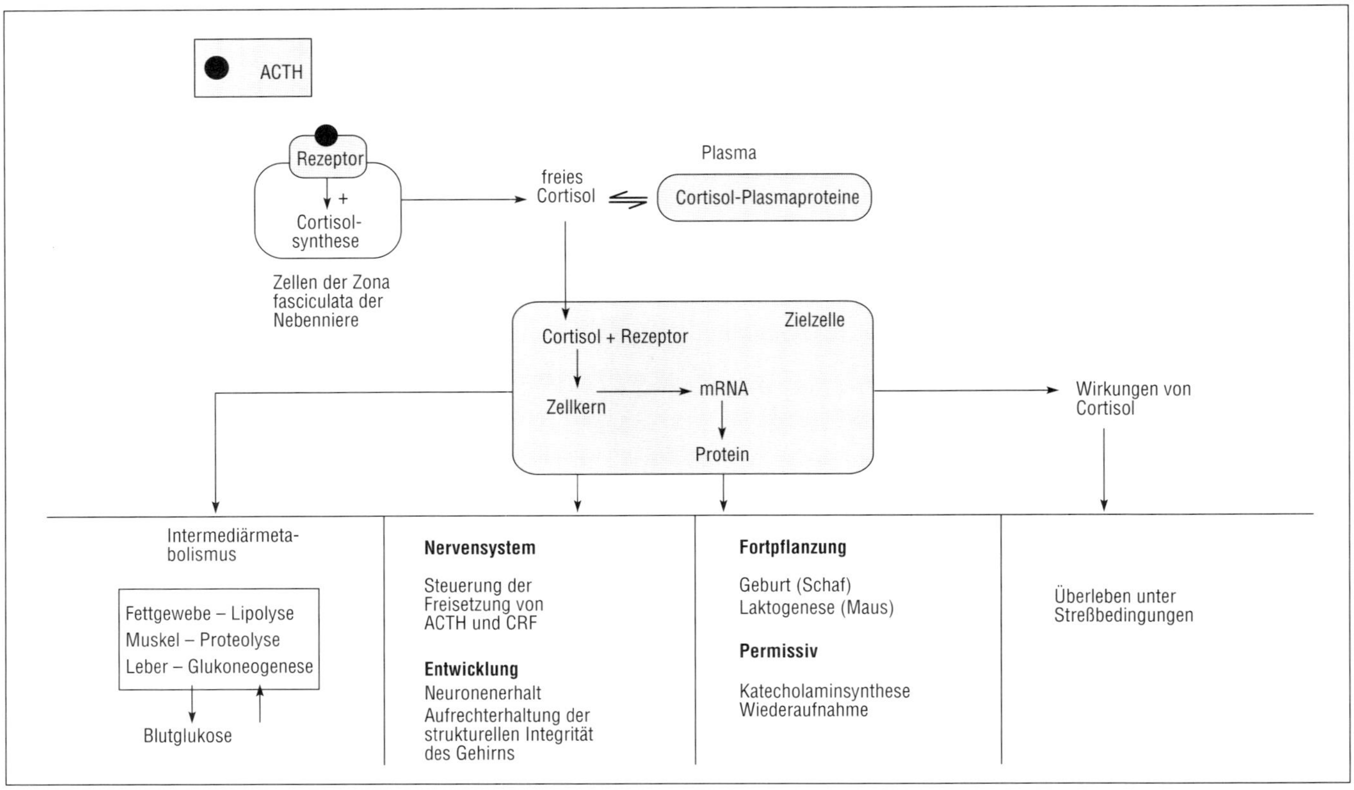

Abb. 15.1 Physiologische Wirkungen von Cortisol

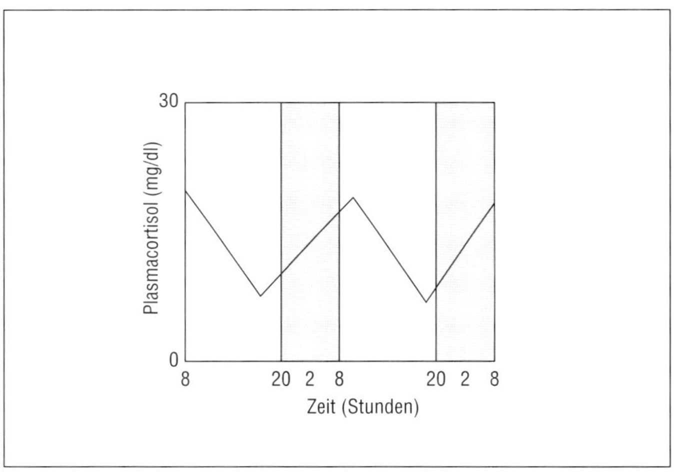

Abb. 15.2 Rhythmus der Cortisolfreisetzung

Gewebe	Wirkung
Leber	Glukoneogenese zur Vergrößerung des Glykogenspeichers
Fett	Lipolyse
Geburt	beim Schaf setzt fetales Cortisol die Geburt in Gang
Skelettmuskel	Atrophie durch Proteinverlust
Bindegewebe	Wachstumshemmung
Immunsystem und Lymphgewebe	Suppression des Immunsystems; Lymphgewebeatrophie; Mitosehemmung; entzündungshemmend
ACTH	Hemmung der Freisetzung aus dem Hypophysenvorderlappen
Wasserhaushalt	Wasserretention durch Hemmung der glomerulären Filtration

Tab. 15.1 Wirkungen der Glukokortikoide

CORTISOL

Physiologische Wirkungen des Cortisols. Wie andere Steroidhormone ist auch Cortisol in wäßrigem Medium nur wenig löslich und wird nach seiner Freisetzung in den Blutkreislauf mit hoher Affinität an ein Plasmaprotein gebunden, das verschiedentlich als Transcortin, Corticosteroid-bindendes Globulin oder CBG bezeichnet wird. Mit geringerer Affinität wird es auch an das Plasmaalbumin gebunden. Wenn es einmal gebunden wurde, ist das Steroid physiologisch inaktiv und steht für die Zielzellen nicht zur Verfügung. Dadurch, daß es auch für die Steroid-metabolisierenden Leberenzyme unerreichbar wird, wird seine Halbwertszeit verlängert. Die freie oder ungebundene Fraktion (> 10 %) der totalen Plasmakonzentration liegt in biologisch aktiver Form vor. *(Die Situation ist* *wahrscheinlich weitaus komplexer als hier dargestellt, da es Vermutungen gibt, daß sich die hormonbindenden Proteine selbst an die Zielzellen binden und dadurch sogar das Hormon in sie hineinschleusen können. Doch zur Zeit handelt es sich hierbei noch um reine Spekulation.)*

Sobald Cortisol in die Zelle gelangt ist, bindet es sich an zytoplasmatische Rezeptorproteine; dieser Komplex ist dann fähig, in den Zellkern einzudringen, um sich an DNA-Zielorte zu binden, die sich oberhalb der Transkriptions-Initiationsorte befinden. Dies hat eine Veränderung der mRNA und damit auch der anschließenden Proteinsynthese zur Folge. Physiologisch wirkt Cortisol auf den intermediären Metabolismus, das Nervensystem und auf einige Prozesse, die mit der Fortpflanzung in Zusammenhang stehen. Des weiteren ermöglicht es anderen chemischen Mediatoren, ihre Wirkung auszuüben und gibt dem Organismus die Möglichkeit, unter Streßbedingungen zu überleben.

Intermediärmetabolismus. Cortisol erhöht die Synthese einer Reihe von Enzymen, die eine Rolle bei der hepatischen Glukoneogenese spielen. Dies zählt zu den anabolen Wirkungen des Cortisols. Im Fettgewebe und Skelettmuskel wirkt Cortisol katabol, was bedeutet, daß es einen Abbau von Körpergewebe bewirkt, um dadurch Energie bereitzustellen. In den betreffenden Geweben ist die Glukoseaufnahme gehemmt; für die Bildung von Adenosintriphosphat (ATP) steht ein anderes Substrat zur Verfügung, das durch die Proteolyse im Muskel und die Lipolyse im Fettgewebe bereitgestellt wird. Die freien Fettsäuren, die aus dem Muskel- und Fettgewebe freigesetzt werden, gelangen zur Leber, wo sie aufgenommen und als Substrat für die Glukoneogenese verwendet werden. Die Folge davon sind erhöhte Glukosespiegel oder eine Hyperglykämie.

Nervensystem. Adrenocorticotropes Hormon (ACTH) und Cortisol werden in einem bestimmten Tagesrhythmus (bei Ratten und Menschen wird auch der Begriff zirkadianer Rhythmus verwendet) synthetisiert und freigesetzt. Dieser Rhythmus wird durch die Interaktion mit der äußeren Umgebung festgelegt, insbesondere durch den Licht-Dunkelheit-Zyklus und die Schlafmuster, die das Gehirn beeinflussen. Das Gehirn setzt Corticotropin-releasing-Hormon (CRF) frei, das die Ausschüttung von ACTH bewirkt, das wiederum die Freisetzung der Glukokortikoide fördert. Die Glukokortikoide bewirken über einen Feedback-Mechanismus zum Hypophysenvorderlappen und zum Hypothalamus beziehungsweise über ihre intrazellulären Rezeptoren und möglicherweise über Membran-Glukokortikoidrezeptoren eine Begrenzung der ACTH- und CRF-Ausschüttung. Der Tagesrhythmus der Glukokortikoidsekretion weist Ähnlichkeiten mit dem Rhythmus der ACTH-Sekretion auf. Die Rhythmen werden durch eine „biologische Uhr" gesteuert, die sich im suprachiasmatischen Areal des Gehirnes befinden könnte (s. Kapitel 8). Der für den Rhythmus verantwortliche Mechanismus ist also eingebaut, könnte aber durch exogene (äußere) Einflüsse wie Licht synchronisiert werden. Dies ist besonders bei Tieren mit saisonalen Brutzeiten wichtig, wo die Länge der Tage den Beginn und das Ende der Fortpflanzungsaktivität bestimmt.

Glukokortikoide beeinflussen die neuronale Entwicklung des fetalen und Neugeborenengehirns. Die Applikation von Glukokortikoiden bei neugeborenen Ratten führt sowohl zu einer Verminderung der Basalrate als auch zu einer Reduktion der rhythmisch freigesetzten ACTH- und Glukokortikoidmengen bei erwachsenen Ratten. Dies führte zu der Annahme, daß endogene Glukokortikoide eine wichtige Funktion bei der normalen Entwicklung der CRF-ACTH-Achse ausüben könnten. Die Adrenalektomie (Entfernung der Nebennieren) bei erwachsenen Ratten führt zu dem Verlust von Neuronen in spezifischen Regionen des Hippocampus, einem Hirnareal, das am Gedächtnis, am Lernen und an der Steuerung des Hypothalamus-Hypophysen-Systems beteiligt ist. Wenn nach einer Adrenalektomie laufend Glukokortikoide substituiert werden, kann ein Verlust an Neuronen verhindert werden, was vermuten läßt, daß Glukokortikoide daran beteiligt sind, die zelluläre und strukturelle Einheit von spezifischen Hirnarealen aufrechtzuerhalten.

Fortpflanzung. Bei einigen Spezies, insbesondere beim Schaf, spielt Cortisol bei der Geburt eine wichtige Rolle. Beim Lammfetus steigt einige Tage vor der Geburt die Plasmakonzentration von Cortisol an, was auf einen ungeklärten Anstieg der Sensitivität der Nebennierenzellen in bezug auf ACTH ungefähr eine Woche vor der Geburt zurückzuführen ist. Des weiteren werden Cortisol und auch Prolaktin bei der Laktogenese (Milchproduktion) in den Brustdrüsen von Mäusen benötigt.

Permissive Wirkungen und Streß. Die Glukokortikoide ermöglichen anderen Hormonen die Ausübung bestimmter Wirkungen. Sie werden zum Beispiel für die Katecholaminsynthese und deren Wiederaufnahme in den Nerven benötigt; sie ermöglichen den Prozeß der Katecholamin-stimulierten Fettmobilisierung, und durch ihre Wirkung auf die Glukoneogenese erlauben sie die Aufrechterhaltung der Körpertemperatur und die körperliche Reaktion auf Streß. Die Antwort des Körpers auf Streß wurde als das General adaptation syndrome (GAS) bezeichnet. Es wurden drei Hauptphasen postuliert: (i) Alarmreaktion; gefolgt von (ii) Widerstand und schließlich (iii) Erschöpfung. Bei der Alarmreaktion erfolgen eine anfängliche Freisetzung von Adrenalin aus dem Nebennierenmark und die Freisetzung von Noradrenalin aus dem terminalen Nervenende. Zur selben Zeit werden Glukokortikoide ausgeschüttet, die den Katecholaminen ermöglichen, ihre Wirkungen zu entfalten. Allerdings vollzieht sich ihr Wirkungseintritt langsamer als der der Katecholamine, so daß eine fortgesetzte Widerstandsreaktion auf Streß resultiert. Wenn der Streß länger andauert, führt dies zur Erschöpfung, charakterisiert durch Muskelschwund, Gewebeatrophie des Immunsystems, Magengeschwüre, Hyperglykämie und Gefäßschäden.

16 Die Nebenniere V

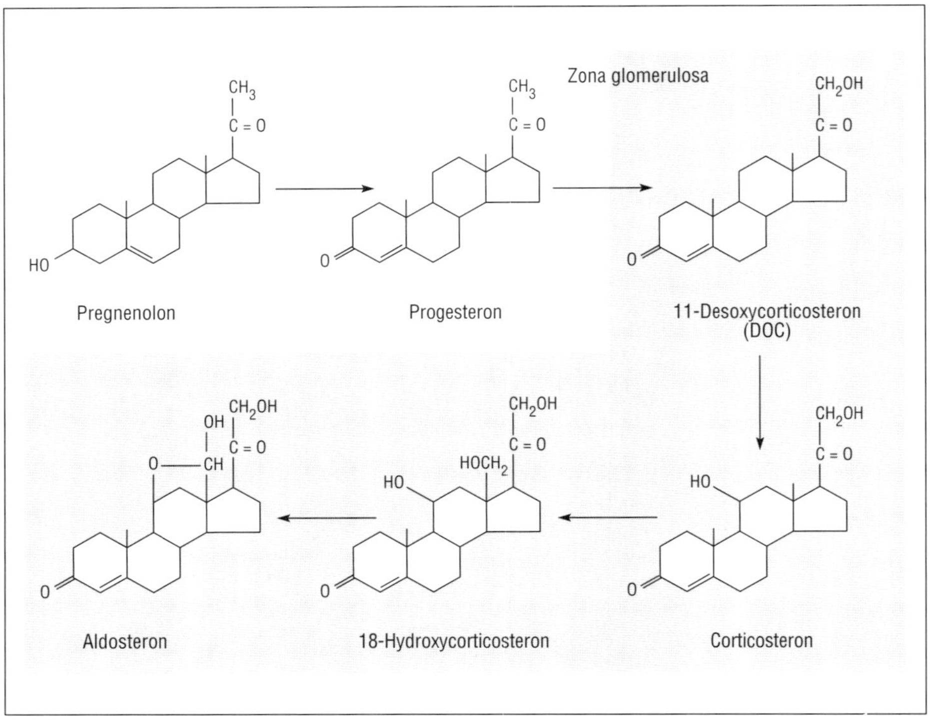

Abb. 16.1 Biosynthese von Aldosteron

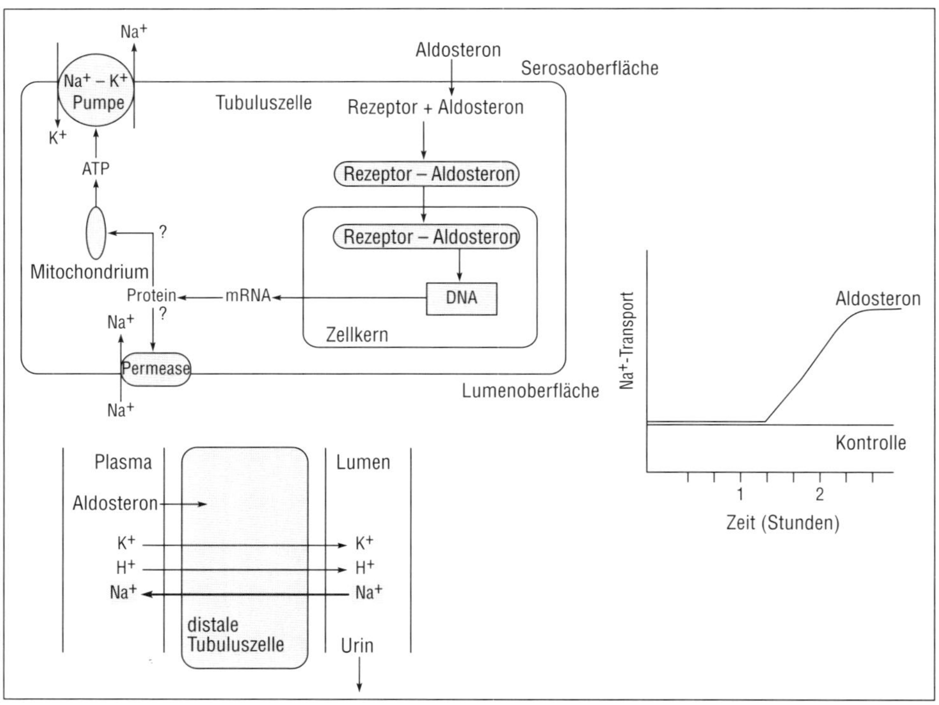

Abb. 16.2 Aldosteronwirkung

ALDOSTERON

Aldosteron ist das physiologische Mineralokortikoid (MC) des Körpers. Es handelt sich dabei um ein Nebennierenkortikosteroid, das Einfluß auf Kationen-Konzentration und -Transport, insbesondere von Natrium und Kalium, nimmt.

Das ebenfalls sezernierte Desoxycorticosteron (DOC) ist ein schwächer wirkendes MC. Beide Substanzen werden in der Zona glomerulosa synthetisiert, in der das Enzym 17-Hydroxylase nicht vorhanden ist (s. Kapitel 13). Progesteron wird an C-21 und C-11-β hydroxyliert, was zur Bildung von Corticosteron führt, das wiederum an C-18 hydroxyliert und schließlich zu einem Aldehyd oxidiert wird. Dieses wird als das letzte Reaktionsprodukt dargestellt, das die hemiacetale Form aufweist, die Form, in der es meistens vorkommt. Die Sekretion von Aldosteron wird durch das Renin-Angiotensin-System (s. Kapitel 33) und, in geringerem Maße, durch das adrenocorticotrope Hormon (ACTH) gesteuert. Im wesentlichen kann eine erhöhte Aldosteronausschüttung durch eine Hyperkaliämie (erhöhte Blutspiegel von K^+), ACTH und Angiotensin II bewirkt werden.

Wirkungsmechanismus von Aldosteron. Aldosteron stimuliert den aktiven Transport von Natrium durch die Epithelzellschicht. Im Experiment zeigte Aldosteron eine Stimulation des Na^+-Transportes durch die Haut und Blase von Amphibien (Kröte). Diese Wirkung hängt von der Proteinsynthese ab. Zusammen mit anderen Steroidhormonen stimuliert Aldosteron die De-novo-Synthese von Proteinen, die den Transport von Natrium in die Epithelzellen am distalen Tubuluskonvolut der Niere verstärken. Der Aldosteronrezeptor wird durch die Aldosteronkonzentration reguliert; höhere Konzentrationen führen zu einer verminderten Rezeptorbildung. Glukokortikoide binden sich auch an diese Rezeptoren, wenn auch mit geringerer Affinität als Aldosteron, was ihre schwächere MC-Wirkung erklärt. Umgekehrt bindet sich Aldosteron nur sehr schwach an Glukokortikoidrezeptoren, was eine Erklärung für die glukokortikoidgleiche Wirkung von Aldosteron ist, wenn es in hoher Dosierung verabreicht wird. Das Medikament *Spironolacton* konkurriert mit Aldosteron um dessen Rezeptor. Es existieren drei wichtige Theorien bezüglich der Aldosteronwirkungen: (i) das Hormon bewirkt eine Vermehrung der Natriumkanäle in der apikalen Membran; (ii) es erhöht die Anzahl der NA^+/K^+-ATPase-Moleküle und (iii) führt zu einer Erhöhung der Anzahl an Adenosintriphosphat(ATP)-Molekülen innerhalb der Zelle. Weiterhin stimuliert das Hormon die Synthese der Fettsäuren und kann eine Strukturänderung der Phospholipidmembran bewirken.

Pathophysiologie der Nebennierenrinde. Die durch eine übermäßige Cortisolsekretion (s. Cushing-Syndrom, Kapitel 17) hervorgerufenen Symptome sind den Nebenwirkungen einer Dauerbehandlung mit Glukokortikoiden ähnlich, wie zum Beispiel bei der Therapie der rheumatoiden Arthritis. Die Symptome werden als Cushing-Syndrom bezeichnet. Chronisch erhöhte Glukoseplasmaspiegel (Hyperglykämie) stimulieren eine exzessive Insulinsekretion. Schließlich sind die β-Zellen der Pankreasinseln erschöpft, wodurch ein Diabetes mellitus entsteht, der als Steroiddiabetes bezeichnet wird. Die Aufgabe der Nieren besteht in der Elimination der übermäßigen Glukosemengen, wobei es ebenfalls zu einer erhöhten Ausscheidung von Lösungsmittel (Wasser) kommt, was eine Polyurie und Polydipsie (exzessives Wassertrinken) zur Folge hat. Dieser Wirkung wird in gewissem Maße durch die schwache MC-Wirkung der Glukokortikoide gegengesteuert, weil die Glukokortikoide durch die Retention von Kationen und Wasser eine Hypertonieentwicklung fördern. Die geschwollenen Knöchel bei Patienten unter chronischer Glukokortikoidtherapie sind eine Folge der Wasserretention. Patienten mit einer Glukokortikoiddauertherapie entwickeln folgende Charakteristika: „Mondgesicht“ und „Stiernacken“, was auf eine Umverteilung des Körperfettes zurückzuführen ist. Sowohl ACTH als auch die Glukokortikoide bewirken in den normalen Fettspeichern eine Lipolyse, wohingegen die stark erhöhte Insulinfreisetzung eine Lipogenese im Gesicht, im oberen Rücken und in den supraklavikulären Fettpolstern bewirken kann.

Die katabole Auswirkung der Glukokortikoide in bezug auf Proteine kann im Körper zu einer negativen Stickstoffbilanz mit Muskelabbau und Schwächezuständen führen. Die Haut und das Subkutangewebe werden leicht verletzlich, wodurch es zur Ausbildung von charakteristischen abdominellen lividen Striae kommt. Die Haut wird dünn, und die Knochen werden frakturanfälliger. Der Verlust an Knochenproteinmatrix führt zur Osteoporose, die oft die Ursache von thorakalen oder lumbalen Wirbelsäulenzusammenbrüchen und asymptomatischen Rippenfrakturen ist. Die Glukokortikoide supprimieren das Immunsystem, indem sie eine Atrophie des Lymphgewebes bewirken und die Funktion der Lymphozyten hemmen.

Eine Dauerbehandlung mit Glukokortikoiden führt zu einer verminderten ACTH-Feisetzung, was wiederum eine extrem geringe endogene Cortisolbildung nach sich zieht. Folglich muß eine Glukokortikoidtherapie allmählich zu Ende geführt werden, wodurch ein Anstieg des Plasmacortisols auf einen normalen Spiegel ermöglicht wird.

17 Die Nebenniere VI

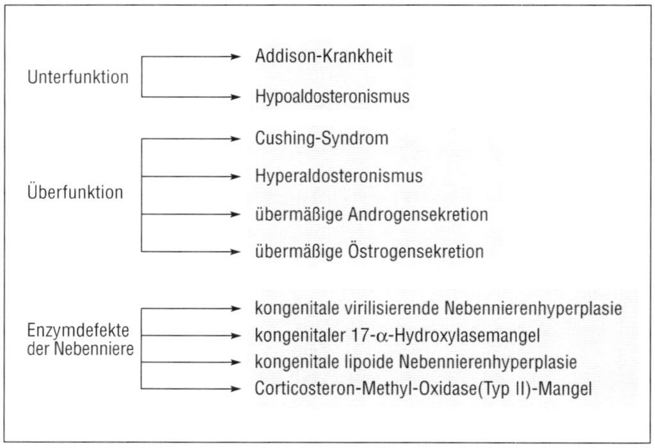

Abb. 17.1 Pathophysiologie der Nebennierenrinde

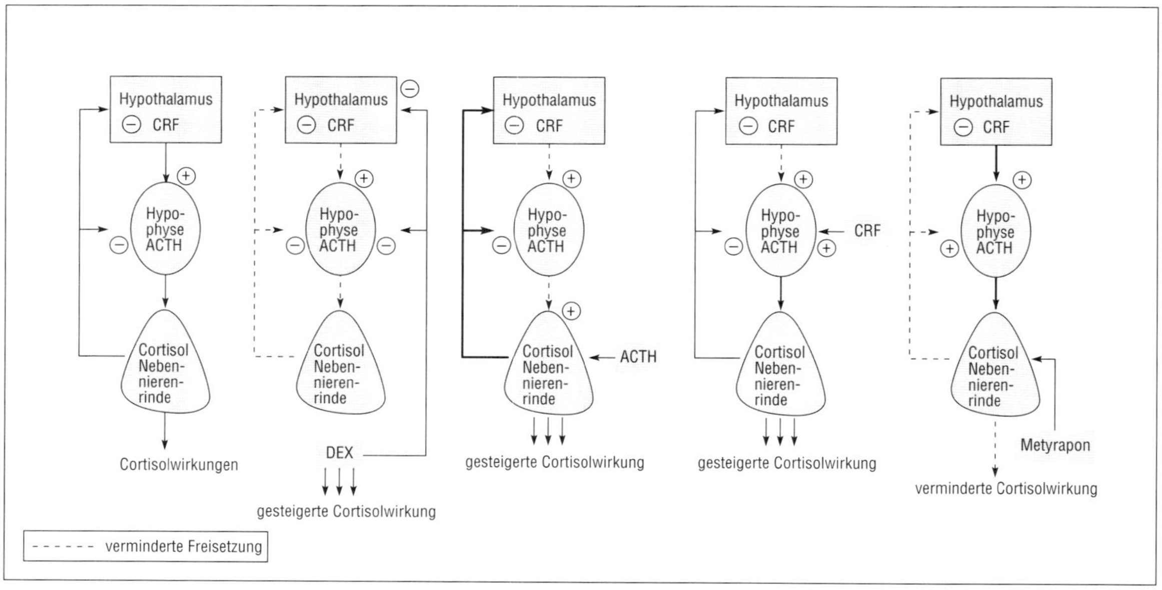

Abb. 17.2 Funktionstests der Nebennieren-Achse

UNTERFUNKTION

Addison-Krankheit. Die von Addison 1855 zum ersten Mal beschriebene Erkrankung wird durch eine Zerstörung von Nebennierengewebe hervorgerufen. Vor dem zweiten Weltkrieg wurde die Erkrankung meistens durch Tuberkulose verursacht; heute jedoch handelt es sich vorwiegend um eine idiopathische (Ursache unbekannt) Destruktion der Nebennierenrinde. Es könnte sich um eine Autoimmunerkrankung handeln, da im Plasma von vielen Patienten Nebennieren-Antikörper nachgewiesen werden. Manchmal zeigt sich die Krankheit zum ersten Mal in Form einer Addison-Krise, deren Symptome Fieber, Leibschmerzen, hypotone Kollapsneigung und Pigmentierung von Haut und Mukosamembranen sind, die auf sehr hohe Konzentrationen an zirkulierendem adrenocorticotropem Hormon (ACTH) und verwandten, aus der Hypophyse stammenden Peptiden, wie dem melanozytenstimulierenden Hormon (MSH) zurückzuführen sind. Die am häufigsten betroffenen Hautareale sind die Haut unter den Fingernägeln, die Lippen, der Hodensack, die Brustwarzen und die Wangenschleimhaut. Die Diagnose wird durch den Nachweis erhöhter ACTH-Spiegel bestätigt.

Das Vorhandensein von Nebennieren-Antikörpern und einer tuberkulösen Verkalkung von Nebennierengewebe (Nachweis durch Röntgen) sind zusätzliche Hilfen bei der Diagnosefindung. Weiterhin sind eine Hyperkaliämie, Hyponatriämie (erniedrigte Natrium-Blutspiegel) und eine Erhöhung der Na^+-Konzentration im Urin vorhanden. Die erste Therapiemaßnahme bei Patienten mit einer Addison-Krise besteht in der intravenösen Zufuhr einer Salzlösung zur Erhöhung des Blutvolumens und in der Gabe von Hydrocortison. Danach muß der Patient eine Erhaltungsdosis eines oralen Glukokortikoids, zum Beispiel *Prednisolon*, und ein synthetisches Mineralokortikoid (MC), wie *Fludrocortison*, einnehmen.

Eine Nebenniereninsuffizienz kann die Folge einer Erkrankung der Hypothalamus-Hypophysen-Achse sein. Wenn die Symptome der

Addison-Krankheit vorhanden sind, eine Hyperpigmentierung aber fehlt, kann ein Hypophysentumor die Ursache sein, da dieser zu einer Verminderung der Sekretion von ACTH und anderen Peptiden, wie MSH, führen kann.

Hypoaldosteronismus ist die mangelnde Freisetzung von Aldosteron, was zu einem Natriumverlust führt. Er kommt bei den folgenden Erkrankungen vor:

1 Addison-Krankheit (s. oben) oder als Folge einer Hypophysenunterfunktion beziehungsweise spezifischer Enzymmangelzustände (s. unten).

2 Diabetes oder infolge einer mangelhaften Renin-Freisetzung. Dieses Phänomen wird bei Neuropathien (Nervenschädigungen) beobachtet, die die β-adrenerge Stimulation der Renin-Freisetzung aus den Nieren beeinträchtigen. Wenn Patienten an einem Hypoaldosteronismus als Folge einer verminderten Renin-Sekretion leiden, wird dies auch als Conn-Syndrom bezeichnet.

3 Sehr selten weisen einige Patienten eine Unempfindlichkeit gegenüber ihrem eigenen Aldosteron auf, vielleicht aufgrund eines Defektes des Aldosteronrezeptors in der Zielzelle.

ÜBERFUNKTION

Das Cushing-Syndrom, das zum ersten Mal von Cushing 1932 beschrieben wurde, besteht in einer übermäßigen Glukokortikoidsekretion (s. auch Kapitel 16).

Wie folgend dargestellt, gibt es vier Hauptursachen.

1 Primärer Hyperkortizismus aufgrund eines Nebennierenrindentumors. Bei dem Tumor kann es sich um ein Adenokarzinom, das ein epithelialer Tumor des Drüsengewebes ist, oder um ein Karzinom handeln, das in jedem epithelialen Gewebe entstehen kann und nicht unbedingt glandulären Ursprungs sein muß. Die Symptome sind exzessive Glukokortikoidkonzentration im Blut (s. oben) und eine supprimierte ACTH-Konzentration, die die Folge einer Freisetzungshemmung durch Cortisol ist. Deshalb weisen die Patienten auch keine ACTH-bedingte Pigmentierung auf.

2 Medikamente, wie z. B. eine Behandlung mit ACTH oder Glukokortikoiden. Alle durch Medikamente induzierten Erkrankungen werden als *iatrogen* bezeichnet.

3 ACTH aus einem ACTH-sezernierenden Tumor, zum Beispiel einem „Oat-cell"-Karzinom der Lunge (kleinzelliges Bronchialkarzinom) oder Tumoren im Thymus, Pankreas oder (selten) in den Ovarien. Diese Formen werden unter dem Begriff ektopisches ACTH-Syndrom zusammengefaßt. Der Nachweis erfolgt über eine deutliche Hypokaliämie, die nur selten beim primären Hyperkortizismus vorkommt.

4 Erhöhte ACTH-Freisetzung aus der Hypophyse. Dabei handelt es sich um das Cushing-Syndrom, das die Folge eines Hypophysenadenoms (ungefähr 75 % der Fälle) oder einer hypothalamischen Störung sein kann.

Dies bedeutet, daß bei einer Erhöhung des ACTH-Spiegels mit einer gleichzeitigen Erhöhung des Cortisol-Spiegels das ACTH-sezernierende Gewebe außerhalb des negativen Feedback-Mechanismus arbeitet und daß bei diesen Patienten die Gabe eines synthetischen Glukokortikoids, wie Dexamethason, die Plasmaspiegel von ACTH nicht senken kann.

Übermäßige Sexualhormonsekretion. Die Stimulation der Nebennierenrinde durch stark erhöhte ACTH-Konzentrationen führt zu einer pathologischen Synthese und Freisetzung von Sexualhormonen, insbesondere der Androgene, die bei Frauen einen Hirsutismus verursachen. In diesem Zusammenhang weitaus wichtiger sind jedoch die Enzymmängel bei der Steroidsynthese.

Kongenitale virilisierende Nebennierenhyperplasie. Es handelt sich um einen Mangel an Enzymen der Steroidsynthese, die an der Bildung von Cortisol und Aldosteron beteiligt sind. Es kann der Mangel an folgenden Enzymen vorkommen:

1 3-β-Hydroxysteroid-Dehydrogenase, die Pregnenolon zu Progesteron, 17-Hydroxypregnenolon zu 17-Hydroxyprogesteron und Dehydroepiandrosteron (DHEA) zu Androstendion umsetzt. Bei einem Mangel dieses Enzyms kommt es zu einer Zunahme des Androgens DHEA, das beim Neugeborenen eine Virilisierung verursacht. Darüber hinaus kann DHEA auch keine Retention von Salz bewirken. Normalerweise endet diese kongenitale Störung letal.

2 11-β-Hydroxylase, die 11-Desoxycortisol in Cortisol umwandelt. Durch einen Mangel dieses Enzyms kommt es zu einer verstärkten Synthese von Desoxycorticosteron und damit auch von Aldosteron, wodurch eine Hypertonie entsteht. Eine Erhöhung der Androstendionbildung verursacht sowohl bei Männern als auch bei Frauen eine Virilisierung.

3 11-β-Hydroxylase, die Progesteron zu 11-Desoxycorticosteron und 17-Hydroxyprogesteron (17-OHP) zu 11-Desoxycortisol umsetzt. Ein Enzymmangel führt aufgrund einer Zunahme der 17-OHP-Konzentration zu einer gesteigerten Synthese von Androgenen. Die Folge des Aldosteronmangels sind Natrium- und Wasserverlust.

Alle Formen dieser Enzymmangelerkrankungen werden durch die Substitution mit Glukokortikoiden, und, wenn erforderlich, auch durch die Substitution mit Mineralokortikoiden behandelt.

Kongenitaler 17-α-Hydroxylasemangel. Bei dieser Störung können keine 17-hydroxylierten Steroide und damit nur wenig oder kein Androgen oder Cortisol gebildet werden; die Bildung von Aldosteron ist jedoch nicht betroffen. Da kein Glukokortikoid-Feedback zur Begrenzung der ACTH-Freisetzung mehr existiert, gerät die Aldosteronproduktion außer Kontrolle, wodurch eine Hypertonie entsteht. Die Behandlung mit Dexamethason hemmt die ACTH-Freisetzung und behebt gleichzeitig den Mangel an Glukokortikoiden.

Kongenitale lipoide Nebennierenhyperplasie. Diese seltene Erkrankung wird durch eine fehlende Konversion von Cholesterin zu Pregnenolon verursacht. Das ausbleibende Cortisol-Feedback führt zu einer erhöhten ACTH-Freisetzung, wodurch die Nebennierenzellen stimuliert werden, mehr Cholesterin aufzunehmen.

Corticosteron-Methyl-Oxidase(Typ II)-Mangel. In einigen Familien wurde ein Mangel des Enzyms entdeckt, das die Hydroxyl(OH)-Gruppe an Position C-18 zu einer Aldehydgruppe oxidiert. Bei betroffenen Personen führt dieser Mangel zu einem Hypoaldosteronismus.

Eine zusammenfassende Darstellung der Steroidbiosynthese und Steroidenzyme befindet sich in Kapitel 48.

Funktionstests der Nebennieren-Achse. Wenn der Feedback-Mechanismus intakt ist und kein autonomer ACTH-freisetzender Tumor vorliegt, senkt die Gabe von Dexamethason die ACTH-Freisetzung. Die Verabreichung von ACTH führt zu einer erhöhten Cortisolbildung und -freisetzung, wenn die Nebenniere fähig ist, Cortisol zu synthetisieren. Corticotropin-releasing-Hormon (CRF) stimuliert die Freisetzung von ACTH, wenn die Hypophyse normal auf CRF reagiert. Die Auswirkungen eines erhöhten Cortisolspiegels werden augenscheinlich, und die Cortisol-Metabolite können im Urin gemessen werden. *Metyrapon* ist ein Hemmer der Cortisolproduktion und wird dazu eingesetzt, die Fähigkeit des Hypophysenvorderlappens zu überprüfen, auf abfallende Spiegel an zirkulierendem Cortisol mit einem Anstieg der ACTH-Freisetzung zu reagieren. Metyrapon hemmt die 11-β-Hydroxylase und ist sehr nützlich, um ein Cushing-Syndrom ektopischen Ursprungs zu erkennen, bei dem die Gabe dieses Medikamentes die Konzentration an zirkulierendem ACTH nicht beeinflußt.

18 Sexuelle Differenzierung und Entwicklung I

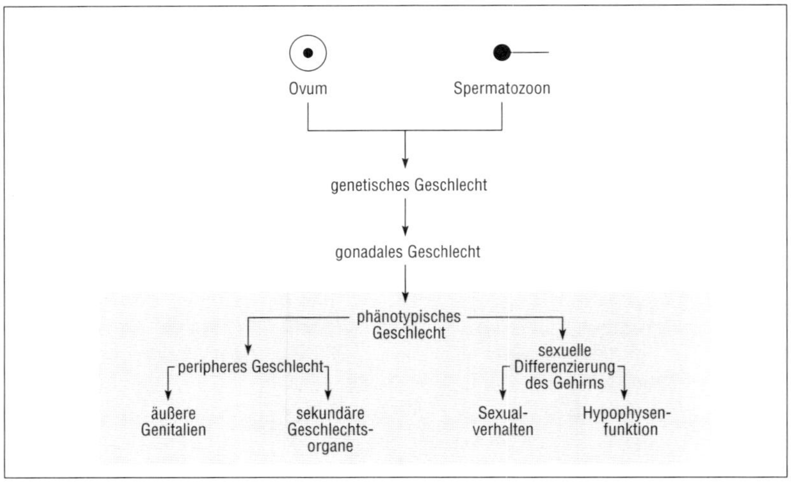

Abb. 18.1 Die Rolle der Hormone bei der Entwicklung

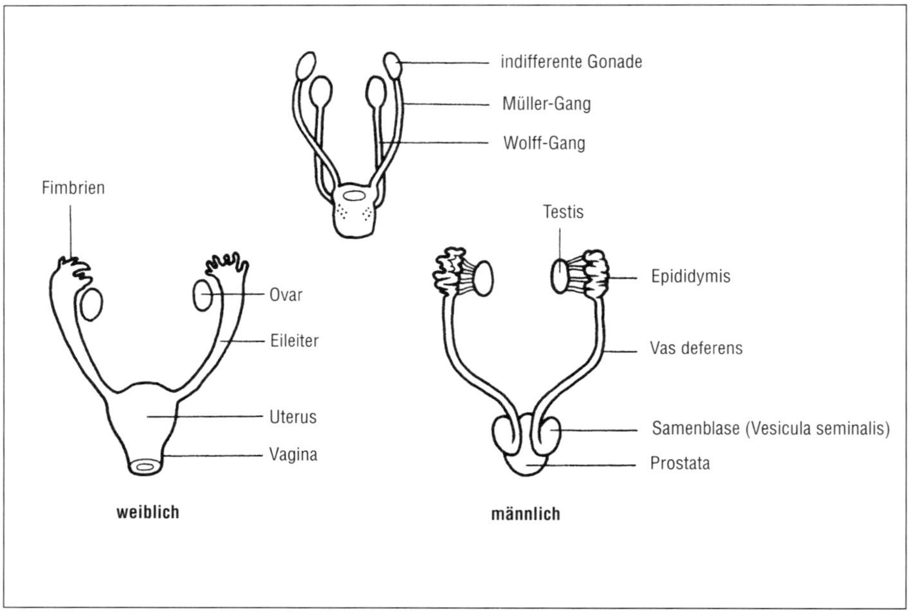

Abb. 18.2
Sexuelle Differenzierung der Fortpflanzungsorgane

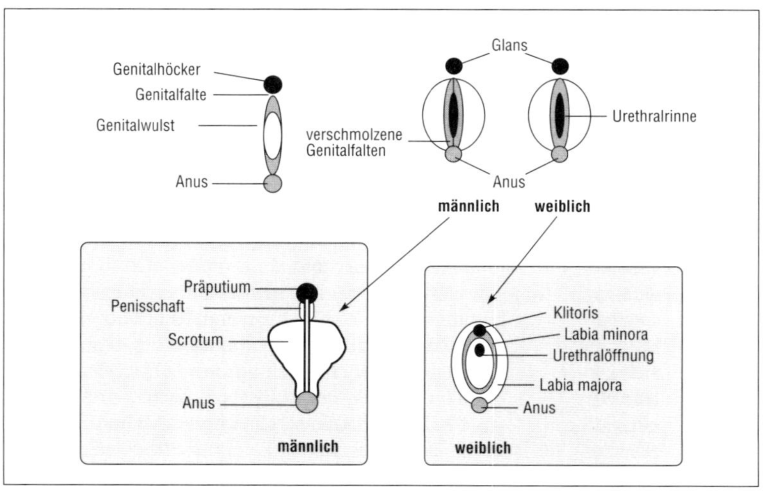

Abb. 18.3 Differenzierung der äußeren Genitalien

Die sexuelle Differenzierung kann wie folgt klassifiziert werden: (i) bezüglich des genetischen Geschlechts des Phänotyps, das heißt, ob es bezüglich der Geschlechtschromosomen XX (homogametisch) oder XY (heterogametisch) ist, und (ii) bezüglich der sexuellen Merkmale, die durch die Hormone der Keimdrüsen bestimmt werden. Normalerweise besitzt jeder Mensch 46 Chromosomen in jeder Zelle, bestehend aus 22 autosomalen Chromosomenpaaren und einem Geschlechtschromosomenpaar. Das genetische Geschlecht wird zum Zeitpunkt der Konzeption festgelegt, wenn die männliche Gamete mit der weiblichen Gamete, auch als Spermium und Ovum bezeichnet, verschmilzt, um ein neues Individuum zu bilden. Das Vorhandensein von zwei X-Chromosomen führt zur Entwicklung eines weiblichen Organismus, während das Vorhandensein eines Y-Chromosoms die Entwicklung eines männlichen Organismus bestimmt.

Das Y-Chromosom besitzt ein geschlechtsbestimmendes Gen, auch als *Sry*-Gen bezeichnet, das für die Expression des Sry-Antigens verantwortlich ist. Diese Entdeckung wurde erst kürzlich gemacht, so daß in älteren Lehrbüchern noch vom H-Y-Antigen die Rede sein kann, von dem vermutet wurde, daß es für die Entwicklung des Hodens bzw. der männlichen Keimdrüse verantwortlich ist. Bezüglich der Hodenentwicklung ist die Situation nicht ganz einfach zu erklären, zumal bei weiblichen XX-Individuen ebenfalls eine Hodenentwicklung stattfinden kann. Das Sry-Antigen wirkt als ein Trigger (Auslöser), der Gene auf anderen für die Hodenentwicklung verantwortlichen Chromosomen aktiviert. Solange nicht geklärt ist, was die Expression des Sry-Antigens auslöst, kann die Frage, welcher Mechanismus denn nun das gonadale Geschlecht bestimmt, nicht beantwortet werden.

DAS GONADALE GESCHLECHT

Beim menschlichen Fetus sind die Gonaden während der ersten vier Wochen indifferent, was bedeutet, daß sie nicht in Hoden oder Ovar unterschieden werden können und die Möglichkeit besteht, sich in das eine oder in das andere zu entwickeln. Vor der Differenzierung besteht die indifferente Gonade aus einem umhüllenden Keimepithel, der genitalen Mesenchymfurche und den primordialen Keimzellen. Schließlich wandern die primordialen Keimzellen unter dem Einfluß des Sry-Antigens in die sogenannte Markregion der primitiven Gonade. Unter dem weiteren Einfluß von Sry beginnt sich die indifferente Gonade in einen Hoden zu differenzieren. Aus den primitiven Genitalsträngen entstehen die Tubuli seminiferi, deren innere Epithelschicht sich in das Keimepithel differenziert, aus dem die Spermatogonien und die Sertoli-Zellen gebildet werden (s. Kapitel 28). Darüber hinaus findet auch eine Differenzierung dieser Epithelzellen in Leydig-Zellen statt, die für die Bildung des männlichen Geschlechtshormons Testosteron verantwortlich sind.

An der Stelle, wo die Tubuli den Hoden verlassen, verzweigen sie sich so stark, daß sie ein Netz (Rete testis) bilden, über das die Spermien in die Tubuli befördert werden. Wenn das Sry-Antigen fehlt, bilden sich Ovarien. Die Entwicklung der Eierstöcke beginnt zu einem späteren Zeitpunkt als die der Hoden, obgleich beide Gonadentypen ihre Tätigkeit bezüglich der Steroidbildung zur gleichen Zeit aufnehmen. Folglich können die Ovarien Östrogene synthetisieren, wenn die Hoden Testosteron synthetisieren können, wenngleich nicht bekannt ist, ob Östrogene wichtig für die Entwicklung des weiblichen Geschlechts sind.

PHÄNOTYPISCHES GESCHLECHT: PERIPHERES GENITALE

Differenzierung des inneren Gangsystems. Vor der Differenzierung sind die inneren Gänge gleichwertig: jeder kann sich weiter differenzieren. Wenn sich ein Hoden entwickelt, bildet dieser einen Müllerian regression factor, auch als Anti-Müller-Hormon (AMF) bekannt. AMF ist ein Glykoprotein mit einem Molekulargewicht von ungefähr 70 kD, das eine Atrophie der Müller-Gänge bewirkt. Die Leydig-Zellen des Hodens beginnen mit der Testosteroproduktion, was die Ausbildung der Wolff-Gänge unterstützt. Schließlich entwickeln sich noch die Nebenhoden (Epididymis), die Samenbläschen und die Ductus deferentes. Wenn sowohl Ovarien als auch Testes fehlen (z. B. wenn sie dem sich entwickelnden Fetus entnommen wurden oder funktionsuntüchtig sind), entwickeln sich Müller-Gänge, während die Wolff-Gänge verschwinden, was dafür spricht, daß die Gonaden für die Entwicklung des weiblichen Gangsystems nicht notwendig sind.

Äußere Genitalien. In Abwesenheit des Y-Chromosoms entwickeln sich phänotypisch weibliche äußere Genitalien. Wenn der fetale Hoden mit der Androgenproduktion beginnt, bilden sich der Penis und Hodensack, und die Hoden deszendieren. Beim weiblichen Fetus entstehen aus den Genitalhöckern die Klitoris und die Labien.

19 Sexuelle Differenzierung und Entwicklung II

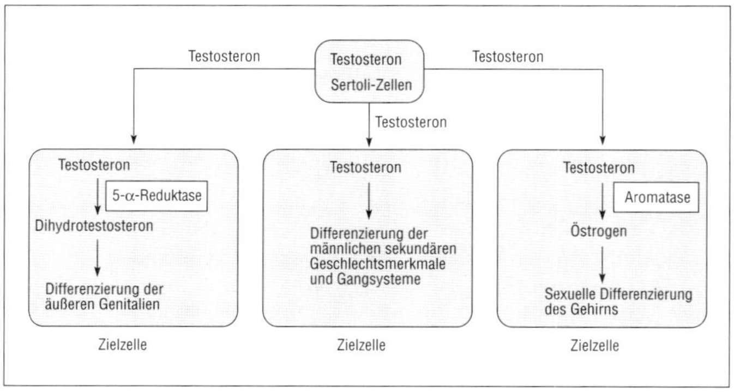

Abb. 19.1 Sexuelle Differenzierung

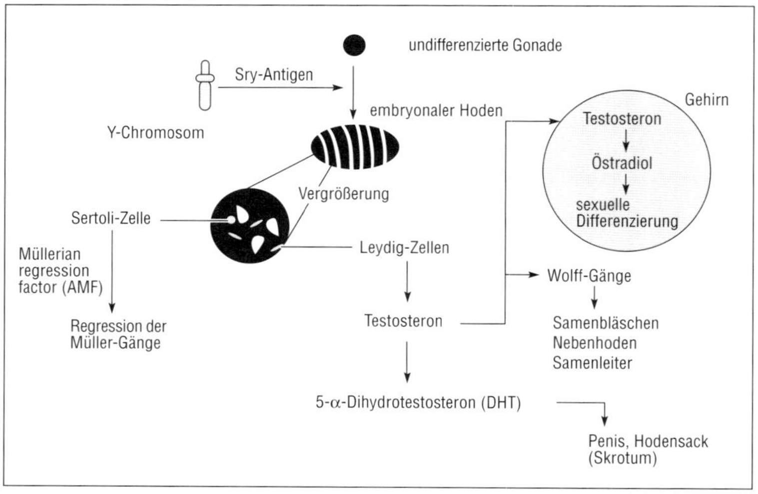

Abb. 19.2 Männliche sexuelle Differenzierung

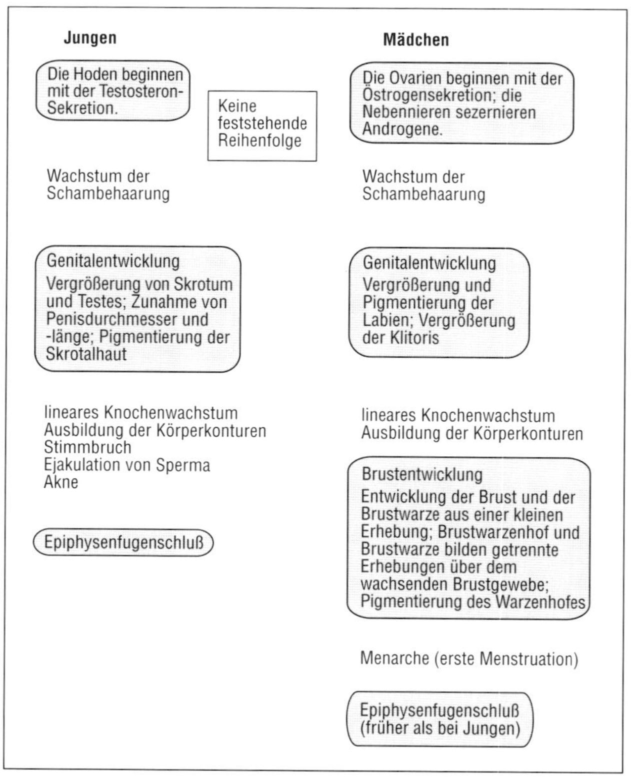

Abb. 19.3 Pubertät

PHÄNOTYPISCHES GESCHLECHT: SEXUELLE DIFFERENZIERUNG DES GEHIRNS

Es handelt sich hierbei um ein kontrovers diskutiertes Gebiet der Endokrinologie. Experimenten an Nagetieren nach zu urteilen, scheint es, daß das Gehirn wie der übrige Körper inhärent weiblich ist, wenn nicht das Sry-Antigen interveniert, um die Ausbildung einer männlichen Gonade bzw. eines Hodens zu bewirken, der die Androgenproduktion übernimmt. In der Peripherie führen die Androgene nach ihrer Reduktion zu dem Metabolit Dihydrotestosteron (DHT) zur Ausbildung der männlichen externen Genitalien.

Im Gehirn von Nagetieren verändern Androgene die Entwicklung spezifischer Gehirnkerne, insbesondere im Hypothalamus, der für das Sexualverhalten und die Gonadotropin-Freisetzung verantwortlich ist. Bei der männlichen Ratte ist das präoptische Areal (s. Kapitel 8) weitaus größer als das der weiblichen Ratte, was auf die perinatalen Wirkungen von Geschlechtshormonen auf dieses Gehirngebiet zurückzuführen ist. Ungeachtet der Situation im peripheren Bereich üben die Androgene ihre Wirkungen bezüglich der Differenzierung auch durch ihre im Gehirn stattfindende lokale Umwandlung in Östrogene aus. Diese binden sich an Östrogenrezeptoren und verändern so die Größe gewisser Kerne oder Gehirnzellgruppen. Bei Primaten, einschließlich des Menschen, existieren sehr wahrscheinlich ähnliche Mechanismen.

Die Geschlechtshormone können ihre Wirkungen bezüglich der Gehirndifferenzierung ab der 6.–10. Schwangerschaftswoche entfalten. Der fetale Hoden sezerniert Testosteron, das im Gehirn zu Östradiol umgesetzt wird. Dieses Hormon verändert fortwährend die neuronale Organisation in spezifischen Hirnarealen, zum Beispiel im Splenium des Corpus callosum. Dadurch kommt es zur sexuellen Differenzierung von Sexualverhalten und anderen Verhaltensformen beim Erwachsenen. Bei Nagetieren manifestiert sich die sexuelle Differenzierung des männlichen Gehirns im Kletterverhalten und im Fehlen einer zyklischen Gonadotropin-Freisetzung beim männlichen Tier. Beim Menschen scheint die Geschlechtswahrnehmung nicht ausschließlich durch Hormonwirkung, sondern auch durch das soziale Umfeld mitbestimmt zu werden.

Pubertät beim männlichen Geschlecht. Nach der Geburt verharren die Gonaden einige Jahre in einem Ruhestadium, bis aus einem nicht bekannten Grund der Spiegel des luteinisierenden Hormons (LH) anzusteigen beginnt, anfangs nur während der Nacht und schließlich auch während des Tages. Dem folgt ein mehr als 20facher Anstieg der Testosteronausschüttung aus den Hoden, während die Keimzellen des Epithelium seminiferus heranreifen und zusammen mit den unterstützenden Sertoli-Zellen mit der Spermatozoen-Bildung beginnen. Dieser Vorgang wird durch eine lokale Testosteronwirkung auf die Tubuli zusammen mit dem follikelstimulierenden Hormon (FSH) gefördert. Testosteron wirkt dabei entweder als ein Hormon oder als ein Prohormon, indem es durch die Umwandlung in DHT eine Vergrößerung des Larynx, der akzessorischen Geschlechtsorgane und der äußeren Genitalien bewirkt und für die männliche Körperbehaarung verantwortlich ist.

Die Hoden bilden ein Eiweiß namens Inhibin, das durch einen Feedback-Mechanismus zum gonadotropen Hypophysenvorderlappen die FSH-Freisetzung begrenzt, während Testosteron über einen Feedback-Mechanismus zum Hyophysenvorderlappen und wahrscheinlich auch zum Hypothalamus die Freisetzung von LH hemmt. Testosteron entfaltet seine Wirkungen auch in anderen Teilen des Gehirns und beeinflußt das Sexual- und Aggressionsverhalten, obgleich nur wenig über die neuroanatomischen und neurophysiologischen Aspekte dieser Testosteronwirkung bekannt ist.

Pubertät beim weiblichen Geschlecht. Die Ursache des Pubertätsbeginns bei Mädchen wie bei Jungen ist unbekannt, wenngleich einige Theorien existieren, wonach angenommen wird, daß es zu einer Reifung eines noch nicht identifizierten Gehirnsystems oder zu Veränderungen der Gehirnsensitivität gegenüber der negativen Feedbackwirkung von Östrogenen kommt. Außerdem gibt es noch die Theorie, daß der Pubertätsbeginn an die Reifung von Ovarialfollikeln als eine Funktion der Körpergröße und der Gewichtszunahme gebunden sein könnte. Die Follikel sezernieren Östrogene, die die Pubertät auslösen könnten. Tatsächlich treten schlanke, athletische Mädchen später in die Pubertät ein als solche mit größerem Körpergewicht. Ebenso ist die Anorexia nervosa, die zu einem präpubertären Körpergewicht bei Frauen führt, mit einer Anovulation verbunden.

Unter bestimmten Bedingungen reift ein Follikel durch eine gewaltige Proliferation der Follikelzellen bis zu einer Größe von ungefähr 2 cm heran. Die Follikelzellen der Theca interna bilden Androgene, die in die Granulosazellen des Follikels gelangen, wo sie in Östrogene aromatisiert werden. Zur selben Zeit finden in der Eizelle die ersten meiotischen Teilungen statt. Ungefähr fünf Tage vor der Ovulation steigen die Plasmaöstrogene stark an. Diese Östrogenspiegel sensibilisieren die Zellen des Hypophysenvorderlappens in bezug auf das hypothalamische Peptid Gonadotropin-releasing-Hormon (GnRH; s. Kapitel 30). Beim menschlichen Gehirn führt dies schließlich zu einer Steuerung des GnRH-kontrollierenden Systems in der Weise, daß das Neuropeptid in rhythmischen Abständen von 90 Minuten in den hypothalamisch-hypophysären Portalkreislauf freigesetzt wird. Dieser kontinuierliche und beständige Rhythmus ist für die Fertilität notwendig. Danach setzt dann der normale Menstruationszyklus ein (eine ausführlichere Darstellung ist in Kapitel 21 enthalten).

Die Östrogene entfalten ihre Wirkung in sensitiven Körpergeweben, wo sie die Ausbildung sekundärer Geschlechtsmerkmale bestimmen. Am deutlichsten wahrnehmbar sind die Zunahme der Brustgröße und die Ausprägung der Körperkonturen durch eine bestimmte Verteilung des Körperfetts. *(Zu beachten ist, daß genügend Östrogen für eine Brustvergrößerung gebildet wird, die aber durch Testosteron infolge eines noch unbekannten Mechanismus verhindert wird.)* Wie beim männlichen Geschlecht kommt es zu einer erheblichen Zunahme des Längenwachstums (Größe), wenn auch das Wachstum bei Mädchen früher aufhört, was auf einen Verschluß der Epiphysenfugen zurückzuführen ist, die auf Östrogen sensitiver als auf Testosteron reagieren. Dies erklärt zum Teil, weshalb Frauen oft kleiner als Männer sind.

20 Sexuelle Differenzierung und Entwicklung III

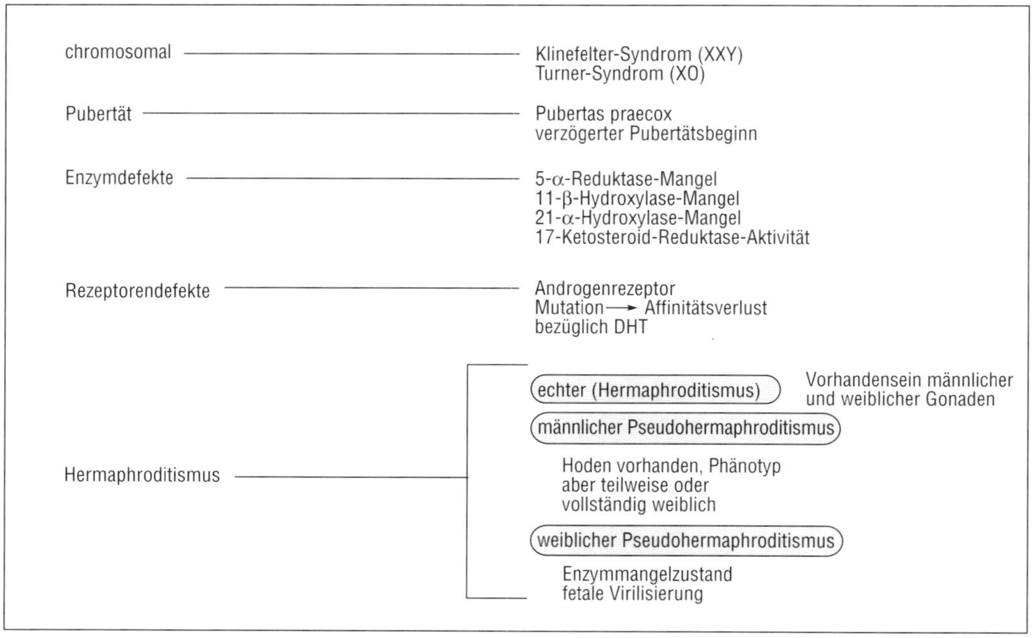

Abb. 20.1 Störungen der sexuellen Differenzierung und Entwicklung

PATHOPHYSIOLOGIE

Obwohl im Schema der Abbildung 20.1 unterschiedliche Klassifizierungen dargestellt sind, wird rasch deutlich, daß viele wechselseitige Abhängigkeiten und Interaktionen beim Auftreten sexueller Entwicklungsstörungen eine Rolle spielen. Die nachstehende Zusammenfassung ist lediglich der Versuch, einen schnell erfaßbaren und hoffentlich nützlichen Überblick über den komplexen Bereich medizinischer Störungen zu geben.

Klinefelter-Syndrom. Es entwickelt sich bei Vorhandensein eines XXY-Chromosomenmusters. Personen mit einem solchen Chromosomensatz entwickeln einen hypergonadotropen Hypogonadismus. Schon dieser Name läßt auf eine vermehrte Sekretion von Hypophysenhormonen bei mangelhafter Gonadengröße und -funktion schließen. Obwohl eine normale Gewebedifferenzierung stattfindet und sich ein Hoden entwickelt, degenerieren die Keimzellen kurz nach der Geburt und hinterlassen „Geister"-Tubuli-seminiferi, die mit Sertoli-Zellen ausgekleidet sind. Die Leydig-Zellen bilden ungewöhnlich geringe Testosteronmengen. Dadurch bilden sich nur sehr kleine Hoden aus, und die Spiegel an zirkulierendem luteinisierendem Hormon (LH) sind hoch, was auf eine Freisetzung durch den negativen Feedback-Mechanismus zurückzuführen ist. Diese Patienten können durch eine Gynäkomastie (Brustvergrößerung), Azoospermie (vollständiges Fehlen von Spermien in der Samenflüssigkeit) und durch ein Ausbleiben der Pubertät auffällig werden. Die Behandlung besteht in der Gabe von Androgenen, sofern ein Androgenmangel diagnostiziert wurde.

Turner-Syndrom. Bei dieser Störung besitzen die Patienten einen XO-Karyotyp. Es entwickeln sich keine Gonaden, weshalb auch von einer Gonadendysgenesie gesprochen wird. Die betreffenden Personen sind weiblich, kleinwüchsig, fallen durch eine charakteristische Nackenfalte und weit auseinander stehende Brustwarzen auf und beklagen sich häufig über eine Amenorrhoe (Ausbleiben der Menstruation). Außerdem können diese Patientinnen kardiovaskuläre Anomalien aufweisen, zum Beispiel eine Koarktation der Aorta (Aortenisthmusstenose; eine kongenitale Verengung eines kurzen Aortasegmentes, was zur Hypertonie in der oberen Körperhälfte führt).

ENZYMDEFEKTE

11-β- und/oder 21-β-Hydroxylase- und 17-α-Hydroxylase-Mangel. Es handelt sich um Enzymmangelzustände, die an der Glukokortikoid- und Androgensynthese in der Nebennierenrinde beteiligt sind (s. Kapitel 17). Die Mängel können teilweise oder vollkommen sein und sind die Folge von X-gebundenen oder autosomal-rezessiven Mutationen. Der Mangel an 11-β- und/oder 21-β-Hydroxylase führt zu einer größeren Verfügbarkeit an 17-Hydroxysteroiden für die Androgensynthese (s. Kapitel 17). Als Folge davon kommt es zu einer Virilisierung der betreffenden Frauen. Diese zeigen einen Hirsutismus (anormal starke und anormale Verteilung der Körperbehaarung), Glatzenbildung und Vergrößerung der Klitoris. Frauen, die von Müttern geboren wurden, die an dieser Störung leiden, können schon im Uterus maskulinisiert werden. Schwangere mit einer kongenitalen Nebennierenhyperplasie, bei der es zu einer übermäßigen Androgenbildung kommt, können ebenfalls maskulinisierte Töchter gebären.

Solche Patientinnen haben einen Mangel an Sexualhormon-bindendem Globulin (SHBG), weswegen die freie und damit aktive Androgenkonzentration anormal hoch ist. Ebenfalls erhöht sind die Spiegel von 17-Hydroxysteroiden im Urin und Plasma.

Patientinnen mit einer kongenitalen Nebennierenhyperplasie können mit einer geringen Dosis Prednisolon behandelt werden, wodurch die ACTH-Ausschüttung vermindert wird; exzessiv erhöhten Androgenspiegeln kann mit der Gabe von Androgenrezeptoren-Blockern, wie Cyproteronacetat, entgegengewirkt werden. Hirsutismuserscheinungen werden mit Östrogen-Progesteron-Kombinationen behandelt. Eine Frau, bei der Ovarien mit ausschließlich weiblichen Strukturen vorhanden, deren Genitalien aber vermännlicht sind, wird als weiblicher Pseudohermaphrodit bezeichnet. Sehr selten kommen beim Menschen sowohl Hoden als auch Ovarien vor; sie werden als echte Hermaphroditen betrachtet.

Der Mangel an 17-β-Hydroxylase führt zu einer fehlenden Androgenproduktion in den Gonaden und in der Nebenniere. Die Folge der ausbleibenden Androgenbildung ist die Ausbildung eines männlichen Pseudohermaphroditismus, bei dem die primäre sexuelle Differenzierung ausgeblieben ist: die Pubertät ist verzögert; und obwohl Hoden vorhanden sind, zeigen die Genitalgänge, die externen Genitalien und die Körperkonturen einen weiblichen Phänotyp.

Androgenresistenz. Einige Patienten weisen mutierte Androgenrezeptoren auf: durch eine Mutation von nur einer Aminosäure in der Region des Rezeptors, an den die Androgene normalerweise gebunden werden, verliert der Rezeptor seine Fähigkeit, Androgene zu binden. Manchmal fehlt der Rezeptor gänzlich. Dieses Phänomen wird als testikuläre Feminisierung bezeichnet und führt zur Ausbildung eines XX-Phänotyps, der mit dem einer Frau identisch ist. Die äußeren Genitalien sind weiblich, wohingegen der Uterus kurz ist und blind endet. Bei diesen Personen blieb die Entwicklung der Wolff-Gänge aus.

5-α-Reduktase-Mangel. Es handelt sich um einen nur selten vorkommenden Mangel des Enzyms, das Testosteron im Zielgewebe in Dihydrotestosteron (DHT) umwandelt. Die sekundären Geschlechtsmerkmale, wie Stimmbruch, Wachstum der Scham- und Achselhöhlenbehaarung, Zunahme der Muskelmasse und Vergrößerung des Phallus, die Folge der Wirkung von Testosteron selbst sind, sind normal ausgebildet, wohingegen die DHT-abhängigen Strukturen anormal sind. Dazu gehören ein Labien-ähnliches Skrotum bei der Geburt, eine fehlende Prostataentwicklung und das Zurückbehalten einer Harnröhrenöffnung an der Penisbasis und unmittelbar unterhalb davon.

Bei Männern führt der Hypogonadismus, unabhängig von der zugrundeliegenden Ursache, zu einer geringen oder fehlenden Testosteronproduktion. Diese Männer zeigen Merkmale von Eunuchen, zum Beispiel eine Gynäkomastie; eine Verteilung des Körperfetts über dem Gesäß und den knochigen Vorsprüngen des Rumpfes; ein anormales Wachstum der langen Röhrenknochen; ein Ausbleiben der normalen Androgen-abhängigen muskulären Entwicklung; eine geringe sekundäre Sexualbehaarung (Gesicht, Arme, Beine, Rumpf); ein kleines Skrotum und einen fehlenden Stimmbruch. Wenn der Hypogonadismus auf eine ausbleibende Gonadotropinbildung während der Pubertät zurückgeht, wird dies als hypogonadotroper Hypogonadismus bezeichnet, während bei hohen Gonadotropin-Spiegeln (zum Beispiel beim Klinefelter-Syndrom) vom hypergonadotropen Hypogonadismus gesprochen wird. Erhöhte Gonadotropin-Spiegel sind auf das fehlende negative Feedback durch eine geringe Androgenproduktion zurückzuführen.

Abhängig von der Beschaffenheit der Störung kann die Behandlung in der Gabe von Androgenen oder Stimulanzien der Gonadotropin-Freisetzung, wie GnRH, bestehen.

21 Fortpflanzung bei der Frau I

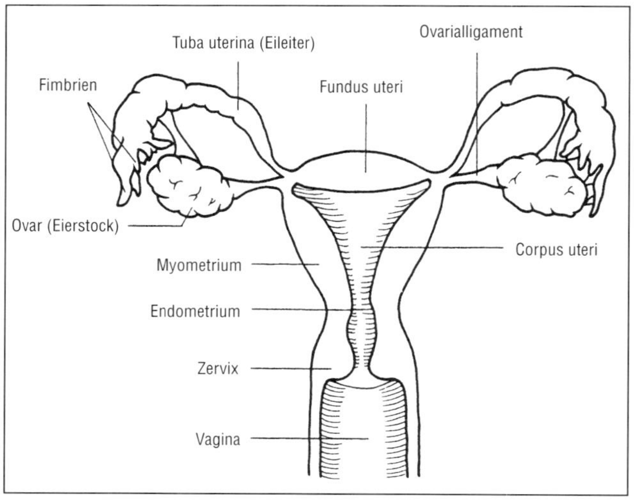

Abb. 21.1 Fortpflanzungsorgane der Frau

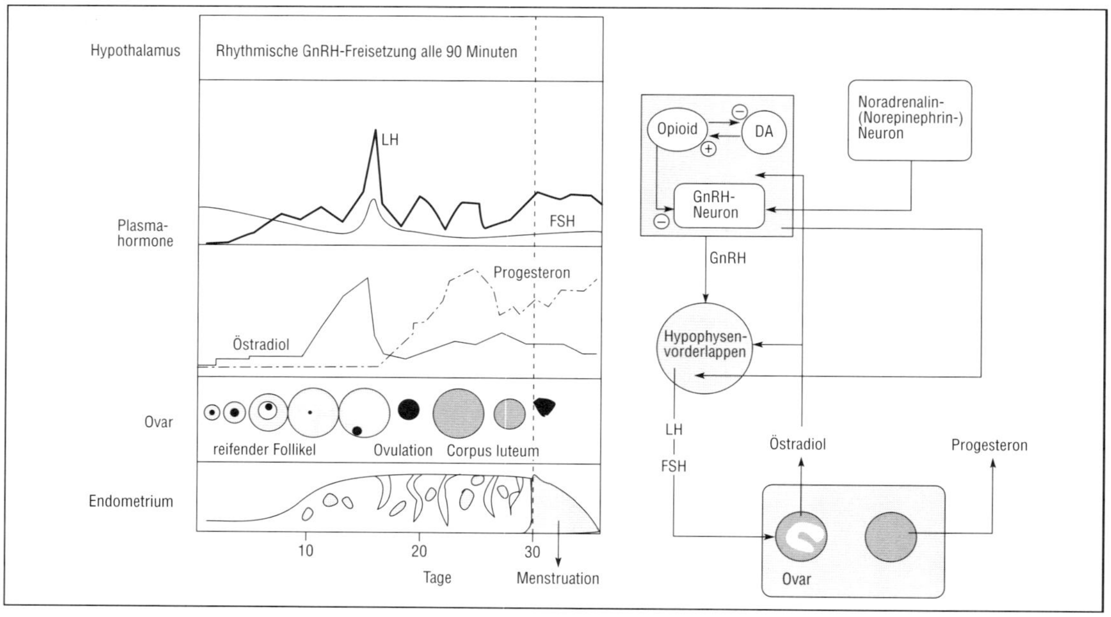

Abb. 21.2
Menstruationszyklus beim Menschen

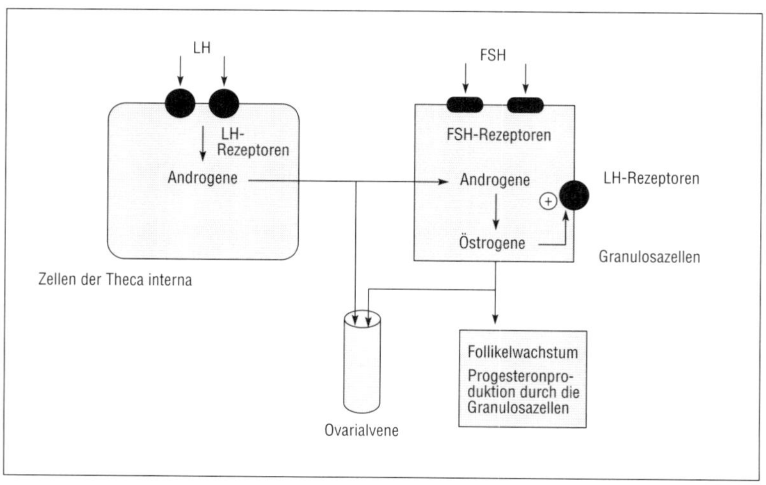

Abb. 21.3
Steuerung des Follikelwachstums durch das luteinisierende Hormon und das follikelstimulierende Hormon

FORTPFLANZUNGSORGANE DER FRAU

Die wichtigsten weiblichen Fortpflanzungsorgane sind die Eierstöcke (Ovarien), die Eileiter, der Uterus und die Vagina. Die Eierstöcke bilden Östrogene, Progesteron und die Eizelle. Nach der Ovulation wird die Eizelle in die Bauchhöhle ausgestoßen, wo sie von den Fimbrien des Eileiters aufgefangen wird, durch den die Eizelle anschließend transportiert wird. Auf dem Weg durch den Eileiter kann es dann zu einer Befruchtung der Eizelle kommen; das befruchtete Ei, auch als Morula bezeichnet, gelangt in den Uterus, wo es sich in das uterine Endometrium einnistet und zu einem Fetus heranwächst. Normalerweise wird in jedem Zyklus des menschlichen Ovars nur eine einzige Eizelle ausgestoßen.

Der Menstruationszyklus. Die wichtigsten Funktionen des weiblichen Fortpflanzungssystems bestehen in der Produktion der Eizelle und der Sicherung, daß diese befruchtet und ernährt wird, in der Ermöglichung eines zeitgerechten Wachstums und schließlich in der sanften Austreibung des Fetus in die externe Umgebung. Die Bildung der Eizelle hängt vom Zusammenspiel vieler Hormonabhängiger Ereignisse ab, die schließlich die Ovulation auslösen. Während jedes Zyklus wachsen innerhalb des Ovars viele Follikel heran, bei denen es sich um bestimmte Zellansammlungen handelt, aber nur eine einzige entwickelt sich vollständig, während die anderen der Atresie (Degeneration) unterliegen. Die Follikelreifung vollzieht sich unter dem Einfluß des luteinisierenden Hormons (LH), das die Östrogenbildung stimuliert, und des follikelstimulierenden Hormons (FSH), das das Größenwachstum des Follikels vorantreibt und die Bildung von LH-Rezeptoren bewirkt. Die Granulosazellen des Eierstocks bilden ein Proteohormon, das Inhibin, das in der Lage ist, die FSH-Sekretion der Hypophyse zu unterdrücken. Darüber hinaus wurde entdeckt, daß Untereinheiten des Inhibins ebenfalls die FSH-Freisetzung stimulieren können; somit hat das Protein eine komplexe, aber sehr wichtige Bedeutung bei der Regulation der Follikelreifung.

Während der Follikelreifung werden im Eierstock Östrogene gebildet, die eine Drüsenproliferation der inneren Uteruswand, auch Endometrium genannt, bewirken: Man bezeichnet dieses auch als Proliferationsphase. Zur selben Zeit stimulieren die Östrogene auch die Synthese von Progesteronrezeptoren, um den Uterus auf die später folgende Einwirkung hoher Progesteronmengen vorzubereiten. Progesteron bewirkt am Endometrium eine Sekretion, um es für die Aufnahme der befruchteten Eizelle vorzubereiten. Auch die Vagina verändert sich im Laufe des Zyklus. Bei einem Anstieg von Östrogenen proliferiert das Vaginalepithel. Wenn es zu keiner Befruchtung gekommen ist, wird das Epithel gegen Ende der Lutealphase (s. unten) von Leukozyten unterwandert und von dem darunterliegenden Epithel abgestoßen; zu Beginn des nächsten Zyklus geht von dort das neue Endometriumwachstum aus.

Auch die Eigenschaften des Zervikalschleimes sind hormonabhängig. Während der Follikelphase hat der Schleim eine wäßrige Beschaffenheit; unter dem Einfluß von Progesteron erlangt er eine eher visköse Form mit winzigen Kanälchen, die von den Spermatozoen auf dem Weg zur Eizelle passiert werden.

Während der präovulatorischen Phase des Zyklus, die auch als Follikelphase bezeichnet wird, ist der Spiegel an zirkulierendem FSH hoch, wenn es aber zu einem Anstieg der Östrogen- und Inhibinkonzentrationen kommt, wird über den Feedback-Mechanismus die FSH-Freisetzung unterdrückt. Auch die LH-Ausschüttung wird durch Östrogene über eine Feedbackschleife gering gehalten. Durch einen bis jetzt noch unbekannten Mechanismus sensibilisiert das ansteigende Östrogen die gonadotropen Hypophysenzellen bezüglich GnRH. Außerdem können Östrogene auch eine Veränderung des starken Neurotransmittereinflusses bewirken, der für die Steuerung der regelmäßig und episodisch in den Portalkreislauf freigesetzten GnRH-Mengen verantwortlich ist.

Während der Reifung bildet der Follikel, der jetzt als Graaf-Follikel bezeichnet wird, weniger Östrogen und mehr Progesteron; die beiden Hormone scheinen gemeinsam zu agieren, um zusammen mit GnRH eine massive Freisetzung von LH in den Blutkreislauf zu bewirken. Das LH läßt den Follikel rupturieren, wodurch die Eizelle freigesetzt wird. Nun wird der Follikel zum Progesteron-sezernierenden Corpus luteum (Gelbkörper). Die nun folgende postovulatorische Periode wird als Lutealphase des Menstruationszyklus bezeichnet. Wenn keine Befruchtung stattgefunden hat, produziert das Corpus luteum infolge seiner begrenzten Lebensdauer allmählich immer weniger Progesteron und wird schließlich zum Corpus albicans (Weißkörper). Die Spiralarterien beginnen zu schrumpfen, das Endometrium kollabiert aufgrund des Blutmangels, und die oberste Schicht wird mit der Menstruation abgestoßen. Die oben beschriebenen Ereignisse werden unter dem Begriff des Menstruationszyklus zusammengefaßt und vollziehen sich ungefähr einmal monatlich während der reproduktiven Lebensphase der Frau.

22 Fortpflanzung bei der Frau II

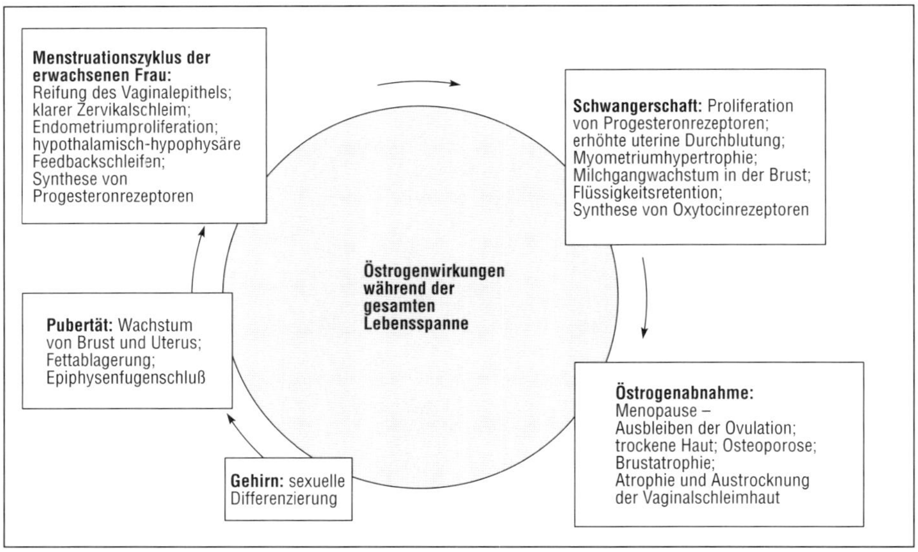

Abb. 22.1 Östrogenwirkungen

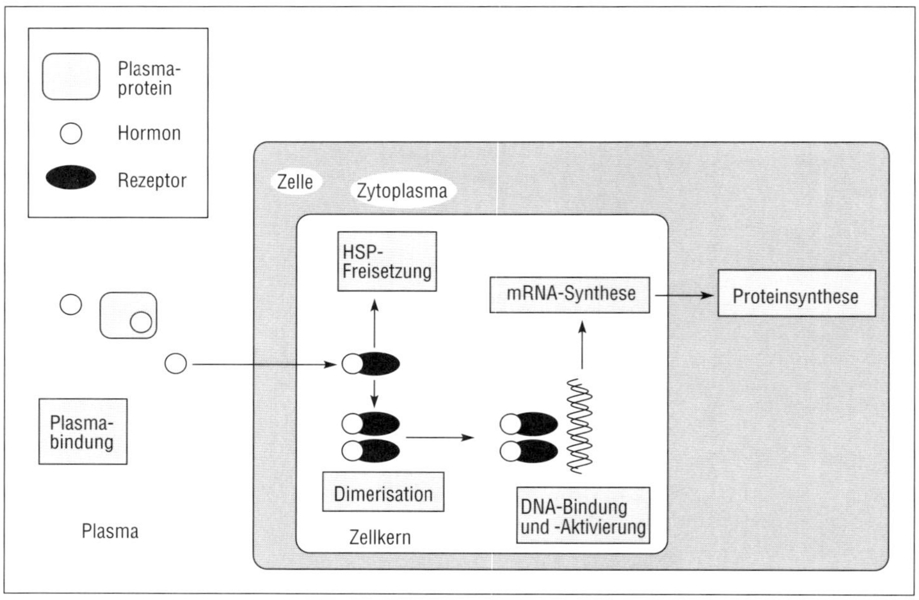

Abb. 22.2
Wirkungsmechanismen der Östrogene

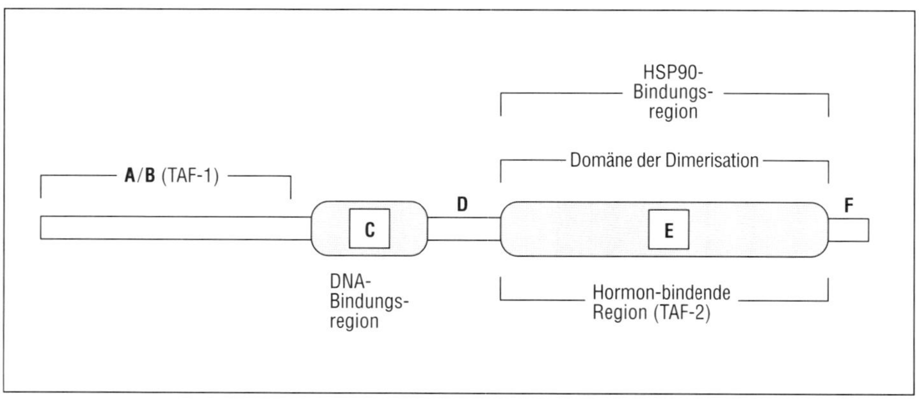

Abb. 22.3
Funktionelle Bestandteile des Östrogenrezeptors

PHYSIOLOGISCHE WIRKUNGEN DER ÖSTROGENE

Die Östrogenwirkungen können in einer chronologischen Reihenfolge der wichtigsten die Reproduktion betreffenden Ereignisse klassifiziert werden. Ihr allgemeiner Einfluß gilt der Erhaltung der Fertilität.

Sexuelle Differenzierung. Für eine normale Differenzierung und Entwicklung der weiblichen äußeren Genitalien und akzessorischen Sexualorgane sind Östrogene während der Fetalentwicklung nicht notwendig, sie werden aber für eine sexuelle Differenzierung des Gehirns (s. auch Kapitel 19) benötigt. Während des ersten Trimenons der Schwangerschaft differenzieren sich der Hypothalamus und einige andere Anteile des Gehirns beim Menschen strukturell und möglicherweise auch funktionell in Richtung weiblicher Verhaltensformen; das männliche Gehirn wird durch Östrogene, die lokal aus Androgenen gebildet werden, virilisiert. Die Androgene stammen aus fetalem Hodengewebe.

Pubertät. Beim Menschen sind die Gründe für den Beginn der Pubertät unbekannt (s. Kapitel 19), könnten aber im Zusammenhang mit einer veränderten Sensibilität des Gehirns in bezug auf Östrogene stehen, die einen östrogenabhängigen „positiven Feedback-Mechanismus" im Hypothalamus auslösen, der zur ersten Ovulation führt. Während der Pubertät stimulieren Östrogene die Entwicklung des Stützgewebes und der Milchgänge in der Brust, die Entwicklung von Endometrium und Myometrium des Uterus und die Vaginaentwicklung. Die Östrogene bewirken auch die Pigmentierung der Brustwarzen und äußeren Genitalien, und sie fördern den Schluß der Epiphysenfugen, den Enden der Röhrenknochen. Die Epiphysen sind gegenüber Östrogenen sensibler als gegenüber Androgenen, was ein Grund dafür sein könnte, daß Frauen im allgemeinen kleiner als Männer sind. Weiterhin führen die Östrogene zu einer Fettablagerung im Gewebe bestimmter Körperregionen, wodurch es zu der charakteristischen Körperkontur der Frau kommt.

Bei der erwachsenen Frau gewährleisten die Östrogene den Menstruationszyklus und bestimmen das weibliche Sexualverhalten. Beim Menschen sind viele Verhaltensweisen angelernt, weswegen es oft schwierig ist, zu bestimmen, welcher Anteil des Sexualverhaltens östrogenabhängig und welcher durch Lernen erworben wurde. Es bestehen aber Zweifel, daß das Sexualverhalten vieler Spezies nur von dem Vorhandensein der Sexualhormone abhängt. Östrogene ermöglichen die Progesteronwirkungen, indem sie die Synthese der Progesteronrezeptoren, insbesondere im Gehirn und im Uterus, stimulieren.

Schwangerschaft. Während der Schwangerschaft erhöhen Östrogene den Blutfluß zum und innerhalb des Uterus; sie bewirken eine Myometriumhypertrophie des Uterus und fördern die Proliferation der Milchgänge in der Brust. Weiterhin führen sie zu einer verstärkten Flüssigkeitsretention und stimulieren die Synthese der Progesteronrezeptoren im Uterus. Kurz vor der Geburt bewirken die Östrogene die Synthese von Oxytocinrezeptoren im Uterusmyometrium. Oxytocin übt während der Geburt eine kontraktile Wirkung auf den Uterus aus (s. Kapitel 31).

Metabolische Wirkungen. Östrogene verhindern die Resorption von Knochengewebe, ein Effekt, der sich erst nach der Menopause bemerkbar macht, wenn die Östrogene abnehmen. Weiterhin führen Östrogene zu einer verminderten Darmmotilität. Sie beeinflussen die Leberfunktion, indem sie die Proteinsynthese fördern, einschließlich der Bildung des Sexualhormon-bindenden Globulins (SHBG) und des Thyroxin-bindenden Globulins (s. Kapitel 9).

Darüber hinaus zeigen Östrogene bedeutende Auswirkungen auf Blutbestandteile. Sie fördern die Koagulation, indem sie die Bildung der Faktoren II, VII, IX und X stimulieren; sie vermindern die Plättchenaggregation; sie erhöhen die Blutspiegel an High-density-Lipoproteinen (HDL) und führen zu einer Senkung der Low-density-Lipoproteine (LDL); die LDL-Fraktion wird als ein Risikofaktor bei thromboembolischen Erkrankungen betrachtet. Die Östrogene führen zu einer Senkung des Plasmacholesterins.

Die Menopause ist der Zeitpunkt, an dem die natürliche weibliche Fortpflanzungsaktivität endet. Die Eierstöcke produzieren keine Eizellen mehr, und die Sekretion von Östrogenen nimmt ab, bis sie schließlich gänzlich aufhört. Als Folge davon verliert die Haut an Elastizität und wird trocken. Weiterhin kommt es zu einer Atrophie der Brüste und Vagina, wobei die Schleimhaut der letzteren aufgrund der aussetzenden Schleimbildung trocken und gereizt wird. Die einsetzende Knochenresorption führt zu einem erhöhten Frakturrisiko.

Die Symptome der Menopause können durch eine Hormonsubstitutionstherapie (HST, s. Kapitel 26) verhindert oder begrenzt werden. Darüber hinaus ist es möglich geworden, daß Frauen, die sich in der Postmenopause befinden, durch die Anwendung der künstlichen Insemination und chirurgischen Implantation von befruchteten Eizellen Kinder austragen können.

WIRKUNGSMECHANISMEN DER ÖSTROGENE

Östrogene werden mit dem Blutstrom transportiert, wo sie meist an Plasmaproteine gebunden sind; von dort diffundieren sie in die Zelle und den Zellkern, wo sie sich an spezifische Rezeptorproteine binden. Als Folge dieser Hormonbindung kommt es zur Dissoziation des Rezeptors von dem Hitzeschockprotein, mit dem er assoziiert ist (s. auch Kapitel 5); zwei Rezeptormoleküle bilden ein Dimer und binden sich an spezifische Hormone response elements (HRE) der DNA. Dadurch wird die Transkription und damit auch die Proteinsynthese ausgelöst.

Die Erforschung des Östrogenrezeptor-Proteins zeigte, daß es aus verschiedenen multifunktionalen Domänen aufgebaut ist, von denen zur Zeit aber noch einige genauer untersucht werden. Der Rezeptor besitzt mindestens zwei funktionelle Aktivierungsorte der Transkription (TAF-1 und -2), eine DNA-bindende Region, die bei vielen der DNA-bindenden Rezeptoren ähnlich ist, und eine hormonspezifische Bindungsregion. Ebenfalls konnten die Orte der Dimerisation und der Bindung des Hitzeschockproteins (HSP90) nachgewiesen werden.

23 Fortpflanzung bei der Frau III

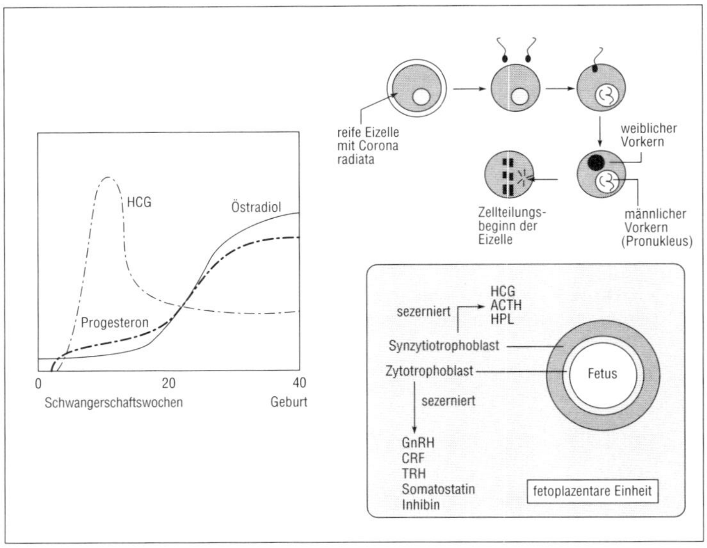

Abb. 23.1 Schwangerschaft

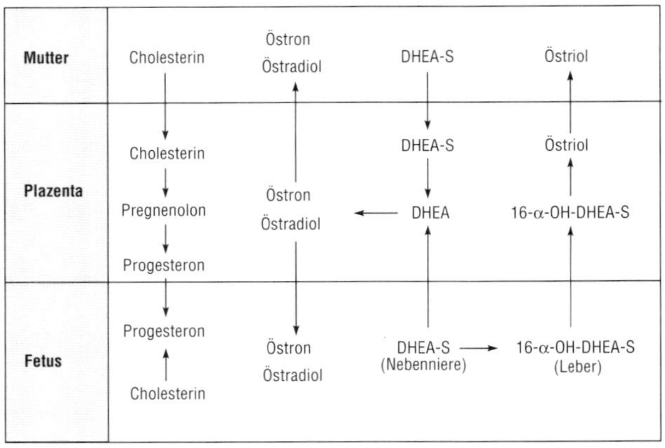

Abb. 23.2 Östriolbiosynthese

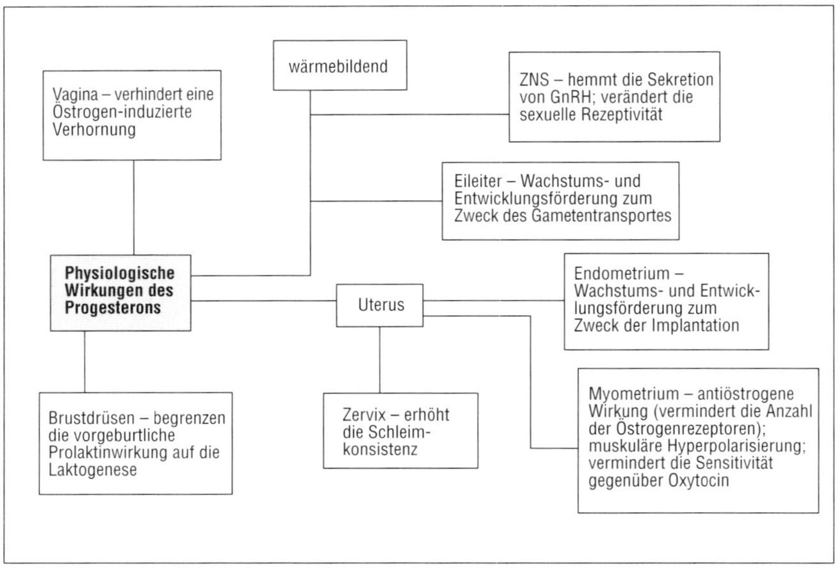

Abb. 23.3 Physiologische Progesteronwirkungen

SCHWANGERSCHAFT

Befruchtung und Implantation. Wenn ein Spermium den Eileiter erreicht und in die Eizelle eindringt, verschmelzen die Pronuklei von Eizelle und Spermium und bilden die *Zygote*, die jetzt den normalen diploiden Chromosomensatz besitzt. Bei ihrer Wanderung durch den Eileiter teilt sich die Zygote mitotisch und erreicht ungefähr drei Tage nach der Befruchtung den Uterus; ab diesem Zeitpunkt wird sie als *Morula* bezeichnet. Die Morulazellen unterliegen weiteren Zellteilungen und bilden schließlich einen Hohlraum, die *frühe Blastozyste*, die aus einer einzelligen Schicht von *Trophoblastenzellen* und dem *Embryoblasten*, einer inneren Zellmasse, die später den Emryo bildet, besteht. Nach der Implantation wird der Trophoblast zur vaskulären Berührungsfläche mit dem mütterlichen Blutkreislauf. Ungefähr nach zwei Tagen im Uterus wird die Blastozyste vom endometrialen Epithel durch einen bisher nur wenig erforschten Prozeß akzeptiert. Es wird vermutet, daß Hormone von der Blastozyste in das (mütterliche) Wirtsgewebe wandern und dort die normale immunologische Abstoßungsreaktion unterdrücken. Sowohl die Östrogene als auch das Progesteron könnten eine wichtige Funktion bei diesem Implantationsprozeß ausüben. Dieser Prozeß der Einnistung oder Implantation löst die „deziduale Antwort" aus, bei der es sich um eine Raumerweiterung handelt, die Dezidua, die sich dem wachsenden Embryo anpaßt. Durch die Proliferation des invasiven Trophoblasten entsteht eine protoplasmatische Zellmasse, die als *Synzytiotrophoblast* bezeichnet wird, die schließlich den uteroplazentaren Blutkreislauf bildet. Ungefähr am 10. Tag nach der Befruchtung ist der Embryo vollständig in das Endometrium eingebettet.

Wenn es zu einer Befruchtung gekommen ist und sich die Eizelle eingenistet hat, degeneriert das Corpus luteum nicht, sondern sezerniert weiter Progesteron. Innerhalb von 10–12 Tagen nach der Ovulation beginnt der Synzytiotrophoblast ein Proteohormon in den intervillösen Raum abzusondern, das sogenannte *Human chorionic gonadotropine (HCG)*. Die meisten Schwangerschaftstests basieren auf dem Nachweis von HCG, das die Rolle des luteinisierenden Hormons (LH) übernimmt und die Produktion von Progesteron, 17-Hydroxyprogesteron und Östradiol durch das Corpus luteum fördert. Wahrscheinlich erkennen und reagieren dieselben Rezeptoren des Corpus luteum, die eine Bindung mit LH eingehen, auch auf HCG. Beide Hormone besitzen ähnlich strukturierte #beta#-Untereinheiten und bewirken identische biologische Reaktionen durch die Aktivierung des Protein-G/Adenylatzyklase/cAMP-Systems. Zusammen mit einem anderen Hormon, dem *Inhibin* (s. Kapitel 19), kann HCG auch die Gonadotropin-Sekretion des Hypophysenvorderlappens hemmen. Weiterhin ist es auch an der Fetalentwicklung beteiligt, indem es die Bildung und Sekretion der Steroidhormone fördert, die zum Beispiel die sexuelle Differenzierung der Sexualorgane und des Gehirns während des ersten Schwangerschaftsdrittels bewirken. Zwischen der 9. und 14. Schwangerschaftswoche erreichen die Plasmaspiegel von HCG ihren Höhepunkt, wenn die Gelbkörperfunktion bereits im Abnehmen begriffen ist; in der 20. Schwangerschaftswoche haben sowohl die Gelbkörperfunktion als auch die Plasmaspiegel von HCG abgenommen.

Der Synzytiotrophoblast sezerniert noch ein anderes Hormon, das *Plazentalaktogen* (human placental lactogen; *HPL*), dessen Plasmaspiegel im mütterlichen Blut (nicht beim Fetus) kontinuierlich mit dem Plazentawachstum ansteigen. Seine Funktion könnte in der Hemmung der Bildung des mütterlichen Wachstumshormons bestehen; weiterhin zeigt es einige metabolische Wirkungen, insbesondere eine Einsparung von Glukose und eine lipolytische Aktivität, die möglicherweise durch eine Anti-Insulinwirkung bedingt sind. Folglich sichert die Plazenta ein reichliches Angebot an Glukose, freien Fettsäuren und Aminosäuren für den Fetus.

Das Corpus luteum bildet noch ein weiteres Hormon, das *Relaxin*, das die Relaxation der Uterusmuskulatur fördert. Das Hormon kann im Venenabflußgebiet der Ovarien nachgewiesen werden und ist während der gesamten Schwangerschaft vorhanden, wobei es in der Spätschwangerschaft einen Anstieg zeigt; im Plasma von nichtschwangeren Frauen kann es jedoch nur selten nachgewiesen werden. Relaxin bewirkt an der Schambeinsymphyse, dem Punkt, wo die Schambeine in Verbindung stehen, eine Auflockerung, indem es das dortige Bindegewebe von einer festen in eine eher flüssige Konsistenz überführt. Durch diese Wirkung wird eine Erweiterung der Schambeine erreicht, die dem Fetus bei der Geburt einen besseren Durchtritt ermöglichen. Dieser Effekt des Relaxins wird dadurch erreicht, daß es die Sekretion zweier Enzyme erhöht, der Kollagenase und des Plasminogenaktivators, die beide eine Kollagenauflösung bewirken. In der Spätschwangerschaft kann Relaxin auch vom Myometrium, der Dezidua (die den schwangeren Uterus auskleidende Schleimhaut) und der Plazenta synthetisiert werden.

Die Plazenta, die vom Corpus luteum die Bildung der Schwangerschaftshormone übernimmt, ist Teil der fetoplazentaren Einheit. Am Ende des ersten Schwangerschaftsdrittels erreicht die Plazenta ihre reife Struktur. Ihre funktionsfähige Einheit ist das Chorion villosum, das aus einem inneren Kern von lockerem Bindegewebe besteht, in dem sich Kapillaren befinden, die mit dem fetalen Blutkreislauf in Verbindung stehen. Um diesen Kern herum verlaufen zwei Schichten des Trophoblasten, eine innere Schicht von Zytotrophoblastenzellen und ein äußeres Synzytium. Die Plazenta ist nicht nur ein endokrines Organ, sondern stellt auch Nährstoffe für den heranwachsenden Fetus bereit und sorgt für einen Abtransport seiner Ausscheidungsprodukte. Die fetoplazentare Einheit bildet viele der Hormone, die auch von der Hypothalamus-Hypophysen-Gonaden-Achse freigesetzt werden.

Steroidgenese. Cholesterin wird aus dem mütterlichen Blutkreislauf zum Synzytiotrophoblasten transportiert, wo durch Seitenkettenabspaltung die Bildung von *Progesteron* erfolgt. Die Progesteronkonzentration steigt während der Schwangerschaft kontinuierlich an; die Hauptfunktion dieses Hormons besteht wahrscheinlich darin, zusammen mit Relaxin Uteruskontraktionen zu hemmen, indem es teilweise die Sensitivität gegenüber Oxytocin vermindert. Da die Plazenta das Enzym 17-Hydroxylase nicht besitzt, kann in ihr auch keine Androgenbildung stattfinden. Diese Aufgabe wird von den fetalen Nebennieren übernommen; die dort gebildeten Androgene sind Vorstufen der Östrogene. Die Plazenta kann sowohl mütterliches als auch fetales Dehydroepiandrosteronsulfat (DHEA-S) in Testosteron und Androstendion umsetzen, die anschließend zu Östron und Östradiol aromatisiert werden.

Ein anderes Enzym, das der Plazenta fehlt, ist die 16-Hydroxylase, so daß die Plazenta kein Östriol bilden kann und somit auf DHEA-S als Substrat angewiesen ist. Östriol gelangt in den mütterlichen Kreislauf, wo es in der Leber konjugiert wird und so zu einem löslicheren Östriol-Glukuronid wird, das mit dem Urin ausgeschieden wird. Die Östriolspiegel dienen als nützlicher Indikator für die Entwicklung des Fetus. Wenn der Fetus keine Hypophyse besitzt, werden kein ACTH und kein DHEA-S und folglich auch kein Östriol gebildet, wohingegen die Östradiol- und Östronspiegel normal sind. *(Zu beachten ist hierbei, daß die fetoplazentare Einheit zwar ACTH bildet, aber nicht genug sezernieren kann, um den Mangel auszugleichen.)* Ähnlich ist es bei einem Mangel an Sulfatase-Aktivität. Die Folgen des Östriolmangels sind eine verzögerte Wehentätigkeit mit Spätgeburt oder auch der intrauterine Fruchttod, wenn nicht ein Kaiserschnitt durchgeführt wird. Die betreffenden Mütter weisen eine Oxytocinresistenz auf, was auf einen Mangel an Oxytocinrezeptoren hinweist, die normalerweise termingerecht durch Östradiol induziert werden. Eine andere wichtige Funktion der Östrogene besteht in der Stimulation eines Anstiegs an *Prolaktin* im mütterlichen Plasma. Prolaktin, das postpartale milchflußfördernde Hormon, übernimmt bereits in der Schwangerschaft die Funktion der Speicherung und Mobilisierung von Fett und hilft, das metabolische Gleichgewicht während der Schwangerschaft aufrechtzuerhalten.

24 Fortpflanzung bei der Frau IV

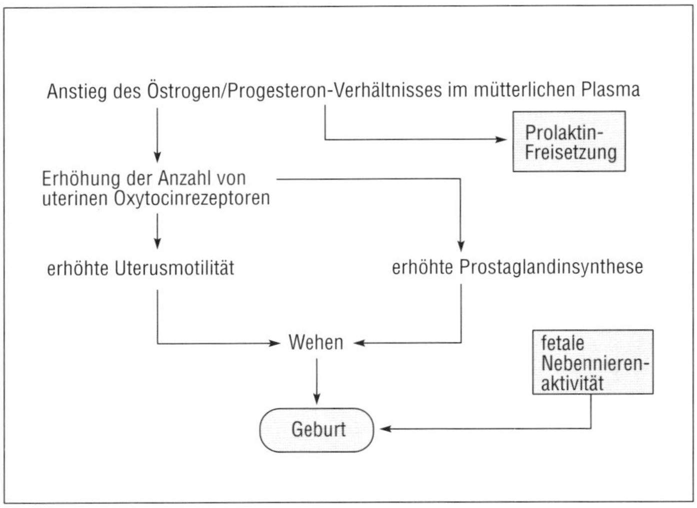

Abb. 24.1 Geburt beim Menschen

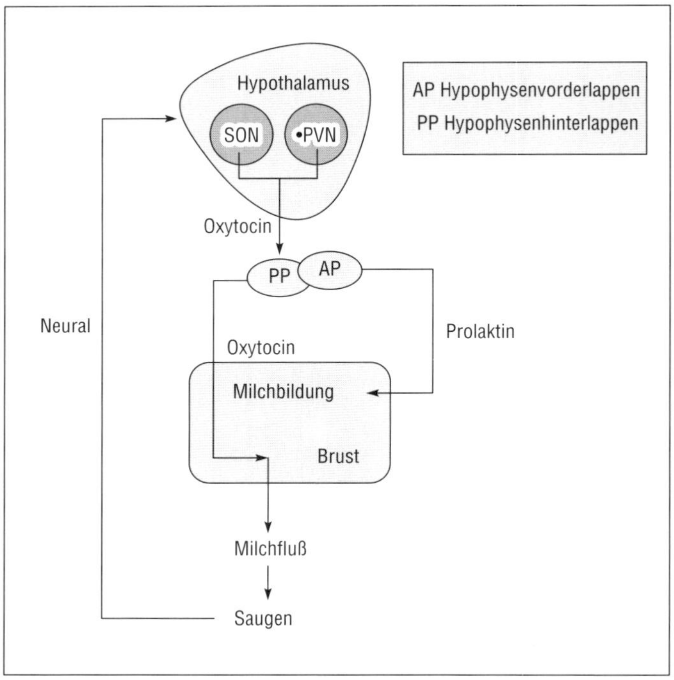

Abb. 24.2 Laktation und Saugreflex

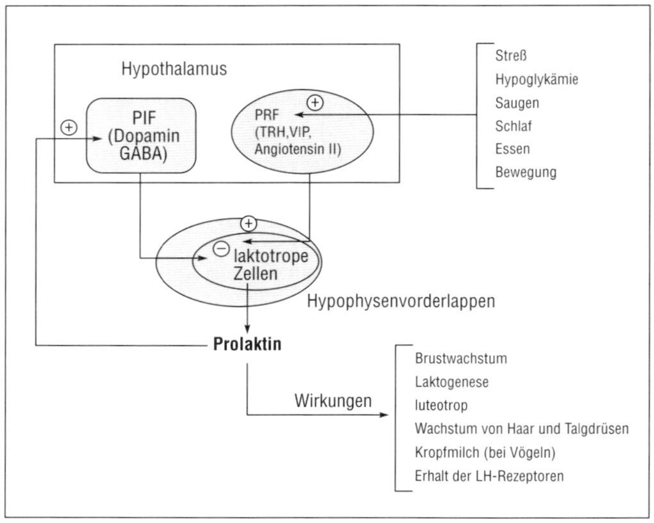

Abb. 24.3 Steuerung der Prolaktinsekretion

GEBURT

Der Grund für den Geburtsbeginn ist beim Menschen unbekannt, er könnte aber die Folge einer synchronisierten Reihe endokrinologisch-bedingter Ereignisse sein. Wenn die Östrogenspiegel während der Schwangerschaft ansteigen, führen sie zu einer Zunahme der uterinen Oxytocinrezeptoren. Das Wachstum des Fetus erfolgt bis zum Geburtstermin recht schnell; sein Hypothalamus-Hypophysen-System reift heran und aktiviert das Nebennierensystem, wodurch es zu einer ansteigenden Sekretion von Cortisol kommt. Darüber hinaus gibt es Hinweise, daß der Fetus in der Lage ist, das für den Beginn der Wehentätigkeit notwendige Oxytocin zu bilden.

Bei der Initiation der Wehentätigkeit beim Schaf übernimmt Cortisol eine wichtige Rolle, aber bis jetzt ist noch nicht bewiesen, daß das fetale Cortisol eine ähnliche Schlüsselrolle beim menschlichen Geburtsvorgang innehat. Auch die Uterusausdehnung, die durch den wachsenden Fetus hervorgerufen wird, könnte zu einer Zunahme der Oxytocinrezeptor-Synthese führen. Oxytocin kann über seine Rezeptoren auch die Synthese von Prostaglandinen (PG), insbesondere von $PGF_{2\alpha}$ und PGE_2, fördern. Die Prostaglandine bilden eine Gruppe von oxygenierten, ungesättigten, langkettigen Fettsäuren, die nachhaltige Wirkungen an fast allen Geweben zeigen. PGE_2 und $PGF_{2\alpha}$ scheinen über das cAMP-Second-messenger-

System das zytosolische Ca^{2+} und damit auch die Uteruskontraktilität zu erhöhen. Diese beiden Prostaglandine werden auch therapeutisch zur Anregung der Wehentätigkeit eingesetzt. Während der Geburt kommt es zu einem erheblichen Abfall von Östrogenen und Progesteron im mütterlichen Blutplasma, wobei allerdings unklar ist, was die schnelle und plötzliche Sekretionsänderung der weiblichen Sexualhormone während der Wehentätigkeit auslöst.

LAKTATION UND SAUGREFLEX

Obwohl der mütterliche Plasmaspiegel von Prolaktin (PRL) schon lange vor der Geburt ansteigt, ist seine Rolle in der Schwangerschaft dennoch unbekannt. Während der Schwangerschaft kommt es aufgrund der kombinierten Wirkungen von PRL, Plazentalaktogen, Cortisol, Östrogenen und Progesteron auf das Wachstum des lobulären-alveolären Mammasystems zu einer Brustvergrößerung; eine Laktogenese findet aber so gut wie nicht statt. Die Östrogene und das Progesteron hemmen die Milchproduktion, indem sie eine unmittelbar hemmende Wirkung auf die Synthese der PRL-Rezeptoren ausüben.

Nach der Geburt sind die Konzentrationen dieser beiden Sexualhormone jedoch recht niedrig, wodurch dem PRL ermöglicht wird, seine Schlüsselrolle zur Förderung der Laktogenese zu übernehmen. Die Laktogenese und Milchsekretion beginnen recht bald nach der Geburt. Die Milch wird in den die Alveolen auskleidenden Zellen gebildet und besteht aus Laktose (gebildet aus Glukose), Milcheiweißen, von denen Kasein und Molke die wichtigsten sind, Lipiden, zweiwertigen Kationen und auch Antikörpern, durch die von der Mutter gewisse Formen der Immunität auf das Baby übertragen werden. Mit der Milch können aber auch einige Medikamente und Rauschgiftmittel in den Kreislauf des Säuglings gelangen.

Es wird vermutet, daß PRL die Milchproduktion durch die Stimulation des Phospholipase-A_2-Second-messenger-Systems und durch eine gesteigerte Prostaglandinsynthese in Gang setzt, was zu einer erhöhten mRNA-Bildung bezüglich des Kaseins führt. An dieser PRL-Wirkung sind auch Cortisol und Insulin beteiligt. Weiterhin bewirkt PRL den Transport von K^+ und Na^+ über die Aktivierung der Na^+/K^+ -ATPase-Pumpe, die im Brustgewebe hauptsächlich an den basolateralen Membranen der mammillären Epithelzellen vorhanden ist.

Der Saugreflex. Die Sekretion von PRL aus den laktotropen Zellen des Hypophysenvorderlappens wird durch einen Reflex gesteuert, der als neuroendokriner *Saugreflex* bezeichnet wird. Die Prolaktinsekretion unterliegt normalerweise der hemmenden Wirkung von *Dopamin* (auch Prolactin-inhibiting-Faktor oder PIF genannt) aus dem Hypothalamus. Der Neurotransmitter Gammaaminobuttersäure (GABA) kann die Freisetzung von PIF bewirken. Wenn eine Mutter beginnt, ihr Baby zu stillen, werden durch die mechanische Reizung der Brustwarzen afferente Impulse über die anterolateralen Vorderseitenstränge des Rückenmarks, von denen einige zur Gegenseite kreuzen, schließlich in die Nuclei supraoptici (SON) und in die Nuclei paraventriculares (PVN) im Hypothalamus geleitet. Oxytocin wird aus den neurosekretorischen Nervenenden des Hypophysenhinterlappens freigesetzt und gelangt mit dem Blutstrom zu den Brustdrüsen, wo es die Kontraktion der myoepithelialen Mammazellen bewirkt, wodurch es zu einer Entladung größerer Milchmengen kommt. Durch den gleichen Reflex wird der hemmende Einfluß des Dopamins aufgehoben, was zu einer Freisetzung von PRL aus dem Hypophysenvorderlappen führt. Die PRL-Sekretion könnte aber auch durch einen bis jetzt noch unentdeckten PRL-releasing-Faktor gesteuert werden. Auch Thyreotropin-releasing-Hormon (TRH), das Vasoactive intestinal polypeptide (VIP) und Angiotensin II wirken im Hypothalamus in der Weise, daß sie die PRL-Sekretion aus dem Hypophysenvorderlappen fördern.

Die Milchproduktion wird solange aufrechterhalten, wie der Stillvorgang fortgeführt wird. In einigen ärmeren Ländern kann Müttern aufgrund der Unfruchtbarkeit während der Stillphase empfohlen werden, bis zu drei Jahren zu stillen. Während des Stillens wird die Gonadotropinsekretion aus der Hypophyse gehemmt, wodurch es zu einer geringen Sexualhormonproduktion kommt. Dies stellt eine Art natürliche Verhütung dar: theoretisch ist eine Empfängnis während der Stillperiode unmöglich. Mütter, die nicht stillen, erlangen ihre normale Zyklusaktivität innerhalb von ungefähr 4-5 Wochen nach der Geburt wieder, wohingegen bei stillenden Müttern kein Follikelwachstum in den Eierstöcken stattfindet, da die Plasmaspiegel von PRL weiterhin erhöht bleiben. Nach der Entwöhnung bzw. nach dem Abstillen steigt die Sekretion von Östrogenen und LH wieder an, wodurch die Aufnahme der normalen Ovarialfunktion angezeigt wird.

Aber Prolaktin zeigt sowohl bei Männern und als auch bei Frauen noch viele andere Wirkungen, von denen viele bisher nur wenig erforscht sind. Zum Beispiel wird es unter Streßbedingungen, während des Schlafens, Essens und bei Aufregung freigesetzt und ist am Haarwachstum und an der Bildung von Kropfmilch bei Vögeln beteiligt. Während des normalen Menstruationszyklus scheint es die Produktion der LH-Rezeptoren aufrechtzuerhalten. Auch während der Schwangerschaft sorgt Prolaktin für den Erhalt der LH-Rezeptoren.

25 Fortpflanzung bei der Frau V

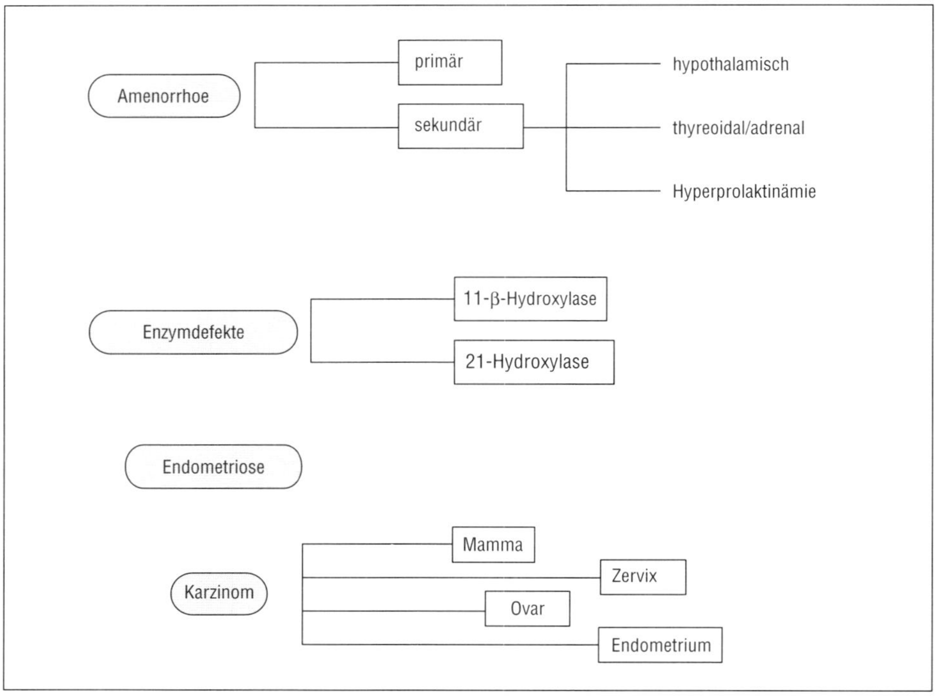

Abb. 25.1
Fortpflanzungspathophysiologie der Frau

FORTPFLANZUNGSPATHOPHYSIOLOGIE DER FRAU

Primäre Amenorrhoe. Hierbei bleibt der Menstruationsbeginn in der Pubertät aus. Die Therapie erfolgt mit Gonadotropin-releasing-Hormon (GnRH), gegebenenfalls auch mit Östrogenen.

Sekundäre Amenorrhoe. Von sekundärer Amenorrhoe spricht man, wenn bereits etablierte Menstruationszyklen aussetzen. Hierfür gibt es mehrere Ursachen.

1 *Hypothalamische Störungen.* Eine Amenorrhoe hypothalamischen Ursprungs kann psychogen bedingt sein. Bei der Pseudokyesis (Scheinschwangerschaft) ist die Amenorrhoe mit einer gesteigerten und für den Erhalt eines Corpus luteum und der Laktation ausreichenden Sekretion von luteinisierendem Hormon (LH) und Prolaktin assoziiert. Diese Störung kann leicht geheilt werden, indem man die Patientin darüber aufklärt.

Anorexia nervosa. Das Ausbleiben der Menstruation geht hierbei mit einem präpubertären Körpergewicht und einer ähnlich niedrigen Gonadotropinsekretion wie der bei Kindern einher. Andere endokrine Störungen zentralen Ursprungs sind damit assoziiert; so ist z. B. die 24-Stunden-Sekretion von Cortisol erhöht bei normaler Tagesrhythmik, und die Triiodthyronin(T_3)-Plasmakonzentrationen sind ähnlich niedrig wie bei Hungernden. Mit dem Wiedererlangen des für einen Erwachsenen normalen Körpergewichtes stellt sich die Menstruation wieder ein.

Amenorrhoe unter körperlicher Belastung kann bei Athletinnen auftreten, deren Menstruationszyklen – evtl. infolge eines Gewichtsverlustes – gestört sind. Es ist bekannt, daß es durch Langstreckenlaufen oder häufiges Joggen zur Freisetzung von Opioiden im Gehirn kommt. Diese Substanzen könnten die episodische Sekretion der GnRH-Neurone direkt supprimieren.

2 *Thyreoidale und adrenale Dysfunktionen.* Hypothyreose und Hyperthyreose können durch Veränderung der Produktion von sexualhormonbindendem Globulin im Plasma und durch Veränderung des Metabolismus von Androgenen und Östrogenen zur Amenorrhoe führen. Frauen mit Cushing-Syndrom (s. Kapitel 17) leiden oft an Amenorrhoe oder Oligomenorrhoe (unregelmäßige Menstruation). Dem Problem liegt möglicherweise eine vermehrte zentrale Produktion von Corticotropin-releasing-Hormon (CRH) und 5-Hydroxytryptamin (5HT) zugrunde. Es wurde gezeigt, daß CRH die GnRH-Produktion supprimiert, während 5HT die LH-Sekretion des Hypophysenvorderlappens hemmt.

3 *Hyperprolaktinämie* ist häufig mit Amenorrhoe assoziiert. Für eine Hyperprolaktinämie können prolaktinsezernierende Tumoren oder eine mangelhafte hypothalamische Sekretion von Dopamin, dem prolaktinhemmenden Faktor (s. Kapitel 24), in das Hypophysenpfortaderblut und damit in den Hypophysenvorderlappen verantwortlich sein. Einmal in Gang gesetzt, unterhält sich das System selbst, da Prolaktin seinerseits das hypothalamische Opioidsystem stimuliert, das wiederum die GnRH-Produktion supprimiert. Die Behandlung erfolgt entweder mit Dopaminrezeptoragonisten, wie *Bromocriptin*, mit dem Ziel, Menstruation und Fertilität wiederherzustellen, oder im Falle eines Makroprolaktinoms zusätzlich durch dessen chirurgische Entfernung.

Polyzystisches Ovarialsyndrom. Beim polyzystischen Ovarialsyndrom (auch polyzystische Ovarialerkrankung oder Stein-Leventhal-Syndrom genannt) liegen die fehlerhafte Entwicklung der Ovarien und das Ausbleiben der Ovulation an einer unzureichenden FSH-Sekretion. Dies führt zu vergrößerten, zystisch aufgetriebenen Ovarien mit einer Überproduktion von Östron und Androgenen sowie daraus resultierendem Hirsutismus. Das überschüssige Östron stimuliert zwar die Freisetzung von LH, nicht jedoch die von follikelstimulierendem Hormon (FSH), so daß sich keine Follikel bilden. Die Behandlung erfolgt mit *Clomiphenzitrat*, einem Östrogenrezeptorantagonisten, der die negative Rückkopplung auf die FSH-Sekretion blockiert. Man kann auch *Dexamethason* geben, um die adrenale Androgenproduktion zu supprimieren. Auch gereinigtes FSH wird erfolgreich eingesetzt.

Enzymdefekte. 11β-Hydroxylasemangel (s. auch Kapitel 20) führt zur Hypersekretion von adrenocorticotropem Hormon (ACTH) und adrenalen Androgenen, wodurch Hirsutismus, Amenorrhoe, Akne und eine Virilisation des äußeren Genitales entstehen kann. Der sich spät manifestierende 21-Hydroxylasemangel kann einen Hirsutismus verursachen und kann durch Suppression der ACTH-Produktion mit Dexamethason behandelt werden.

Die Endometriose ist durch ektopisches endometriales Gewebe im Becken gekennzeichnet. Das Gewebe kann das Myometrium, die Ovarien, die Zervix, die Vagina und die Eileiter penetrieren. Ektopisches endometriales Gewebe unterliegt denselben periodischen Veränderungen wie uterines Endometrium, einschließlich menstrueller Blutungen, und kann starke Unterbauchschmerzen und Dysmenorrhoe (schmerzhafte Menstruationsblutung) verursachen. Das Gewebe kann chirurgisch entfernt werden.

KARZINOME

Das Mammakarzinom ist das häufigste Karzinom bei Frauen und tritt familiär gehäuft auf. Eine Frau, deren Mutter und Schwester ein Mammakarzinom haben, hat, gegenüber einer Frau ohne eine solche Familienanamnese, ein 4,6fach erhöhtes Risiko, an einem Mammakarzinom zu erkranken. Da sich die Erkrankung durch Östrogene verschlechtert, wurde in der Vergangenheit eine Mastektomie (Entfernung der Brust, ggf. mit Entfernung der axillären Lymphknoten), zusammen mit der Entfernung aller östrogenproduzierenden Drüsen, durchgeführt. Die Erkrankung kann sowohl prä- als auch postmenopausal auftreten. Sobald die Diagnose Mammakarzinom gestellt worden ist, wird das Karzinom chirurgisch entfernt und auf die Anwesenheit von Östrogenrezeptoren untersucht. Ist es östrogenrezeptorpositiv (ER(+)), wird das Karzinom wahrscheinlich günstiger auf eine Chemotherapie mit Antiöstrogenen, die die Bindung der Östrogene an ihre jeweiligen Rezeptoren blockieren, reagieren. ER(+)-Karzinome werden mit *Tamoxifen*, einem Antiöstrogen, behandelt. Neuere Ergebnisse ausgedehnter Tamoxifen-Studien lassen den Schluß zu, daß Frauen vor wie auch nach der Menopause nach der Behandlung signifikant länger überleben, wenn ihre Karzinome ER(+) sind. Frauen vor der Menopause mit ER(-)-Tumoren profitieren von dieser Behandlung nicht. ER(-)-Karzinome werden mit anderen zytotoxischen Substanzen behandelt. Tamoxifen ist ein partieller Agonist; es hat einige Östrogeneigenschaften. Neuere, reine Antiöstrogene werden derzeit in klinischen Studien erprobt. Eine weitere neue Strategie besteht in der Anwendung des Progesteronrezeptorantagonisten *RU486*. Es gibt Anhaltspunkte dafür, daß einige Karzinome tatsächlich Progesteronrezeptoren entwickeln und demnach sensibel für diese Art der Behandlung sein könnten.

Endometriumkarzinome können bei Tieren durch Östrogengabe experimentell hervorgerufen werden. Zudem können Östrogene bei Frauen bekanntermaßen zur Exazerbation eines Mammakarzinoms sowie zur Entstehung weiterer Karzinome in den Ovarien, der Zervix oder dem Endometrium führen. Endometriumkarzinome sind erfolgreich mit synthetischem Progesteron wie *Medroxyprogesteronacetat* therapiert worden. Östrogenhaltige orale Kontrazeptiva (s. Kapitel 26) sind dementsprechend kontraindiziert, obwohl die Indizien dafür, daß sie tatsächlich Endometriumkarzinome erzeugen, nicht sehr überzeugend sind.

Das Ovarialkarzinom macht insgesamt ca. 4% aller Karzinome aus und ist für ca. 6% der durch Karzinome verursachten Todesfälle verantwortlich, was einer höheren Mortalitätsrate als der von Endometrium- und Zervixkarzinom zusammen entspricht. Die Therapie ist chirurgischer Art, gefolgt von einer nichthormonellen Chemotherapie, meist mit dem antineoplastischen Wirkstoff *Cisplatin*. Die Prognose ist schlecht, da nur 5-15% der Patientinnen in einem fortgeschrittenen Stadium der Erkrankung länger als fünf Jahre nach Diagnosestellung und Therapie überleben. Es wurde vermutet, daß progesteronrezeptorpositive Tumoren eine bessere Prognose haben könnten, da bei ihnen die Wahrscheinlichkeit, daß sie auf Progesteron ansprechen, größer ist. Die meisten Ovarialkarzinome werden bei Frauen in der Postmenopause, deren Östrogene für eine negative Rückkopplung auf die Hypophyse und den Hypothalamus nicht ausreichen und deren Gonadotropinspiegel daher hoch sind, diagnostiziert. Epidemiologische Studien legen nahe, daß das Risiko für die Entstehung eines Ovarialkarzinoms für Frauen, die bereits an einem Mammakarzinom erkrankt sind, doppelt so hoch ist wie für diejenigen, die kein Mammakarzinom haben. Die Behandlung erfolgt mit nichtsteroidalen zytotoxischen Pharmaka, mit Progesteron allein oder kombiniert mit Östrogenen oder Antiöstrogenen. Kürzlich wurde berichtet, daß *Taxol*, ein Derivat der Eibe, durch Zerstörung der zellulären Struktur des Tumors zur Rückbildung von Ovarialkarzinomen führen könnte.

26 Fortpflanzung bei der Frau VI

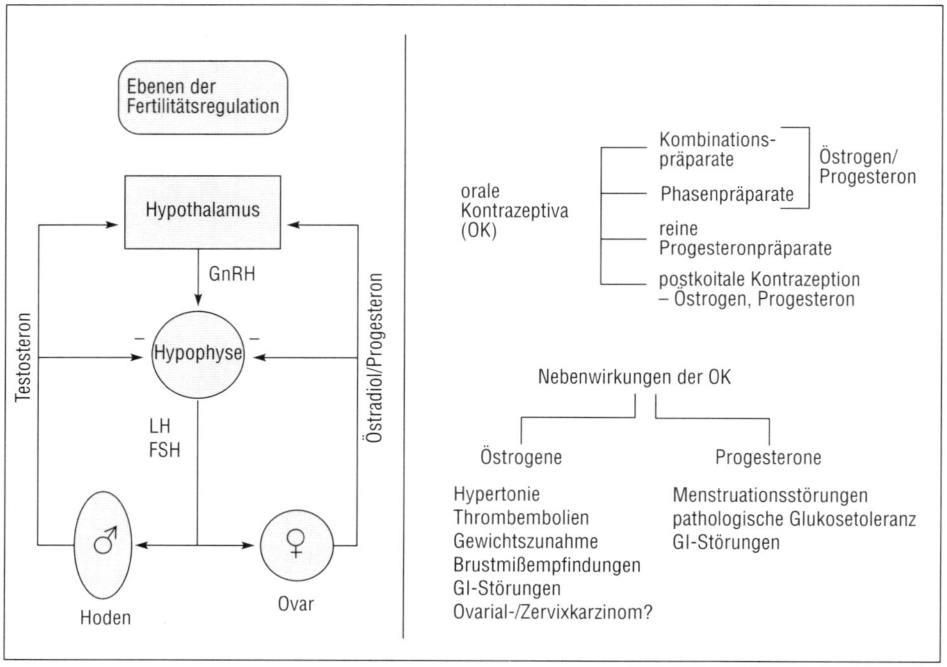

Abb. 26.1
Kontrazeption und Fertilitätsregulation

Bei der *oralen Kontrazeption* wird mittels oral wirksamer synthetischer Sexualhormonderivate die Fertilität beeinflußt. Orale Kontrazeptiva (OK) sind die verbreitetste Anwendungsform von Östrogenen und Progesteron, und sie stellen in Ländern, in denen sie leicht verfügbar sind, die verläßlichste und effektivste Methode der Schwangerschaftsverhütung dar.

DIE VERSCHIEDENEN KONTRAZEPTIVA

Die ersten oralen Kontrazeptiva enthielten vergleichsweise hohe Östrogendosen. Mit der Entdeckung, daß eine hochdosierte Östrogeneinnahme mit Endometriumkarzinom und kardiovaskulären Komplikationen assoziiert ist, wurden die Konzentrationen jedoch stark reduziert.

Kombinationspräparate enthalten synthetische Östrogene und Progesteron; Beispiele hierfür zeigt Tabelle 26.1.

Östrogen	Progesteron
Ethinylöstradiol	Norethisteron
	Ethynodioldiacetat
Mestranol	Levonorgestrel

Tab. 26.1 Orale Kontrazeptiva, Kombinationspräparate

Kombinationspräparate wirken, indem sie durch negative Rückkopplung die Gonadotropinfreisetzung und so die Ovulation verhindern. Hierdurch kommt es zu lediglich minimaler Follikelentwicklung und niedrigeren Konzentrationen endogen freigesetzter Sexualsteroide. Frauen, die Kombinationspräparate einnehmen, weisen weder den frühen follikulären Anstieg von follikelstimulierendem Hormon (FSH) noch die mittzyklischen Anstiege von FSH und luteinisierendem Hormon (LH) auf. Das OK wird 21 Tage lang täglich eingenommen und dann für 7 Tage ausgesetzt, um eine Entzugsblutung herbeizuführen. Möglicherweise wirken OK auch direkt auf den Uterus und die Zervix. Der zervikale Schleim wird visköser, was wahrscheinlich das Eindringen der Spermien hemmt. Gleichzeitig bleibt die Entwicklung des Endometriums zu einer für die Implantation geeigneten Matrix aus. Wird die Einnahme der OK-Tabletten an einem oder zwei Tagen vergessen, nimmt der Konzeptionsschutz erheblich ab, insbesondere, seitdem die Östrogenkonzentrationen relativ niedrig sind. Die Einnahme kombinierter OK wurde mit einer verringerten Inzidenz von Endometrium- und Ovarialkarzinomen in Verbindung gebracht, wobei der protektive Effekt für mindestens fünf Jahre nach Absetzen der OK anhalten soll.

Phasenpräparate sind so konzipiert, daß 14-16 Tage lang nur Östrogen, dann für 5-6 Tage Östrogen und Progesteron, schließlich 7 Tage lang gar kein Steroid eingenommen wird; mit dieser Art der Verabreichung soll der natürliche Zyklus imitiert werden. Die Phasenpräparate haben 1976, nach Berichten über eine erhöhte Inzidenz des Endometriumkarzinoms in Zusammenhang mit ihrem Gebrauch, vor allem in den USA an Beliebtheit verloren.

Einige Nebenwirkungen östrogenhaltiger OK sind Gewichtszunahme, insbesondere zu Beginn der Einnahme, Menstruationsstörungen, Mißempfindungen in der Brust, verminderte Laktation, Hypertonie, thrombembolische Veränderungen und das Endometriumkarzinom. Die etwaigen Zusammenhänge zwischen Östrogenen in OK einerseits und kardiovaskulären Erkrankungen sowie dem Endometriumkarzinom andererseits sind immer noch Gegenstand eingehender Untersuchungen.

Reine Progesteronpräparate wurden mit dem Ziel eingeführt, die Nebenwirkungen, über die im Zusammenhang mit Östrogenen berichtet wurde, zu eliminieren. Progesteron hemmt zwar die FSH- und LH-Freisetzung, eine wesentliche Wirkkomponente beruht jedoch auf der Eindickung des Zervixschleims und auf einer Endometriumatrophie. Die Methode ist mit einer Erfolgsrate von 97-98% nicht so zuverlässig wie östrogen/progesteronhaltige Kombinationspräparate mit einer 99%igen Erfolgsrate. Folgende Nebenwirkungen reiner Progesteronpräparate wurden beschrieben: Amenorrhoe; Veränderungen des High density lipoprotein (HDL) und des Low density lipoprotein (LDL) im Plasma; Abnahme der HDL- und Zunahme der LDL-Konzentration im Plasma; Durchbruch- und Schmierblutungen; pathologische Glukose-Toleranztests. Diabetikerinnen müssen sorgfältig überwacht werden, falls sie sich für diese OK entscheiden.

Postkoitale Kontrazeption. Hierbei wird innerhalb von 72 Stunden nach dem Koitus hochdosiertes Östrogen oder Östrogen kombiniert mit Progesteron zur Blockierung einer Schwangerschaft eingenommen. Die Behandlung sorgt vermutlich dafür, daß der Zustand des Endometriums für die Aufnahme der Blastozyste nicht geeignet ist. Hochdosierte Östrogene, in Einzeldosen an drei aufeinanderfolgenden Tagen gegeben, lösen nach Beendigung der Therapie eine Entzugsblutung aus und können so, nach bereits erfolgter Implantation, eine pharmakologische Abtreibung bewirken. Diese Methode ist mit Dysmenorrhoe, gelegentlich auch mit schwerer Blutung verbunden und daher nicht empfehlenswert.

Der neu eingeführte Wirkstoff *RU486* wird sehr kontrovers diskutiert. Diese Substanz blockiert die Bindung von Progesteron an seinen Rezeptor und kann daher einen Schwangerschaftsabbruch auslösen, indem sie die Uterusruhigstellung durch Progesteron verhindert. Man gibt eine einmalige Dosis, gefolgt von einer Prostaglandin-$F_{2\alpha}$-Injektion nach einigen Tagen. Dies führt zur Uteruskontraktion und Austreibung des befruchteten Eis. Daß damit die Unterbrechung einer Schwangerschaft derart leicht geworden ist, hat besonders in den USA zu einer heftigen Kontroverse geführt.

WEITERE ANWENDUNGSBEREICHE FÜR ÖSTROGENE

Hormonsubstitutionstherapie (HST) besteht in der Verabreichung von Sexualhormonen, insbesondere Östrogenen, mit dem Ziel, den Mangel an endogenen Hormonen nach dem Erlöschen der zyklischen Ovarialfunktion auszugleichen. Die Ovarien entwickeln keine funktionellen Follikel mehr. Der Östrogenmangel geht mit folgenden Problemen einher: mit Osteoporose; mit vasomotorischen Symptomen wie Gesichtsflush, vor allem während der Menopause; mit psychischen Beschwerden; mit einer Atrophie des Urogenitaltraktes; mit einem Austrocknen der Haut und vaginalen Mißempfindungen. All diese Beschwerden werden durch eine Östrogentherapie gebessert.

HST soll das Risiko für kardiovaskuläre Erkrankungen, speziell für Koronarsklerose, vermindern. Dies ließe sich damit erklären, daß nach der Menopause die LDL-Spiegel im Plasma ansteigen und die HDL-Spiegel abfallen, eine Tendenz, die durch HST wieder umgekehrt wird. HST mit Progesteron soll zur Erhöhung der LDL-Spiegel und zur Erniedrigung der HDL-Spiegel führen. Die HST erfolgt in Form sequentieller täglicher Östrogengaben, nach einem ähnlichen Schema wie bei der oralen Kontrazeption.

WEITERE ANWENDUNGSBEREICHE FÜR ÖSTROGENE UND PROGESTERONE

Östrogene wurden zur Induktion der Pubertät, zur Suppression der Laktation, bei Osteoporose und zur Aknebehandlung bei Mädchen verordnet. Progesterone kommen zum Einsatz, um dysfunktionelle Uterusblutungen zu stoppen und, dies allerdings umstrittenermaßen, um die Symptome des prämenstruellen Syndroms zu behandeln.

27 Fortpflanzung beim Mann I

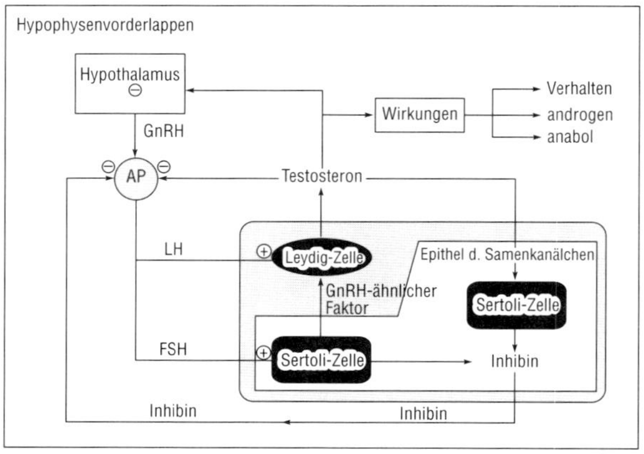

Abb. 27.1
Hormonale Regulation der Fortpflanzungsfunktion des Mannes

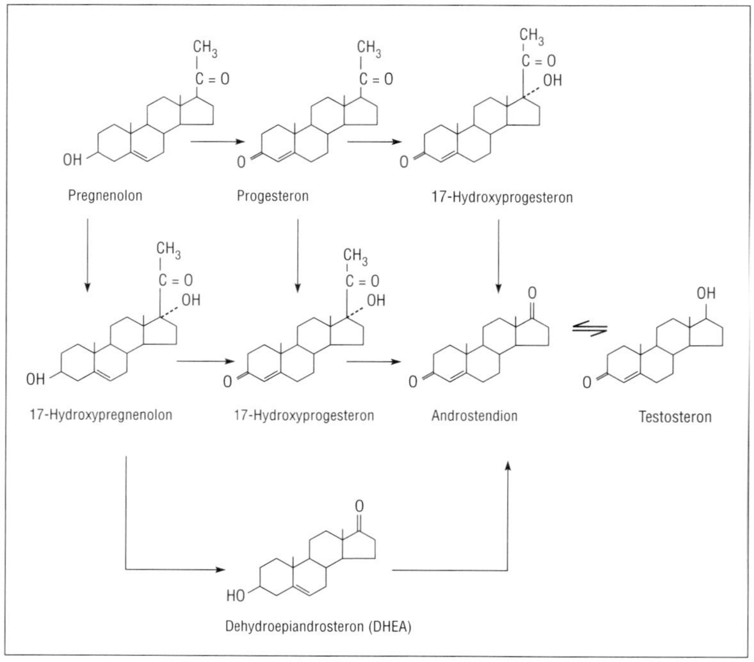

Abb. 27.2 Testosteronsynthese im Hoden

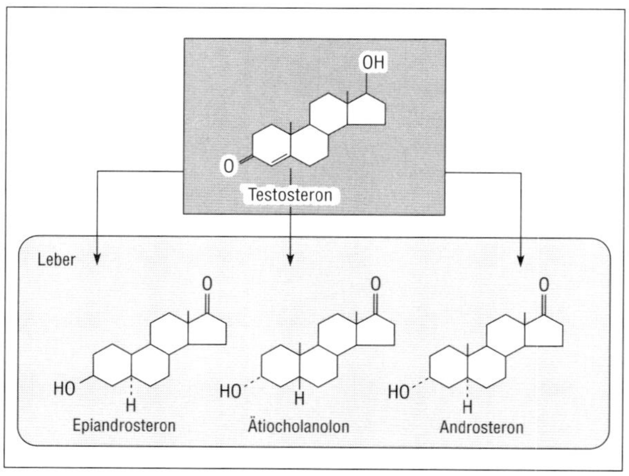

Abb. 27.3 Testosteronmetabolismus

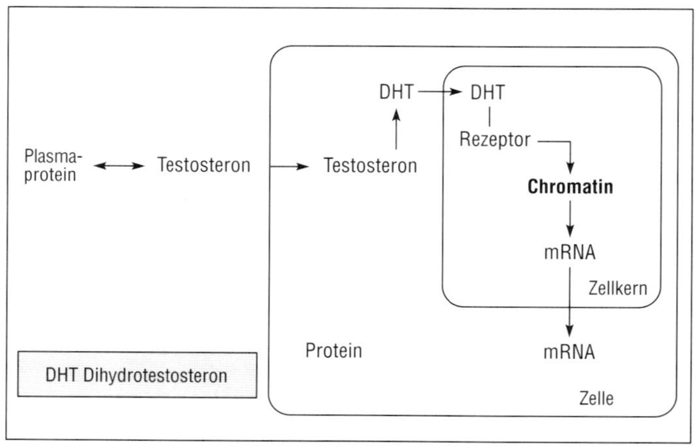

Abb. 27.4 Androgenwirkungsmechanismus

DER HODEN

Der Hoden ist die männliche Keimdrüse, deren Hauptfunktion in der Produktion von Spermatozoen und Testosteron besteht. Die Spermatozoen werden in den Samenkanälchen produziert, Testosteron wird in den Leydig-Zellen synthetisiert. Beim Menschen befinden sich die beiden Hoden, mit jeweils ca. 5 cm Länge und 2-3 cm Durchmesser, im Scrotum. Sie sind von einer bindegewebigen Hülle, der Tunica albuginea, umkapselt und bestehen hauptsächlich aus einer Masse dicht gedrängter Tubuli seminiferi contorti. Diese münden in das Rete testis des jeweiligen Hodens, das wiederum zum Nebenhoden (Epididymis) führende Ductuli speist. Die Epididymis wird eingeteilt in Caput und Corpus, der in das Vas deferens mündet. Dieses Vas deferens wird im Zuge der Vasektomie zur Sterilisation eines Mannes ligiert.

Die Samenkanälchen bestehen aus einer äußeren Hülle aus Bindegewebe und glatter Muskulatur, die eine innere Schicht, in der sich die Sertoli-Zellen befinden, umgibt. In und zwischen den Sertoli-Zellen sind die Keimzellen, die die Spermatozoen bilden, eingebettet. Letztere werden in das Tubuluslumen abgegeben und im Corpus der Epididymidis gespeichert. Die Leydig-Zellen, auch interstitielle Zellen genannt, liegen zwischen den Samenkanälchen und sezernieren Testosteron.

Regulation der Hodenfunktion. Vom Hyothalamus wird in regelmäßigen Intervallen (ungefähr alle 90 Minuten) Gonadotropin-releasing-Hormon (GnRH) an die gonadotropen (deltabasophilen) Zellen im Hypophysenvorderlappen, die follikelstimulierendes Hormon (FSH) und luteinisierendes Hormon (LH) sezernieren, abgegeben. LH stimuliert über den Second messenger cAMP die Testosteronproduktion der Leydig-Zellen. FSH führt, zusammen mit Testosteron, zur cAMP-Stimulation mit anschließender Spermatogenese in den Sertoli-Zellen. Es gibt Anhaltspunkte dafür, daß FSH, evtl. gemeinsam mit *Prolaktin*, eine Vermehrung der Rezeptorenzahl auf den Leydig-Zellen bewirkt. Ein weiteres Hormon, das *Inhibin*, wird ebenfalls in den Hoden, vermutlich von den Sertoli-Zellen, gebildet. Man nimmt an, daß Inhibin, ein Polypeptid, die FSH-Freisetzung aus der Hypophyse über eine negative Rückkopplung, möglicherweise sowohl auf die gonadotropen Hypophysenvorderlappenzellen als auch direkt auf hypothalamischer Ebene, inhibiert.

Testosteronbiosynthese. Bei der Testosteronbiosynthese in den Leydig-Zellen wird Cholesterol in Pregnenolon umgewandelt. Beim Menschen wird Pregnenolon größtenteils an C17 hydroxyliert. Durch anschließende Abspaltung der Seitenketten entstehen die 17-Ketosteroide, die schließlich zu Testosteron umgewandelt werden. In der Blutbahn wird Testosteron zu ca. 95% an Plasmaproteine gebunden, und zwar überwiegend an ein Betaglobulin, das sexualhormonbindende Globulin (SHBG; manchmal auch als gonadales Steroide-bindendes Globulin bezeichnet, da es auch Östradiol bindet), und an Albumin. Testosteron wird hauptsächlich in der Leber zu inaktiven Metaboliten abgebaut. Es sind dies Androsteron und Ätiocholanolon, die als lösliche Glukuronide und Sulfate ausgeschieden werden.

Wirkungsmechanismus von Testosteron. Die Wirkungen von Testosteron sind komplex und schwer zu entschlüsseln, da es nicht nur als eigenständiges Hormon, sondern auch als *Prohormon* fungiert. In der Zielzelle kann Testosteron zu seinem α-reduzierten Metaboliten α-Dihydrotestosteron (DHT) reduziert, aber auch zu Östradiol aromatisiert werden. In einem hochgradig androgenabhängigen Gewebe wie der Prostata diffundiert Testosteron in die Zelle, wo es zu α-Dihydrotestosteron, dem in der Prostata aktiven Androgen, umgewandelt wird. DHT bindet an einen intranukleären Androgenrezeptor und stimuliert die Transkription. Der Androgenrezeptor kann außerdem Testosteron und, in geringerem Maße, auch Progesteron binden. In diesem Zusammenhang ist erwähnenswert, daß der Androgenrezeptor eine ausgeprägte strukturelle Homologie mit dem Rezeptor für Progesteron aufweist, obwohl es sich um verschiedene Rezeptortypen innerhalb der größeren Subgruppe der Steroidrezeptoren handelt (s. Kapitel 4). Der Androgenrezeptor besitzt eine hormonbindende Domäne und eine DNA-Bindungsstelle, die aus zwei Zinkfingern besteht (s. Kapitel 4).

Es gibt synthetisch hergestellte *Antiandrogene*, die mit DHT um dessen Rezeptorstelle konkurrieren. Die wirksamen Antiandrogene basieren auf der Struktur von Progesteron; Beispiele hierfür sind *Cyproteron*, *Cyproteronacetat (CA)* und *Flutamid*. Beim Mann führt CA zur Atrophie der Prostata und der Samenbläschen sowie zum Libidoverlust. Die Substanz wurde wenig erfolgreich zur Behandlung von Sexualstraftätern eingesetzt. CA verhindert das Fortschreiten der Akne Jugendlicher und den androgenetischen Haarausfall. Bei Frauen wird CA zur Behandlung der Virilisierung und des Hirsutismus angewandt.

28 Fortpflanzung beim Mann II

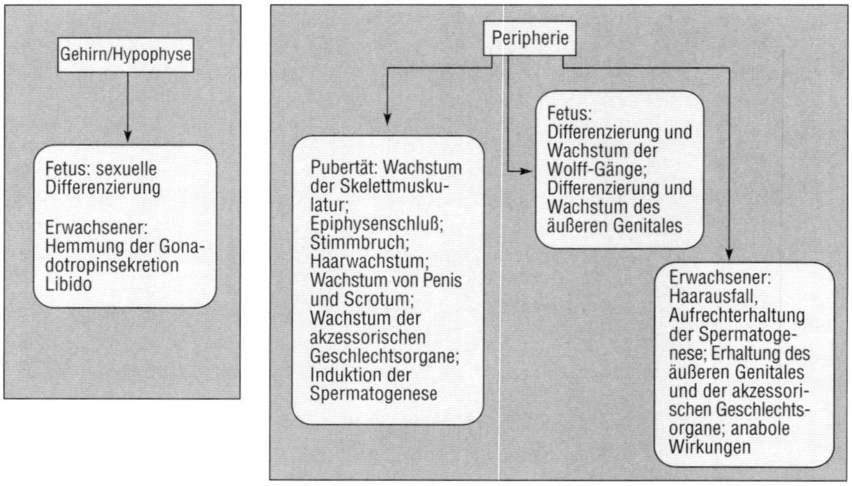

Abb. 28.1 Testosteronwirkungen

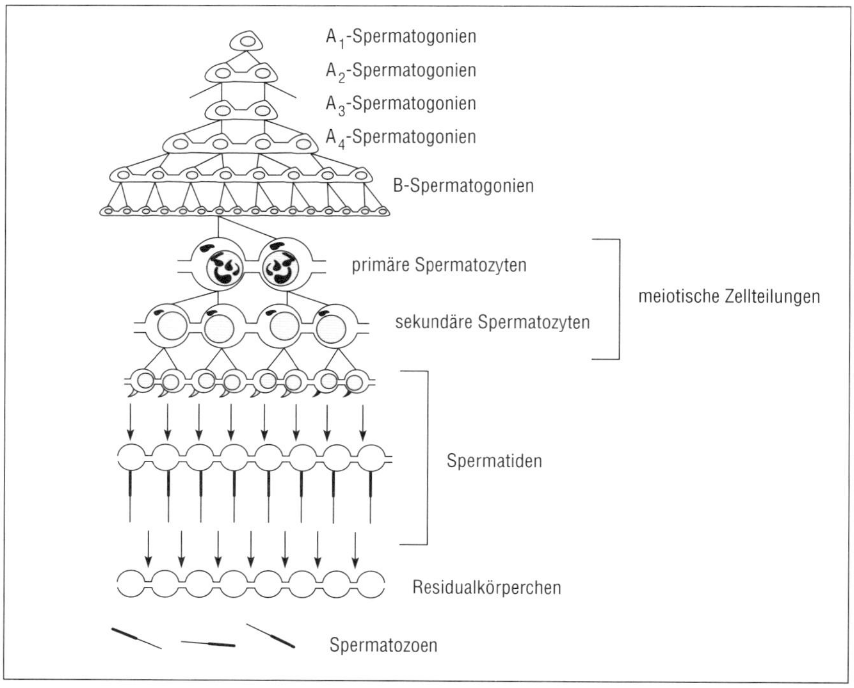

Abb. 28.2 Spermatogenese beim Menschen

TESTOSTERONWIRKUNGEN

Die Wirkungen von Testosteron bestehen in der Etablierung und Aufrechterhaltung der männlichen Geschlechtsfunktionen insgesamt sowie der Libido bei der Frau. Ganz allgemein können androgene („vermännlichende“) und anabole (wachstumsstimulierende; eine positive Stickstoffbilanz schaffende) Testosteronwirkungen unterschieden werden.

Gehirn und Rückenmark. Bei Vögeln und Säugetieren bewirkt Testosteron die sexuelle Differenzierung des fetalen Gehirns (s. Kapitel 19). Das fetale Gehirn enthält Androgen- und Östrogenrezeptoren, die diese Testosteronwirkungen vermitteln. Bei Rattenfeten schützt Testosteron möglicherweise Neurone vor dem Zelltod, speziell in der präoptischen Region des Hypothalamus, im fünften und sechsten Lumbalsegment des Rückenmarks sowie im spinalen Bulbocavernosuskern.

Bei ausgewachsenen männlichen Ratten sind die medial gelegenen Nuclei praeoptici im Gehirn größer als bei weiblichen Tieren. Diese Differenz verschwindet jedoch, wenn die männlichen Ratten während der kritischen Periode der sexuellen Gehirndifferenzierung kastriert werden. Umgekehrt entwickeln weibliche Ratten, die neonatal Testosteroninjektionen erhielten, eine mediale präoptische Region von ähnlicher Größe wie die ihrer männlichen Artgenossen. (Die Gestation dauert bei Ratten 21 Tage, wobei die für die sexuelle Differenzierung entscheidende Phase zwischen dem 18. Gestationstag und dem 5. postpartalen Tag liegt.) Die Kastration ausgewachsener männlicher Ratten führt zur Schrumpfung von Zellkörpern und

Motoneuronaxonen, die am Koitus beteiligt sind. Androgensubstitution stellt ihre ursprüngliche Größe wieder her. Wenngleich es keine Beweise dafür gibt, daß Testosteron auch beim Menschen diese Wirkungen hat, existieren doch Anhaltspunkte dafür, daß Testosteron während der sexuellen Differenzierung des Gehirns, um die sechste Woche herum, Veränderungen im fetalen Gehirn bewirkt.

Verhalten. Wie Testosteron das Verhalten im einzelnen beeinflußt, ist, z. T. aufgrund der eingeschränkten Untersuchungsmöglichkeiten, nicht bekannt. Beim Menschen gibt es keinen augenscheinlichen Zusammenhang zwischen den Testosteronplasmaspiegeln und beliebigen Parametern für sexuelles oder aggressives Verhalten. Männer mit Hypogonadismus haben dieselbe Erektionsfähigkeit wie Männer mit normaler Testosteronsekretion. Andererseits fördert Testosteron Sexualphantasien. So berichteten ältere Männer, die in einer neueren amerikanischen Studie mit Testosteroninjektionen behandelt worden waren, über gesteigerte sexuelle Phantasien und ein erneutes Bedürfnis, sich beruflich zu profilieren. Anscheinend hat das Verhalten seinerseits einen starken Einfluß auf die Testosteronproduktion, da diese durch Streß, ebenso wie durch Depression und Bedrohung durch andere Mitglieder einer sozialen Gruppe, vermindert wird. In Kolonien gefangengehaltener Primaten weisen untergeordnete männliche Tiere erhöhte Prolaktin- und sehr stark reduzierte Testosteronplasmaspiegel auf.

PERIPHERE TESTOSTERONWIRKUNGEN

Eine grundlegende Funktion des Testosterons ist es, zusammen mit follikelstimulierendem Hormon (FSH) die Spermatogenese aufrechtzuerhalten. Man geht zur Zeit davon aus, daß FSH die cAMP-Sekretion durch die Sertoli-Zellen stimuliert; cAMP wiederum stimuliert die Synthese eines spezifischen Proteins, des androgenbindenden Proteins (ABP), welches in das Lumen der Samenkanälchen sezerniert wird. Die Sertoli-Zellen produzieren außerdem die erforderlichen Nährstoffe für das Wachstum und die Differenzierung der Spermatozoen. Das luteinisierende Hormon (LH) stimuliert die Leydig-Zellen zur Produktion von Testosteron, das eine Bindung mit ABP eingeht. Der resultierende Komplex bringt das Testosteron auf bislang ungeklärte Weise in die unmittelbare Nachbarschaft der in Entwicklung begriffenen Spermatozyten. Zudem bewirkt ABP möglicherweise den Aufbau lokaler Testosteronkonzentrationen sowie den Transport des Hormons zur Epididymis. Die Leydig-Zellen synthetisieren außerdem Östrogene, die ebenfalls an ABP binden und für die normale Spermatogenese essentiell sind. Für die frühe Teilung der Spermatogonien ist Wachstumshormon unabdingbar.

Der Hoden eines jungen Erwachsenen produziert ungefähr 120 Millionen Spermien pro Tag. Die meisten werden im Vas deferens und in der Ampulle des Vas deferens gespeichert, wo sie für mindestens einen Monat ohne Verlust ihrer Fertilität verweilen können. Während sie dort gespeichert sind, sind sie aufgrund verschiedener hemmender Faktoren inaktiv und werden erst im Uterus aktiviert. Im weiblichen Genitale bleiben Spermien höchstens ein oder zwei Tage am Leben. Spermien überleben in neutraler oder schwach alkalischer Umgebung, gehen jedoch in stark sauren Medien rasch zugrunde. Zwar erhöht sich die metabolische Aktivität der Spermien mit steigender Temperatur erheblich, ihre Lebensdauer verkürzt sich hierdurch jedoch beträchtlich.

Akzessorische Geschlechtsorgane. Testosteron sorgt für die Erhaltung der Funktionen und der strukturellen Unversehrtheit der *Samenbläschen* und der *Prostata*. Die Funktion der Samenbläschen besteht im wesentlichen in der Sekretion zahlreicher Substanzen, einschließlich großer Mengen Prostaglandine, Fruktose und Fibrinogen. Während der Ejakulation kontrahieren sich die Samenbläschen, und die Flüssigkeit, die dabei entleert wird, vermischt sich mit derjenigen, die die Spermatozoen enthält. Während die Fruktose einen wichtigen Nährstoff für die Spermien darstellt, unterstützen die Postaglandine ihre Fortbewegung, indem sie zur Kontraktion von Uterus und Eileitern führen und durch Reaktion mit dem Zervixschleim diesen für Spermien empfänglicher machen. Während des Orgasmus und der Emission sezerniert die Prostata eine dünne alkalische Flüssigkeit, die ein Profibrinolysin, ein Gerinnungsenzym, Calcium, Zitrat und saure Phosphate enthält. Die Funktionen der Prostataflüssigkeit sind nicht bekannt. Möglicherweise verschafft sie den Spermien eine weniger saure Umgebung und verbessert ihre Motilität.

Anabole Testosteronwirkungen. Testosteron erhöht den Grundumsatz, indem es die Synthese von Enzymen und anderen Proteinen steigert. Während der Pubertät erhöht es die Produktion der roten Blutkörperchen um 10-15%; entsprechend haben Männer ca. 700 000 rote Blutkörperchen mehr pro Milliliter als Frauen. Testosteron bewirkt außerdem, trotz der offensichtlichen Abwesenheit von Androgenrezeptoren in der Skelettmuskulatur, eine Vermehrung der Muskelmasse. Möglicherweise liegt diesem Effekt eine Hemmung der normalen katabolen Glukokortikoidwirkungen im Muskel zugrunde.

29 Fortpflanzung beim Mann III

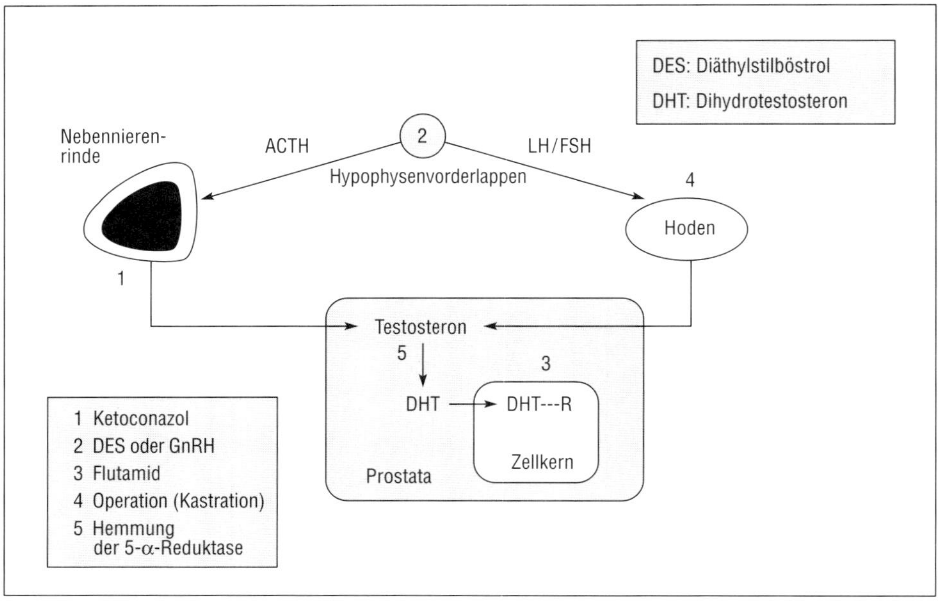

Abb. 29.1
Behandlung des Prostatakarzinoms

FORTPFLANZUNGSPATHOPHYSIOLOGIE DES MANNES

Hypogonadismus. Unter Hypogonadismus versteht man das funktionelle Versagen der Hoden, d. h. die mangelhafte Produktion von Testosteron und Spermatozoen. Er kann auf genetischen Defekten beruhen (s. Kapitel 20). Der Begriff *primärer Hypogonadismus* bezeichnet Keimdrüsenanomalien, z. B. die Agenesie (fehlende Anlage) der Leydig-Zellen oder ihren Funktionsverlust im Erwachsenenalter (auch Klimakterium des Mannes genannt). Bei Frauen steht der Begriff „Klimakterium" lediglich für die Zeit nach der letzten Menstruation und impliziert, anders als bei Männern, deren Hodenfunktion ja bis ins hohe Alter erhalten bleiben kann, keinen pathologischen Zustand. Ein Versagen der Leydig-Zellen kann nach Mumps auftreten. Mit den Begriffen *sekundärer Hypogonadismus* oder *hypogonadotroper Hypogonadismus* wird ein Gonadotropinmangel oder die nachlassende Sekretion von Gonadotropin-releasing-Hormon (GnRH) beschrieben.

Hypergonadismus. Von Hypergonadismus spricht man bei überschießender Aktivität der Gonaden, was im Falle androgensezernierender Leydig-Zelltumoren zu einer *Virilisierung* und im Falle östrogenproduzierender Leydig-Zelltumoren zu einer *Feminisierung* führen kann. Bei den genannten Beispielen handelt es sich um *primären Hypergonadismus*, während der durch exzessive Produktion von GnRH und/oder Gonadotropin verursachte als *sekundärer Hypergonadismus* bezeichnet wird.

Androgenresistenz beruht entweder auf Mutationen des Androgenrezeptors, dessen Affinität für Androgen dann nicht mehr für die Aufrechterhaltung einer normalen androgenen Reaktion ausreicht, oder auf der völligen Abwesenheit des Androgenrezeptors.

Gynäkomastie ist die Vergrößerung der Brust bei Männern. Sie wird meist durch pathologisch erhöhte endogene oder exogene Östrogene verursacht. Gynäkomastie in Kombination mit Galaktorrhoe (Milchproduktion) kann auf einen prolaktinsezernierenden Tumor hinweisen. Manchmal tritt eine Gynäkomastie bei älteren Männern, evtl. infolge einer Erhöhung des Östrogen/Androgen-Verhältnisses im Blut, auf. Das Leiden wurde auch nach dem Rauchen von Cannabis beobachtet, das bekanntermaßen zum Rückgang der Testosteronsynthese und zum Libidoverlust führt.

Impotenz. Man spricht von Impotenz, wenn eine Peniserektion nicht möglich ist. Die Ursache hierfür ist nicht bekannt. Die Erektion kommt durch nervale Impulse, die über die parasympathischen Nervi erigentes zum Penis gelangen, zustande. In der Folge kommt es zur Vasodilatation der Penisarterien und damit zur Füllung der Corpora cavernosum und spongiosum mit arteriellem Blut. Das paarige Corpus cavernosum besteht aus zylindrischen Bluträumen, die das erektionsfähige Gewebe des Penis bzw. der Klitoris bilden. Das Corpus spongiosum umgibt mit seinem Blutraum die Urethra. Wenn sich diese Kavernen mit Blut füllen und anschwellen, kommt es zur Peniserektion. Ein überzeugender Zusammenhang zwischen der Impotenz und einer Dysfunktion der cholinergen Penisinnervation besteht allerdings nicht. Kürzlich wurde entdeckt, daß während der Erektion das Peptid Vasoactive intestinal peptide (VIP) in großen Mengen im Blut der Schwellkörper vorhanden ist. VIP findet sich außerdem in Nervenendigungen der Kavernen, und die Infusion von VIP in die Kavernen führt zur Erektion. Aus dieser Entdeckung könnte sich eine Therapiemöglichkeit für die Impotenz ergeben. Es existieren zahlreiche Anhaltspunkte dafür, daß es sich bei der Impotenz um ein psychisches Problem handeln kann. Ob allerdings zwischen den psychischen Störungen, die zur Impotenz führen, und einer verringerten VIP-Freisetzung aus den Nervenendigungen im Penis ein Zusammenhang besteht, bedarf noch der Klärung.

Priapismus. Beim Priapismus handelt es sich um eine anhaltende, schmerzhafte Peniserektion, die durch Pharmaka, z. B. Papaverin, ausgelöst werden kann. Eine dem Priapismus zugrundeliegende endokrine Störung wurde bislang nicht nachgewiesen. Wird ein Priapismus nicht unterbrochen, kommt es schließlich zur Fibrosierung des spongiösen erektilen Gewebes, was spätere Erektionen unmöglich macht.

Pathophysiologie der Prostata. Innerhalb der Fortpflanzungspathophysiologie des Mannes beschreibt der Bereich der Pathophysiologie der Prostata wohl die ernstesten, da unter Umständen lebensbedrohlichen, Krankheitsbilder.

Benigne Prostatahyperplasie (BPH). Bei der BPH kommt es, meist bei Männern in mittlerem bis fortgeschrittenem Alter, durch Wachstum des mittleren Prostatalappens zur Kompression und schließlich beginnenden Okklusion der Urethra. Die Erkrankung wird als „benigne" bezeichnet, weil keine anderen Gewebe invadiert und zerstört werden und keine Metastasierung in entfernte Körperregionen stattfindet. Die BPH ist androgenabhängig und wird stark durch Dihydrotestosteron (DHT), den in der Prostata aktiven androgenen Metaboliten, stimuliert. Als erfolgreichste Behandlungsmethode hat sich die komplette oder partielle chirurgische Entfernung der Prostata erwiesen. Die Operation kann durch die Blase (transvesikale Prostatektomie) oder durch die Urethra (transurethrale Resektion), wobei Prostatagewebe mittels Hitzeanwendung weggebrannt wird, vorgenommen werden. Kürzlich wurden Inhibitoren des Enzyms 5α-Reduktase, das Testosteron in DHT überführt, zur Therapie der BPH eingeführt.

Das Prostatakarzinom ist fast immer androgenabhängig und metastasiert in die Wirbelsäule, was oft mit Schmerzen verbunden ist. Früher wurde der Patient nach Diagnosestellung kastriert oder mit hohen Dosen des Östrogens Diäthylstilböstrol (DES) behandelt. Ziel ist die Entfernung des Tumors sowie sämtlicher Androgenquellen. Man kann auch *Ketoconazol*, ein Pharmakon, das bei der Behandlung von Pilzinfektionen gebräuchlich ist, einsetzen, da es die Cholesterolsynthese hemmt und damit die Steroidproduktion in allen Geweben blockiert. Eine neuere und akzeptablere Therapie besteht in der Verabreichung stabiler GnRH-Analoga, wie z. B. *Buserelin*. Konstante Blutspiegel dieser Substanzen sorgen zuverlässig für die Ausschaltung der Gonadotropinfreisetzung durch den Hypophysenvorderlappen, indem sie die Sensitivität der gonadotropen (deltabasophilen) Zellen für hypothalamisches GnRH aufheben. (Sie bewirken dies *nicht* durch eine Herabsetzung der Empfindlichkeit der GnRH-Rezeptoren.) Das Ergebnis ist eine pharmakologische Kastration, die bei Absetzen der Therapie reversibel ist. Einen weiteren Therapieansatz stellt die Gabe von Androgenrezeptorenblockern, wie *Flutamid* oder *Cyproteron*, dar.

Es ist ratsam, bei Therapiebeginn mit GnRH-Analoga zusätzlich ein Antiandrogen zu verabreichen. Denn initial ruft das GnRH-Analogon eine vorübergehende Steigerung der Testosteronproduktion hervor, die ihrerseits eine verhängnisvolle Stimulation der Tumoraktivität bewirken kann.

30 Gonadotropin-releasing-Hormon als Beispiel eines endokrinen Peptidhormons

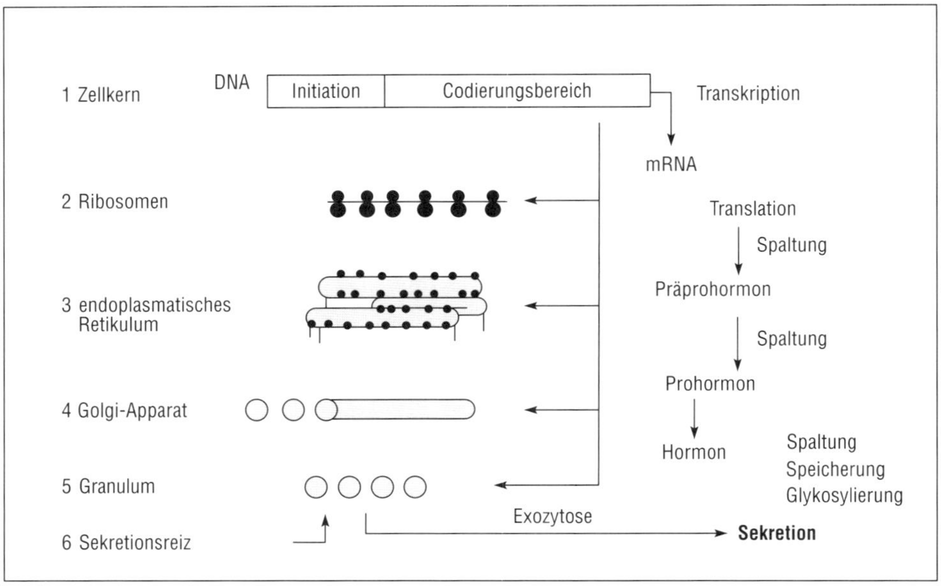

Abb. 30.1
Synthese und Freisetzung von Peptidhormonen

SYNTHESE UND FREISETZUNG VON PEPTIDHORMONEN

Mit der Entdeckung von immer mehr Peptid- und Proteinhormonen gewinnen diese zunehmend an Bedeutung, weswegen man zumindest Grundlegendes über die einzelnen Stufen ihrer Synthese und Freisetzung wissen sollte. Gonadotropin-releasing-Hormon (GnRH), das in diesem Buch bereits ausführlich besprochen wurde, ist ausgezeichnet für das exemplarische Studium eines Peptidhormons geeignet, da über seine Struktur, Produktion, Freisetzung und Wirkungen so viel bekannt ist.

Transkription. Der erste Schritt bei der Synthese eines Peptides wie GnRH besteht in der Transkription des Gens, das die Hormon-mRNA codiert. Dafür wird eine Startstelle, die oberhalb der Codierungsregion liegt, durch ein Signal aus dem Zytoplasma des hypothalamischen Neurons, in dem das Peptid synthetisiert wird, aktiviert. Im Falle des GnRH kommt das Signal von einem Neurotransmitter, evtl. Dopamin, der eine Zunahme des zytoplasmatischen cAMP auslöst, was zur Genaktivierung führt. Umgekehrt könnte die cAMP-Produktion durch die Einwirkung eines Opioidneurotransmitters auf seinen Rezeptor in der Membran des GnRH-Neurons gehemmt werden.

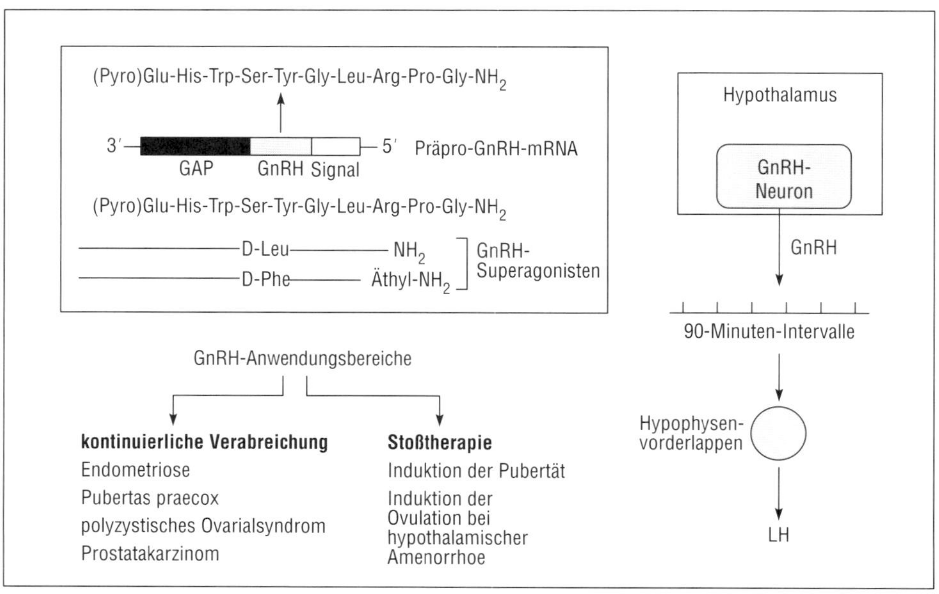

Abb. 30.2
Gonadotropin-releasing-Hormon

Präprohormon. Die GnRH-mRNA wird als Präpro-GnRH-mRNA bezeichnet, weil aus ihr durch Translation ein großes Präkursorpeptid, Präpro-GnRH genannt, entsteht. Die mRNA gelangt aus dem Zellkern ins Zytoplasma, wo an Ribosomen des endoplasmatischen Retikulums die Translation zu Präpro-GnRH stattfindet. Das Präkursorpeptid besteht aus einer Signalsequenz von 23 Aminosäuren, gefolgt von der GnRH-Sequenz selbst. Danach kommen 56 Aminosäuren, die den C-terminalen Peptidbereich bilden. Dieser Bereich, von dem zufällig entdeckt wurde, daß er ein Inhibitor der Prolaktinsekretion ist, trägt die Bezeichnung GAP (GnRH-assoziiertes Peptid). Dies veranschaulicht das Prinzip, daß mehr als ein physiologisch aktives Peptid aus einem einzigen Peptidpräkursor entstehen kann. Die Signalpeptidsequenz am N-terminalen Ende des Präpro-GnRH sorgt für dessen Transfer zum endoplasmatischen Retikulum, währenddessen durch Spaltung ein kürzeres Prohormon entsteht.

Spaltung und Speicherung. Anschließend wird das Prohormon zum Golgi-Apparat befördert, wo durch weitere Spaltungen das endgültige Hormon entsteht, in diesem Fall das Dekapeptid GnRH. Das Hormon wird in Speichergranula verpackt und bei Bedarf, im Falle des GnRH als zelluläre Antwort auf eine Neurotransmitteraktivität, freigesetzt. Die Freisetzung von Peptidhormonen kann ganz allgemein als Reaktion auf die Bindung von Liganden anderer Rezeptoren auf der Zelloberfläche, auf eine Veränderung der Zelloberflächenspannung oder auf eine metabolische Veränderung in der Zelle selbst erfolgen.

Exozytose. Das Hormon wird mittels Exozytose aus der Zelle geschleust. Bei entsprechender Stimulation steigen die intrazellulären Konzentrationen von freiem Ca^{2+} und cAMP und führen zur Kontraktion von Myofilamenten, durch die das Granulum entlang von Mikrotubuli zur Zellmembran geleitet wird. Es verschmilzt mit der Membran, ein Vorgang, der Ca^{2+} erfordert. Dabei wird die Membran lysiert, und der Vesikelinhalt gelangt in den Extrazellulärraum und von dort aus über benachbarte Kapillaren in den Blutkreislauf. GnRH-Neurone endigen an Pfortadergefäßen, so daß bei der Freisetzung ein großer Teil des exozytierten GnRH in das hypothalamisch-hypophysäre Pfortadersystem gelangt.

Struktur-Funktion-Beziehungen. Sobald die Struktur eines Hormons aufklärt ist, wird versucht, stabilere Analoga für den therapeutischen Gebrauch zu synthetisieren. Bei GnRH führt die Substitution mit D-Aminosäuren zu potenten Analoga, die gegenüber enzymatischer Auflösung resistent sind.

Rezeptorcharakterisierung. Hierbei werden mit Hilfe der radioaktiv markierten stabilen Analoga die Lokalisation und die Eigenschaften des Peptidrezeptors untersucht. Die Rezeptoren für GnRH liegen auf der Zellmembran der gonadotropen (deltabasophilen) Zellen des Hypophysenvorderlappens. Die Stimulation des GnRH-Rezeptors durch GnRH führt zum Anstieg von intrazellulärem cAMP und gleichzeitig zur Sekretion von follikelstimulierendem Hormon (FSH) und luteinisierendem Hormon (LH).

Hormonmessung. Wenn es gelungen ist, ein Hormon zu charakterisieren und in großen Mengen zu produzieren, können Antikörper gegen dieses Hormon hergestellt und zu Messungen unter verschiedenen physiologischen und pathologischen Bedingungen verwendet werden. Im Falle des GnRH war die Verfügbarkeit eines Radio-Immunassays Voraussetzung für die Entdeckung, daß das Hormon in regelmäßigen Intervallen von ungefähr 90 Minuten abgegeben wird. Diese episodische Freisetzung ist für den Erhalt der Gonadotropinsekretion und damit auch der Fertilität sowohl männlicher als auch weiblicher Primaten, einschließlich des Menschen, erforderlich.

31 Oxytocin

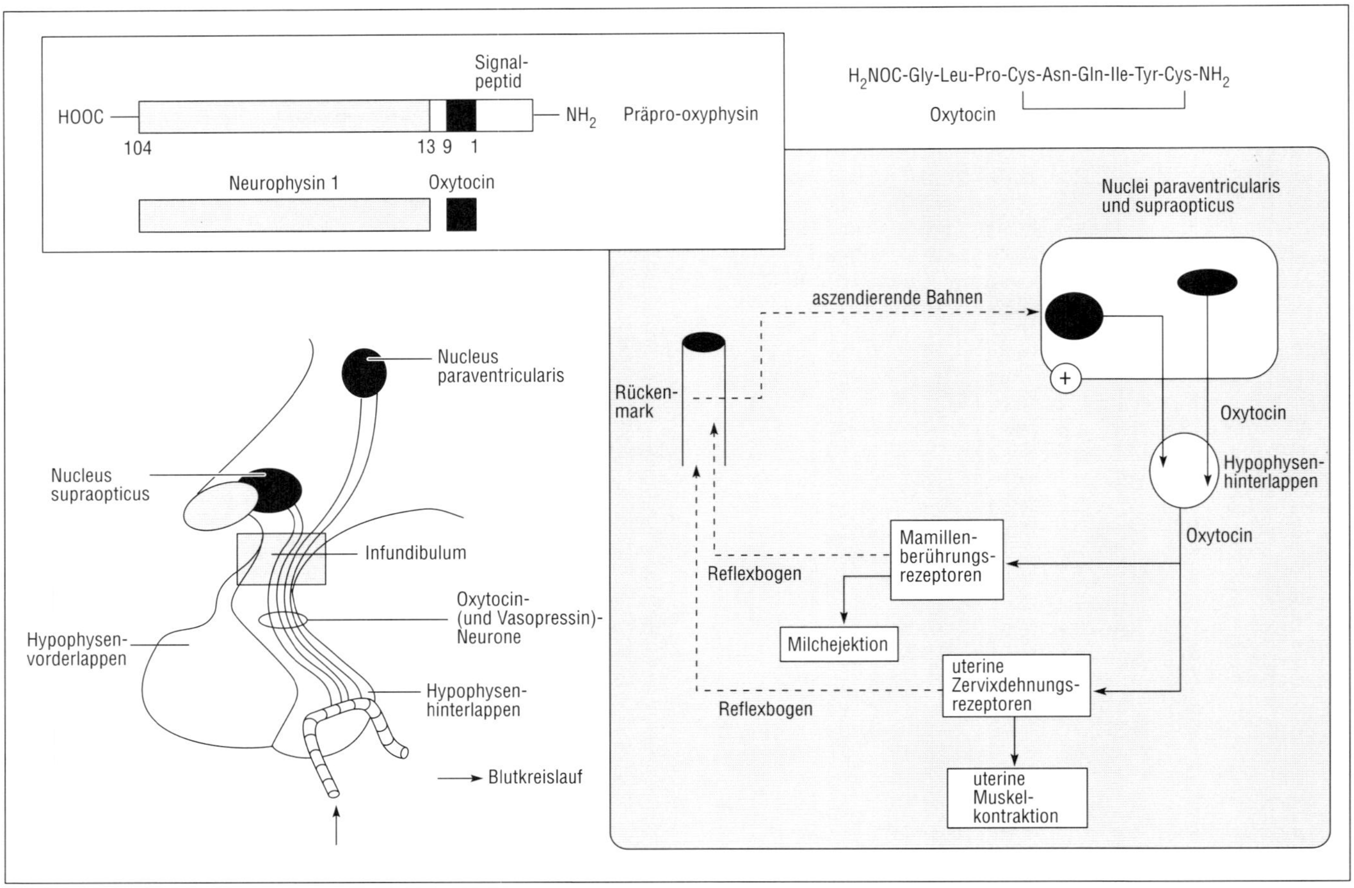

Abb. 31.1 Oxytocin

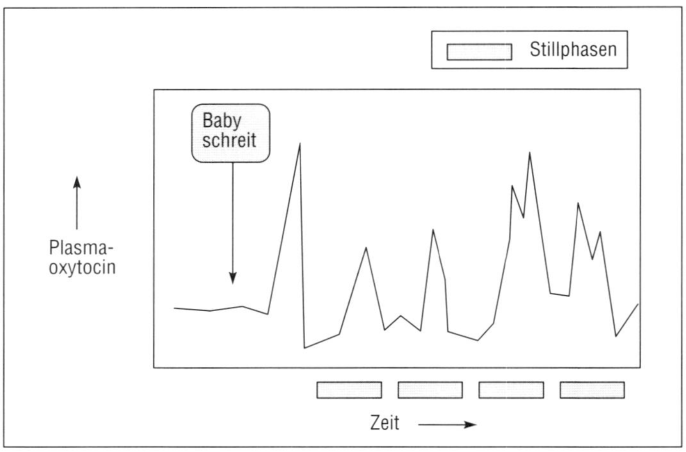

Abb. 31.2
Stimulus für die Oxytocinfreisetzung

BIOSYNTHESE

Oxytocin wird in den Zellkörpern der großzelligen Neurone der Nuclei paraventricularis und supraopticus im Hypothalamus synthetisiert. Andere Neurone in denselben Nuclei produzieren Vasopressin (s. Kapitel 32). Die Axone dieser Neurone durchlaufen das Infundibulum und enden in direktem Kontakt zu fenestrierten Kapillaren im Hypophysenhinterlappen. Sowohl Oxytocin als auch Vasopressin werden, zusammen mit Proteinen, die als *Neurophysine* bezeichnet werden, im rauhen endoplasmatischen Retikulum des Zellkörpers synthetisiert. Oxytocin und sein Neurophysinprotein (Neurophysin I) werden zusammen in dasselbe Vesikel oder Sekretgranulum des Golgi-Apparates gepackt. Es enthält außerdem die Enzyme, die Oxytocin von seinem Neurophysin abspalten, während die Granula entlang des Axons zur Nervenendigung wandern. Das Granulum benötigt ca. zwölf Stunden, um vom Zellkörper zum Hypophysenhinterlappen zu gelangen. Gelegentlich wird Neurophysin I als Oxytocintransportprotein bezeichnet. Es gibt Anhaltspunkte dafür, daß Oxytocin und Vasopressin den Hypophysenhinterlappen nicht erreichen, wenn die Synthese der Neurophysine ausbleibt.

Es sollte erwähnt werden, daß Oxytocinneurone Axone nicht nur zum Hypophysenhinterlappen, sondern auch zu höheren Hirnzentren, wo das Hormon als Neurotransmitter bestimmte Verhaltensweisen vermitteln könnte (s. u.), senden.

SEKRETION

Exzitatorische cholinerge und inhibitorische Neurone bilden Synapsen an den neurosekretorischen Oxytocinneuronen in den Nuclei paraventricularis und supraopticus. Oxytocin wird infolge eines intrazellulären Ca^{2+}-Anstiegs, ausgelöst durch eine Depolarisation der Axonmembran, die wiederum zur Öffnung von Calciumkanälen führt, am Nervenende exozytotisch sezerniert. Die Oxytocinapplikation an Oxycotinneurone im Hypothalamus stimuliert die Oxytocinfreisetzung aus den Nervenendigungen. Welche Bedeutung dieser Beobachtung zukommt, bedarf noch der Klärung.

WIRKUNGEN

Oxytocin bindet an seinen Rezeptor auf Zielzellen, z. B. dem Myoepithel der Mamma oder der glatten Muskulatur der Gebärmutter, und aktiviert das Phospholipase/Inositoltriphosphat(PLC/IP_3)-System, das wiederum zum Anstieg von intrazellulärem Ca^{2+} und so zur Umsetzung der Hormonwirkung führt.

Entbindung. Oxytocin bewirkt während der letzten zwei bis drei Wochen der Schwangerschaft die Kontraktion der glatten Muskulatur des uterinen Myometriums. Möglicherweise liegt dies an einer steilen Vermehrung der Oxytocinrezeptoren, deren Synthese durch die während des letzten Trimesters der Schwangerschaft hohen Konzentrationen zirkulierender Östrogene stimuliert wird. Die auslösende Ursache für die Oxytocinrezeptorensynthese könnte das erhöhte Östrogen/Progesteron-Verhältnis, das durch sinkende Progesteronspiegel während der Wehen entsteht, sein. Oxytocin wird, möglicherweise als Reaktion auf die Dilatation der Zervix, von der afferente Fasern zum Zentralnervensystem führen, im Laufe der Wehen und des Geburtsvorgangs vom Hypophysenhinterlappen freigesetzt. Es ist noch nicht bekannt, ob die Oxytocinsekretion die auslösende *Ursache* für das Einsetzen der Wehen beim Menschen ist.

Milchfluß. Durch den Saugreiz werden sensorische Nervenendigungen in der Mamille und der Areola mammae stimuliert, wobei die Impulse über afferente Fasern zum Rückenmark geleitet werden. Von dort aszendieren sie via laterale, dorsale und ventrale spinothalamische Bahnen zum Mittelhirn, von wo aus exzitatorische Fasern direkt zu den Oxytocinneuronen im Hypothalamus führen. Oxytocin bindet an Rezeptoren auf den myoepithelialen Zellen des Mammagewebes und bewirkt die Kontraktion ihrer muskelähnlichen Fasern. Hierdurch kommt es zur intramammalen Druckerhöhung, gefolgt von der Milchejektion aus den Alveoli in die Ducti und durch die Mamille.

Es kann auch vor Beginn des Saugreflexes zum Milchfluß aus den Brüsten kommen. Allein das Schreien eines Babys kann den Milchfluß in Gang setzen.

Mütterliches Verhalten kann durch Oxytocin hervorgerufen werden. Nach direkter Oxytocinapplikation in den Liquor cerebrospinalis zeigen jungfräuliche Ratten ein mütterliches Verhalten gegenüber Pflegejungen. Nach Ovarektomie hat Oxytocin diesen Effekt nicht mehr. Er kann jedoch erneut hervorgerufen werden, indem die ovarektomierten Ratten zuvor Östrogeninjektionen erhalten. Diese Experimente legen nahe, daß hohe Östrogenkonzentrationen im Gehirn die Voraussetzung für mütterliches Verhalten sind. Die Östrogene stimmen das Gehirn empfänglich für die Wirkung von Oxytocin, das, entweder als Neurotransmitter oder als Hormon oder beides, nach der Entbindung, und besonders während des Stillens, mütterliches Verhalten stimuliert.

Sexual- und Paarungsverhalten. Oxytocin wird beim Menschen während des Koitus und des Orgasmus aus dem Hypophysenhinterlappen freigesetzt. Die Bedeutung hiervon ist noch unbekannt.

32 Vasopressin

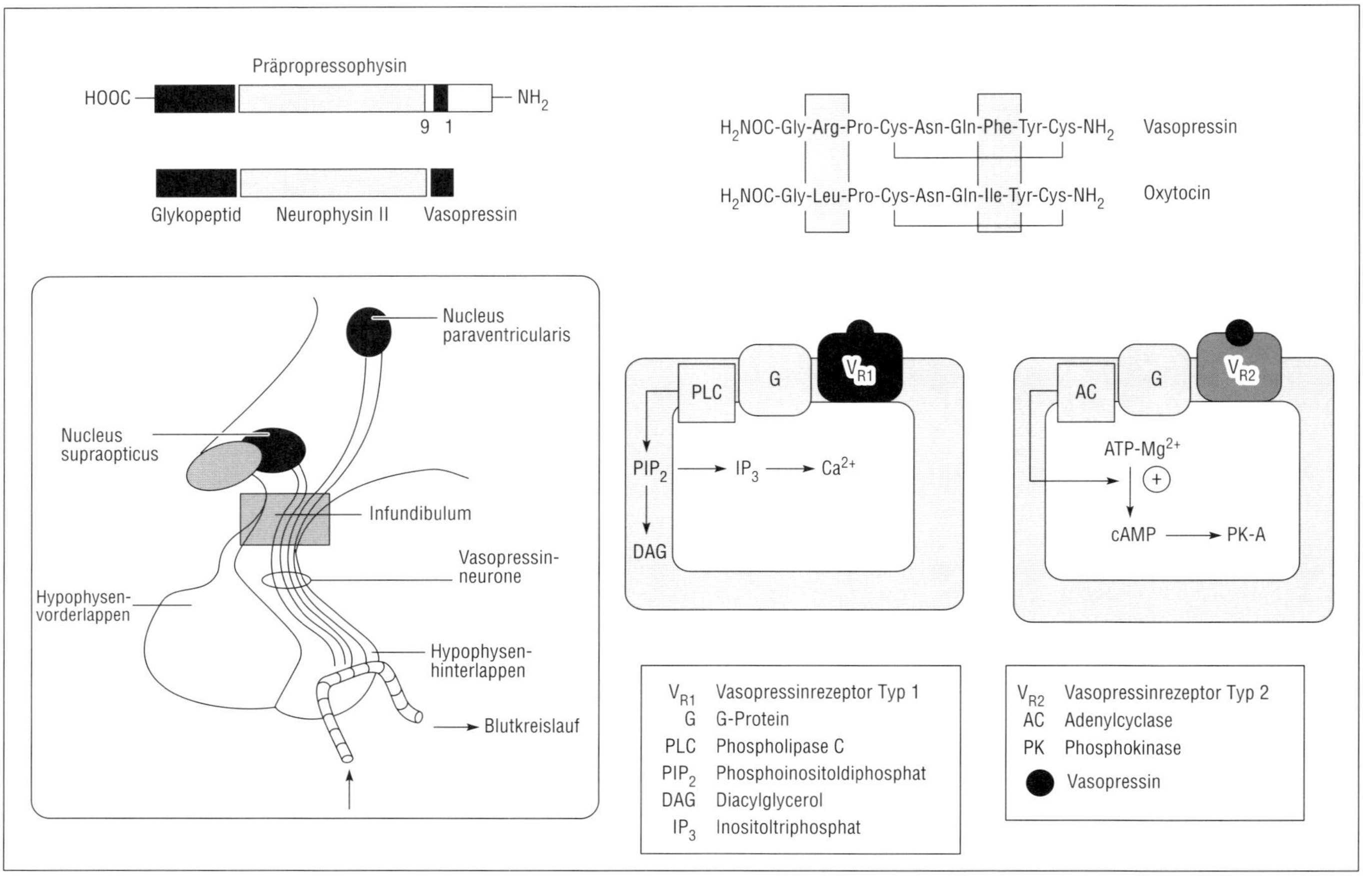

Abb. 32.1 Vasopressin

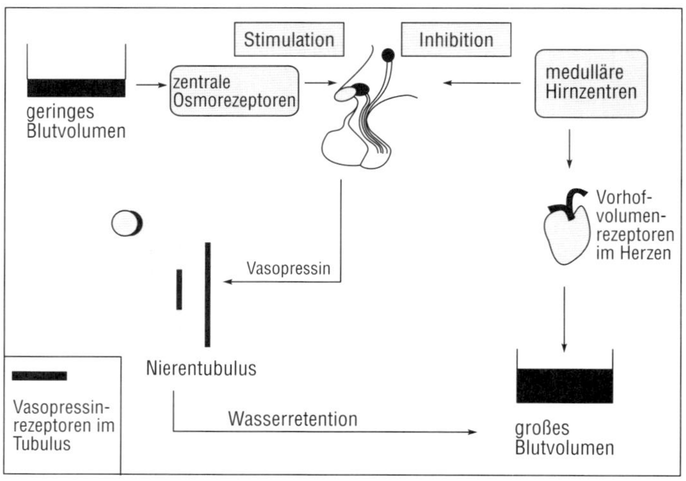

Abb. 32.2 Vasopressinwirkungen

BIOSYNTHESE

Vasopressin ist, wie Oxytocin, ein Nonapeptid und wird hauptsächlich in den Nervenendigungen der großzelligen paraventrikulären und supraoptischen Neurone im Hypothalamus synthetisiert. Vasopressinsynthetisierende Neurone wurden außerdem in anderen hypothalamischen Nuclei, wie dem Nucleus suprachiasmaticus, und in extrahypothalamischen Regionen des limbischen Systems gefunden.

Die Axone der vasopressinproduzierenden Zellkörper im Hypothalamus verlaufen nicht nur zum Hypophysenhinterlappen. Bei einigen wurde ein Kontakt zu fenestrierten Kapillaren des infundibulären Pfortadersystems beobachtet, während andere zum Rückenmark und anderen Hirnzentren führen. Vasopressin spielt, abgesehen von seiner Funktion bei der Regulation des Blutvolumens, möglicherweise eine wichtige Rolle für die Hirnfunktion (s. u.). Humanes

Vasopressin wird, im Gegensatz zu dem vom Schwein z. B., wo das Arginin durch einen Lysinrest ersetzt ist, als Arginin-Vasopressin bezeichnet. Bislang gelang der Nachweis von Vasopressin nur bei Säugetieren.

Die Biosynthese von Vasopressin ist im Prinzip derjenigen von Oxytocin insofern sehr ähnlich, als es zusammen mit seinem Transportprotein, dem Neurophysin II, in Granula gepackt wird. Präpropressophysin, das 166 Aminosäuren umfaßt, enthält nicht nur die Sequenzen für das Signalpeptid, für Vasopressin und Neurophysin II, sondern auch für ein Glykoprotein, dessen Funktion noch unbekannt ist. Die Bedeutung der Neurophysine wird angesichts folgender Entdeckung deutlich: Bei einer Rattenmutante, der sogenannten „Brattleboro"-Ratte, verhindert eine einzige Nukleotiddeletion im zweiten Exon des Gens, das einen sehr gut konservierten Bereich des Neurophysins II codiert, die Translation der Vasopressin-mRNA. Diese Ratten leiden an einer Erkrankung, die dem Diabetes insipidus des Menschen entspricht.

WIRKUNGSMECHANISMUS VON VASOPRESSIN

Die Vasopressinwirkungen werden durch spezifische Rezeptoren auf der Plasmamembran der Zielzelle vermittelt. Solche Rezeptoren wurden in vielen Organen, einschließlich der Niere, der Hypophyse, der Blutgefäße, der Thrombozyten, der Leber und der Keimdrüsen, sowie auf Tumorzellen entdeckt.

VASOPRESSINREZEPTOREN

Mit Hilfe synthetischer Vasopressinanaloga konnten zwei Subtypen von Vasopressinrezeptoren, VR1 und VR2, identifiziert werden. Alle Gewebe außer der Niere enthalten VR1 und sind an das IP_3-Secondmessenger-System, das die vasopressorische Wirkung von Vasopressin vermittelt, gekoppelt. VR2 scheinen nur in der Niere vorzukommen, wo sie über cAMP die wasseraufnehmende Wirkung von Vasopressin vermitteln. Inzwischen hat es den Anschein, daß es viele VR1-Unterklassen gibt.

PHYSIOLOGISCHE VASOPRESSINWIRKUNGEN

Niere. Vasopressin beeinflußt die Fähigkeit der Nierentubuli, Wasser zu reabsorbieren. Die Rezeptoren für Vasopressin befinden sich im wesentlichen im aszendierenden Teil der Henleschen Schleife sowie in den Sammelrohren und nur vereinzelt im Mesangium (Peripherie) des Glomerulus. Während gelöste Teilchen in großem Umfang in der Henleschen Schleife reabsorbiert werden, zeigen die Wände der Sammelrohre eine variable Permeabilität für Wasser. In Abwesenheit von Vasopressin sind die Sammelrohre für Wasser nicht permeabel, entsprechend wird ein hyposmotischer Urin ausgeschieden. Ist dies chronisch der Fall, handelt es sich um einen Diabetes insipidus. Ist die Plasmakonzentration von Vasopressin hoch, z. B. bei Dehydratation oder Hämorrhagie, werden die Sammelrohre für Wasser durchlässig, ein hyperosmotischer Urin wird ausgeschieden, und die Konzentration der gelösten Teilchen im Plasma steigt. Bei Gesunden reguliert Vasopressin den Aufbau des osmotischen Gradienten während der Tubuluspassage des tubulären Filtrates und sorgt für die Wassereinsparung des Körpers. Die Vasopressinfreisetzung aus dem Hypophysenhinterlappen wird hauptsächlich vom Blutvolumen bestimmt. Im Hypothalamus befinden sich, in anatomischer Nähe zu den Nuclei paraventricularis und supraopticus, Osmorezeptoren mit einer selektiven Sensitivität für Zucker oder Natriumionen, die auf einen Anstieg der Blutosmolarität ansprechen. Vasopressin wird freigesetzt und das Blutvolumen nimmt zu, wodurch die Aktivität der Osmorezeptoren wieder abgeschaltet wird.

Blutdruck. Vasopressin ist aufgrund seiner Auswirkungen auf das Blutvolumen auch an der Regulation des Blutdrucks beteiligt. Eine Vergrößerung des Blutvolumens führt zur Aktivierung druckempfindlicher Rezeptoren im Carotissinus, im Aortenbogen und im linken Vorhof, die via vagale und glossopharyngeale Nerven afferente Reize zum Hirnstamm senden und so die Vasopressinfreisetzung hemmen. *In physiologischen Blutkonzentrationen* ändert Vasopressin selbst den Blutdruck nicht. (*Der Name Vasopressin geht auf die frühe Beobachtung, daß größere Dosen, als die für den antidiuretischen Effekt benötigten, einen Blutdruckanstieg verursachen, zurück.*)

Sekretion von adrenocorticotropem Hormon (ACTH) und thyreoideastimulierendem Hormon (TSH). Die Sekretion von ACTH und TSH wird durch Vasopressin, das die corticotropen (vermutlich basophilen) Zellen des Hypophysenvorderlappens über den Pfortaderkreislauf erreicht, beeinflußt. Vasopressin führt als eigenständiges Releasing-Hormon zur ACTH-Freisetzung und potenziert außerdem die Wirkung des Corticotropin-releasing-Hormon (CRH); s. Kapitel 14. Es ist jedoch nicht bekannt, wie bedeutsam dieser Vasopressineffekt für die Regulation der ACTH-Freisetzung ist. Vasopressin stimuliert in physiologischen Konzentrationen die TSH-Freisetzung aus den thyreotropen (betabasophilen) Zellen des Hypophysenvorderlappens und ist in dieser Hinsicht genauso wirksam wie Thyreotropin-releasing-Hormon (TRH). Es wurde außerdem entdeckt, daß Vasopressin die TRH-Freisetzung hemmt; in diesem Zusammenhang wurde vermutet, daß zentral freigesetztes Vasopressin im Hypothalamus als Bestandteil eines kurzen negativen Rückmeldeweges an der Regulation der TSH-Freisetzung beteiligt sein könnte.

Leber. Vasopressin hat in der Leber eine gut bekannte glykogenolytische Wirkung. Das Hormon führt zum Anstieg der intrazellulären Ca^{2+}-Konzentration in den Hepatozyten. Es aktiviert die calciumabhängige Phosphorylierung des Enzyms Phosphorylase, das die Umwandlung von Glykogen in Glukosephosphat katalysiert.

Gehirn. Es wurde gezeigt, daß die zentrale Vasopressinapplikation bei Ratten den Verlust von erlerntem Vermeidungsverhalten hemmt. Dies führte zu der Spekulation, daß Vasopressin an Gedächtnisfunktionen beteiligt sein könnte.

PATHOPHYSIOLOGIE

Diabetes insipidus ist durch einen permanenten Wasserverlust durch Polyurie, entweder aufgrund einer mangelnden Vasopressinproduktion oder einer Vasopressinresistenz des Nephrons, gekennzeichnet. Die Behandlung erfolgt mit stabilen, langwirkenden synthetischen Vasopressinanaloga, wie *Desmopressin*. Eine überschießende Vasopressinfreisetzung kann beim Schwartz-Bartter-Syndrom, das durch Wasserretention im Blut mit konsekutiver Hyponatriämie (niedriger Natriumplasmakonzentration) gekennzeichnet ist, vorkommen. Das Leiden kann durch vasopressinsezernierende Tumoren, Störungen des Zentralnervensystems, z. B. Schlaganfälle, Pharmaka, z. B. Oxytocin während der Wehen (in hohen Konzentrationen bindet Oxytocin an die Vasopressinrezeptoren), oder durch Diuretika verursacht werden.

33 Renin-Angiotensin-Aldosteron-System

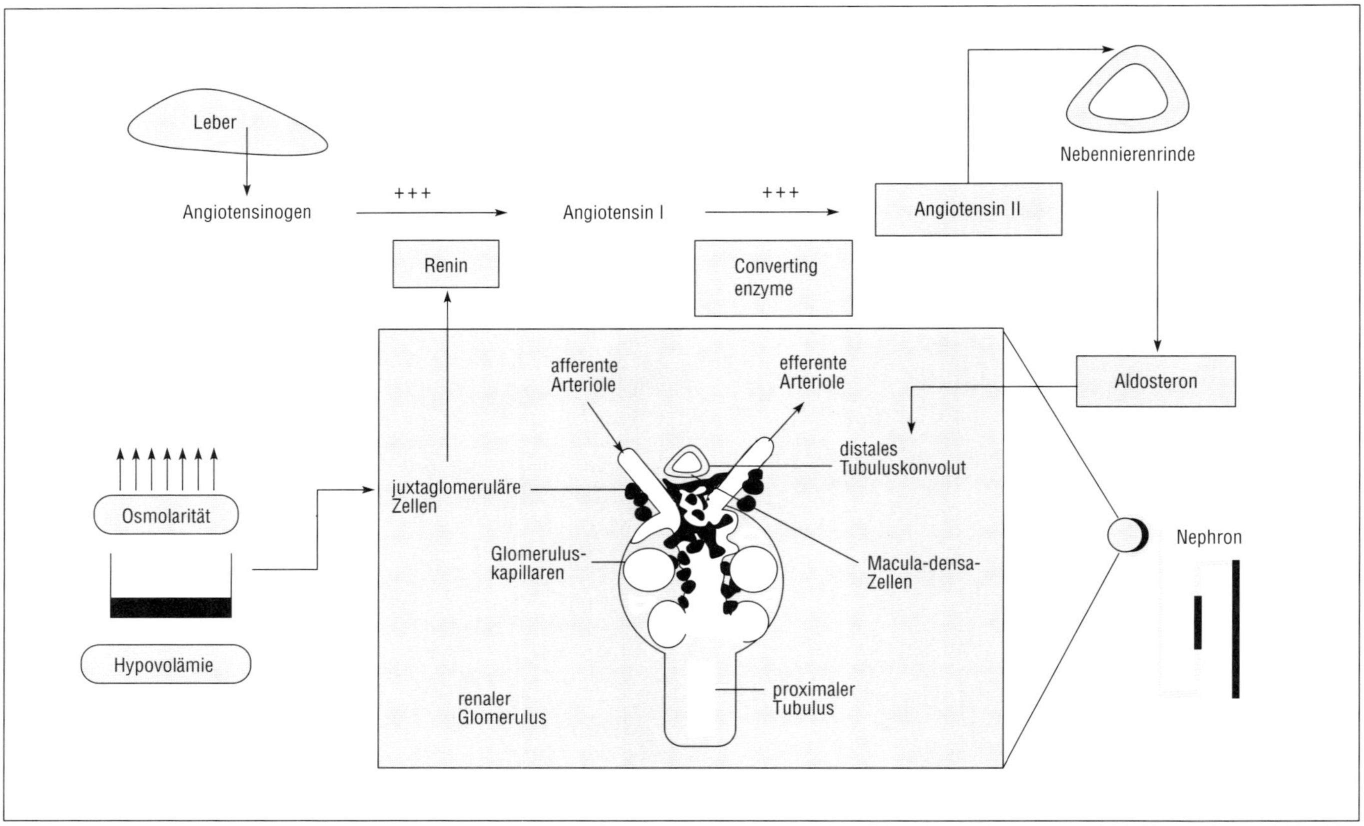

Abb. 33.1 Renin-Angiotensin-Aldosteron-System

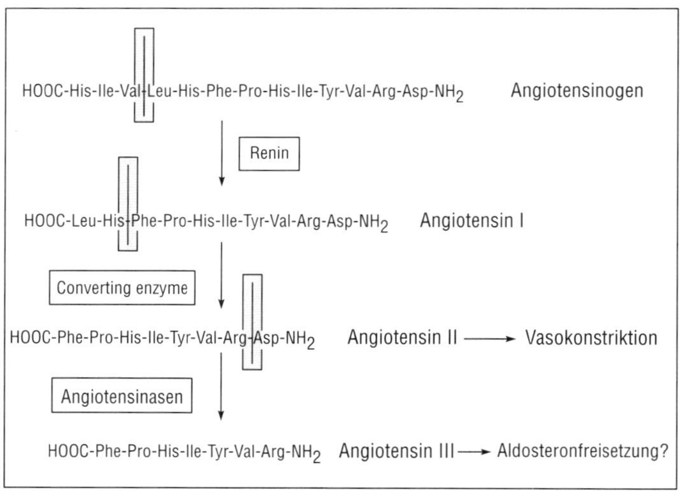

Abb. 33.2 Synthese und Wirkungen von Angiotensin

Das Renin-Angiotensin-Aldosteron-System spielt bei der Regulation des Wasser- und Elektrolythaushaltes sowie des arteriellen Blutdrucks eine Schlüsselrolle.

RENIN

Renin wird hauptsächlich in den *juxtaglomerulären Zellen* der Niere synthetisiert und gespeichert. Diese befinden sich in den Wänden der *afferenten Arteriolen*, die die Glomeruli versorgen. Dieselben Arteriolen enthalten außerdem *Barorezeptoren*, die auf Blutfluß- und Druckveränderungen reagieren. Die Zellen der *Macula densa* sind für Veränderungen der Kationen im Urin, wie Ca^{2+}, Na^{+} und Cl^{-}, empfindlich. Die afferenten Arteriolen, die juxtaglomerulären Zellen und die Macula densa werden zusammen als *juxtaglomerulärer Apparat* bezeichnet.

Freisetzung. Renin ist ein Enzym mit einem Molekulargewicht von ungefähr 40 kDa, das als Reaktion auf einen Anstieg der Blutosmolarität oder auf eine Hypovolämie freigesetzt wird. Bzgl. der physiologischen Stimuli für die Freisetzung existieren folgende unterschiedliche Theorien:

1 Die Macula-densa-Zellen überwachen Kationenveränderungen und geben entsprechende Informationen an die benachbarten juxtaglomerulären Zellen weiter.

2 Die Barorezeptoren in den afferenten Arteriolen feuern als Reaktion auf Veränderungen des mittleren renalen Perfusionsdruckes. (Die Barorezeptoren sind möglicherweise selbst Teil der juxtaglomerulären Zellen.)

3 Autonome Innervation der juxtaglomerulären Zellen (Sympathikusstimulation führt zu Reninfreisetzung). Möglicherweise sind alle drei Theorien für die Regulation der Reninfreisetzung von Bedeutung.

Wirkung. Renin spaltet im Plasma und in der Niere Angiotensinogen zu Angiotensin I. Angiotensinogen ist ein Globulin mit einem Molekulargewicht von ungefähr 60 kDa, das kontinuierlich in der Leber synthetisiert und in die Blutbahn abgegeben wird. Angiotensin I wird durch ein Converting enzyme, das im Plasma, in Gefäßendothelzellen, in der Niere, der Lunge und vielen anderen Geweben vorkommt, in das biologisch aktive Oktapeptid *Angiotensin II* umgewandelt. Eine weitere Funktion des Angiotensin converting enzyme (ACE) besteht in der Inaktivierung des potenten Vasodilatators Bradykinin.

ANGIOTENSIN II

Angiotensin II ist unter den bislang entdeckten natürlichen Vasokonstriktoren der wirksamste. In den peripheren Kapillaren wird das Hormon schnell durch Angiotensinasen enzymatisch inaktiviert. Eines der Abbauprodukte, *Angiotensin III*, findet sich in großen Mengen in der Nebenniere. Es stimuliert die Aldosteronfreisetzung, hat jedoch keine signifikante vasopressorische Wirkung. Angiotensin III ist ein Heptapeptid, das durch Abspaltung der N-terminalen Asparaginsäure aus Angiotensin II entsteht.

Angiotensin-II-Wirkungen

1 *Glatte Gefäßmuskulatur und Herz*. Angiotensin II wirkt stark und direkt vasokonstringierend auf die Gefäßmuskulatur und spielt eine entscheidende Rolle bei der Regulation des arteriellen Blutdrucks. Es existieren ausgeprägte regionale Unterschiede zwischen den verschiedenen Gefäßsystemen, was die gefäßverengende Reaktion auf Angiotensin II angeht. Während Blutgefäße in der Niere, im Plexus mesentericus und in der Haut stark auf Angiotensin II reagieren, sprechen Gefäße im Gehirn, in den Lungen und in der Skelettmuskulatur schlechter auf die Verabreichung des Peptides an. Im Herzen kommt es durch die Angiotensin-II-Wirkung auf atriale und ventrikuläre Myozyten während der Plateauphase des Aktionspotentials zu einem vermehrten Ca^{2+}-Einstrom durch spannungsabhängige Ca^{2+}-Kanäle. Dadurch wird das Aktionspotential verlängert und die Kontraktionskraft des Herzens gesteigert.

2 *Niere*. Angiotensin II reguliert die glomeruläre Permeabilität, die tubuläre Na^{+}- und Wasserreabsorption und die renale Hämodynamik. Angiotensin II hat drei wichtige renale Wirkungen:

(a) Es führt zur Konstriktion der renalen, insbesondere der efferenten, Arteriolen. Dadurch wird die glomeruläre Filtrationsrate verhältnismäßig stärker reduziert als der renale Blutfluß. Dies bewirkt einen Anstieg der Osmolarität des in die peritubulären Kapillaren zufließenden Blutes, wodurch gelöste Teilchen und Wasser in die Tubuluszellen und von dort in die Blutbahn zurückgenommen werden.

(b) Es wurde gezeigt, daß Angiotensin II zur Konstriktion der glomerulären mesangialen Zellen führt, was ebenfalls zum Absinken der glomerulären Filtrationsrate beiträgt.

(c) Angiotensin II stimuliert die Na^{+}-Reabsorption über eine direkte Beeinflussung der Tubuluszellen.

3 *Nebennierenrinde*. Angiotensin II bewirkt, direkt oder nach Umwandlung in Angiotensin III, in den Zellen der Zona glomerulosa eine Steigerung der Aldosteronsynthese.

4 *Nervensystem*. Die Angiotensin-II-Bindung an spezifische präsynaptische Rezeptoren auf sympathischen Nervenendigungen führt zu einer gesteigerten Noradrenalinfreisetzung. Es konnte gezeigt werden, daß Angiotensin II zur Depolarisation der chromaffinen Zellen im Nebennierenmark und damit zur Freisetzung von Adrenalin führt. Bei direkt intrakranieller Injektion bewirkt es einen vermehrten Salzhunger und Durst. Angiotensin stimuliert die Vasopressinfreisetzung aus dem Hypophysenhinterlappen; diese Wirkung wird durch Dehydratation noch verstärkt.

5 In geringen Dosen stimuliert Angiotensin II die Na+- und Wasserabsorption aus dem Lumen des Gastrointestinaltrakts (GIT). Bei Dehydratation, Hämorrhagie oder Salzverlust bewirkt Angiotensin II eine Limitierung der Verluste im Dünndarm, während Aldosteron vor allem im Dickdarm für Verlustbegrenzung sorgt.

6 *Zellproliferation*. Angiotensin II hat trophische Effekte auf glatte Gefäßmuskelzellen, Fibroblasten, adrenokortikale Zellen und auf mesangiale Zellen der fetalen menschlichen Niere. Das Peptid scheint die Produktion spezifischer Proteine, wie des Alphaaktins, zu stimulieren, und es könnte eine Rolle bei der Reparatur von Gefäßläsionen spielen.

Mit Hilfe verschiedener Angiotensin-II-Analoga sind Angiotensin-II-Rezeptorsubtypen entdeckt worden. Der Angiotensin-I-Rezeptor vermittelt via G-Proteine und IP_3-Second-messenger-System die Blutdrucksteigerung sowie die Zunahme des Extrazellulärvolumens und der Zellproliferation. Letztere könnte auch durch den Angiotensin-II-Rezeptor vermittelt werden.

Gewebeverteilung der Rezeptorsubtypen. Glatte Muskelzellen der Aorta, GIT, Niere, Leber, Lunge, Plazenta und Harnblase exprimieren ausschließlich Angiotensin-I-Rezeptoren. Im Gehirn werden sowohl Angiotensin-I- als auch Angiotensin-II-Rezeptoren exprimiert. Angiotensin-I-Rezeptoren könnten dort für die Vermittlung der zentralen Angiotensin-II-Wirkungen auf den Blutdruck, den Wasser- und Elektrolythaushalt, die renalen Arteriolen, die adrenalen Zellen sowie auf Herz und Uterus zuständig sein. Es gibt Anhaltspunkte dafür, daß sogar noch mehr Angiotensin-II-Rezeptorsubtypen existieren.

34 Die Epiphyse

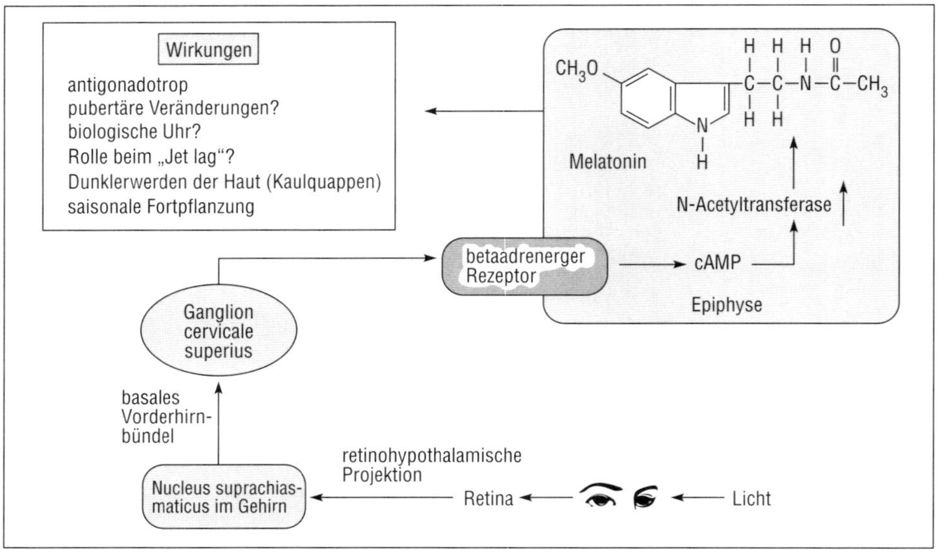

Abb. 34.1
Melatoninfreisetzung und -wirkungen

Die Epiphyse sezerniert als endokrines Organ *Melatonin* und möglicherweise weitere Hormone. Beim Menschen hat die Epiphyse die Form eines Kiefernzapfens (weswegen sie auch als Glandula pinealis oder Corpus pineale bezeichnet wird) und wiegt ca. 175 mg. Sie ist eine Ausstülpung des Zwischenhirndachs, vom dritten Ventrikel abgewandt und durch einen Stiel mit dem Gehirn verbunden. Die Drüse besteht aus Pineozyten, die dunkel färbendes Material, Glykogen, Fibroblasten und Gliazellen enthalten. Sie wird von postganglionären Fasern aus dem Ganglion cervicale superius innerviert. Während des zweiten Lebensjahrzehnts beginnt die Kalzifikation der Drüse, was jedoch nicht mit einem Aktivitätsverlust der Epiphyse im Laufe des Lebens einherzugehen scheint.

Obwohl die Existenz der Epiphyse seit der Antike bekannt ist, ist ihre Funktion beim Menschen bis heute nicht vollständig geklärt. Den ersten Hinweis darauf, daß die Epiphyse überhaupt eine Funktion erfüllt, brachte die Entdeckung eines epiphysenzerstörenden Tumors bei einem Jungen mit Pubertas praecox. In der Folge wurde das Hormon Melatonin (*N*-Acetyl-5-Methoxytryptamin) aus der Epiphyse isoliert.

MELATONIN

Bei der Melatoninsynthese wird mit der Nahrung aufgenommenes Tryptophan zunächst in 5-Hydroxytryptamin (5HT) und dann in Melatonin umgewandelt. In der Rattenepiphyse steigt die Melatoninbiosynthese während der Nacht, wenn die Aktivität des Enzyms *N*-Acetyltransferase bis zu hundertfach erhöht ist, dramatisch an. Durch Licht verringert sich die Enzymaktivität in der Epiphyse rasch. Da 5HT das Substrat für die Melatoninsynthese ist, sinken die 5HT-Konzentrationen in der Epiphyse während Dunkelperioden. Die nervale Verbindung zwischen den Augen und der Epiphyse verläuft über den Nucleus suprachiasmaticus, von wo aus Impulse über das basale Vorderhirnbündel zum oberen thorakalen Rückenmark und schließlich zu den oberen Zervikalganglien abzweigen. Postganglionäre sympathische Fasern erreichen die Epiphyse direkt. Sie setzen Noradrenalin frei, das auf Betarezeptoren der Pineozyten wirkt. Es wurde die Hypothese aufgestellt, daß der Nucleus suprachiasmaticus als eine Art biologische Uhr Gehirnrhythmen vermitteln (s. u.) und damit ein möglicher Regulator der Epiphysenaktivität sein könnte.

Die Melatoninsekretion durch die Epiphyse ist erwiesen, da die Plasmakonzentrationen des Hormons nach Epiphysektomie sinken. Die Melatoninplasmakonzentrationen sind um Mitternacht am höchsten und mittags am niedrigsten.

Die Melatoninwirkungen sind immer noch unklar, das Hormon scheint jedoch sowohl im Gehirn als auch in peripheren Organen Wirkungen auszuüben. Im Gehirn führt Melatonin zu einem Schlaf mit langsamer elektroenzephalographischer (EEG-)Aktivität und verlängert die Dauer von barbituratinduziertem Schlaf. Es wird diskutiert, daß die Gabe von Melatonin zur Milderung der Jet-lag-Symptomatik beitragen könnte.

Melatonin hat einen *antigonadotropen Effekt*, d. h. es bewirkt eine Rückbildung der Keimdrüsen. Dies fand man nach direkter Melatoninimplantation in den Hypothalamus der Maus, wodurch vermutlich die Gonadotropin-releasing-Hormon(GnRH)-Freisetzung gehemmt wird. Untersuchungen am Menschen ergaben keine Hinweise darauf, daß Melatonin die GnRH-induzierte Sekretion von luteinisierendem Hormon (LH) und follikelstimulierendem Hormon (FSH) beeinflußt. Es wurde gezeigt, daß Melatonin die Testosteronbiosynthese im Hoden hemmt; die Entfernung der Epiphyse kastrierter Ratten führt zu einem vermehrten testosteroninduzierten Wachstum des ventralen Prostatabereichs. Melatonin könnte in der Pubertät eine Rolle spielen, da die Plamakonzentrationen des Hormons bei Jungen und Mädchen bis zum Ende der Pubertät abnehmen (s. u.).

Melatonin und die Epiphyse spielen bei der *saisonalen Fortpflanzung* von Tieren eine Rolle. Beim Hamster z. B., der in der freien Wildbahn saisonal Junge bekommt und zudem Winterschlaf hält, existiert ein Tagesrhythmus in der epiphysären Melatoninsynthese, der durch Entfernung des Ganglion cervicale superius aufgehoben wird. Während langer Dunkelperioden nimmt die Melatoninsynthese zu, gleichzeitig kommt es zu einer Atrophie der Keimdrüsen. Wenn die Melatoninproduktion während der kurzen Tage zunimmt, scheint das hypothalamisch-hypophysäre System der Gonadotropinproduktion sehr viel empfindlicher auf die negative Rückkopplung durch die gonadalen Steroidhormone zu reagieren. Dieses Phänomen könnte für den Pubertätsbeginn beim Menschen relevant sein, da postuliert wurde, daß der Pubertät eine Veränderung in der Sensitivität des Hypothalamus gegenüber der negativen Rückkopplungswirkung von Steroidhormonen zugrundeliegen könnte (s. Kapitel 19).

Die Bedeutung von Melatonin für die saisonale Fortpflanzung wurde an Mutterschafen gezeigt. Bei ihnen führt die tägliche Verabreichung von zusätzlichem Melatonin während des Hochsommers, jeweils am späten Nachmittag, zur Vorverlegung des Beginns der reproduktiven Aktivität. Anders ausgedrückt, ließ das zusätzliche Melatonin das Gehirn denken, die Tage seien kürzer geworden.

Biologische Rhythmen. Die Existenz biologischer Rhythmen ist bekannt, ihre Regulation und Bedeutung sind jedoch noch weitgehend rätselhaft. Die Rhythmen der Glukokortikoidproduktion wurden bereits abgehandelt (s. Kapitel 15). Anscheinend sind einige physiologische, und besonders endokrine, Rhythmen an Veränderungen der Umgebung oder an Zeitgeber gekoppelt. Einer der offensichtlichsten Zeitgeber ist das Licht. Der zirkadiane 24-Stunden-Rhythmus entsteht im Gehirn durch eine biologische Uhr, die periodisch Signale in andere Bereiche des Gehirns, einschließlich der Epiphyse, weitergibt. Zyklische Veränderungen des Lichts und möglicherweise auch der Temperatur synchronisieren den Signalgenerator mit der äußeren Umgebung. Es wird allgemein angenommen, daß der Nucleus suprachiasmaticus (NSC) die biologische Uhr des Gehirns ist, die ihre rhythmischen Entladungen autonom erzeugt, aber auf die äußere Umgebung abstimmt.

Anhaltspunkte dafür, daß der NSC die biologische Uhr ist, stammen von Experimenten, bei denen der NSC aus dem Gehirn eines Tieres entfernt und *in vitro* kultiviert wurde. Das Explantat produzierte weiter regelmäßige, periodische elektrische Entladungen. *In vivo* findet sich eine Rhythmizität in der Glukoseutilisation des NSC. Allgemein handelt es sich bei biologischen Rhythmen um regelmäßig auftretende chemische oder elektrische Ereignisse. Die Entfernung des NSC aus dem Gehirn eines Tieres führt zur Aufhebung der rhythmischen elektrischen Entladungen im Gehirn und zum Verlust von Verhaltensrhythmen. Durch die Implantation von Bruchstücken fetalen NSC enthaltenden Gewebes in das Gehirn des Tieres werden diese Rhythmen wiederhergestellt. Man hat außerdem herausgefunden, daß eine Schwangere die biologischen Uhren ihrer Feten dahingehend beeinflußt, daß diese mit ihrer eigenen synchron werden. Dies läßt eine endokrine maternale Botschaft, deren Freigabe vom NSC der Mutter gesteuert wird, vermuten. Dieses maternale Einüben fetaler Rhythmen persistiert sogar in Abwesenheit einer mütterlichen Epiphyse.

35 Insulin I

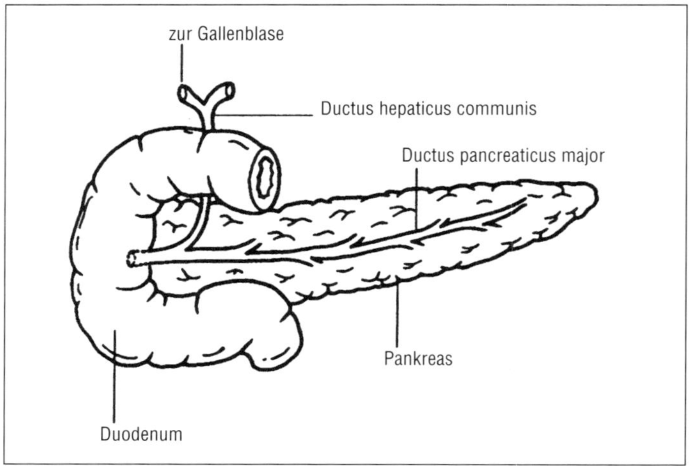

Abb. 35.1 Das Pankreas

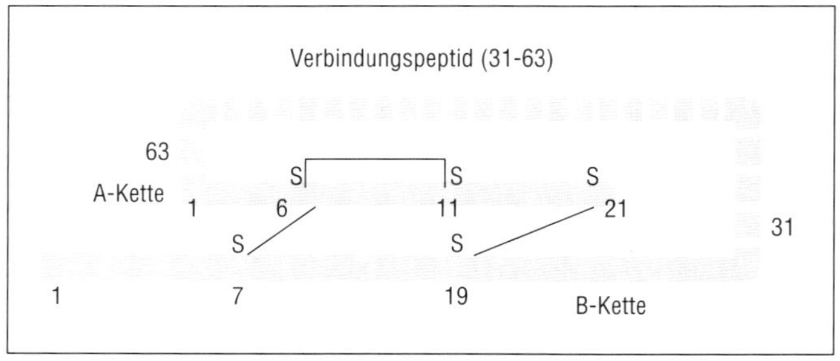

Abb. 35.2 Struktur von Schweineinsulin

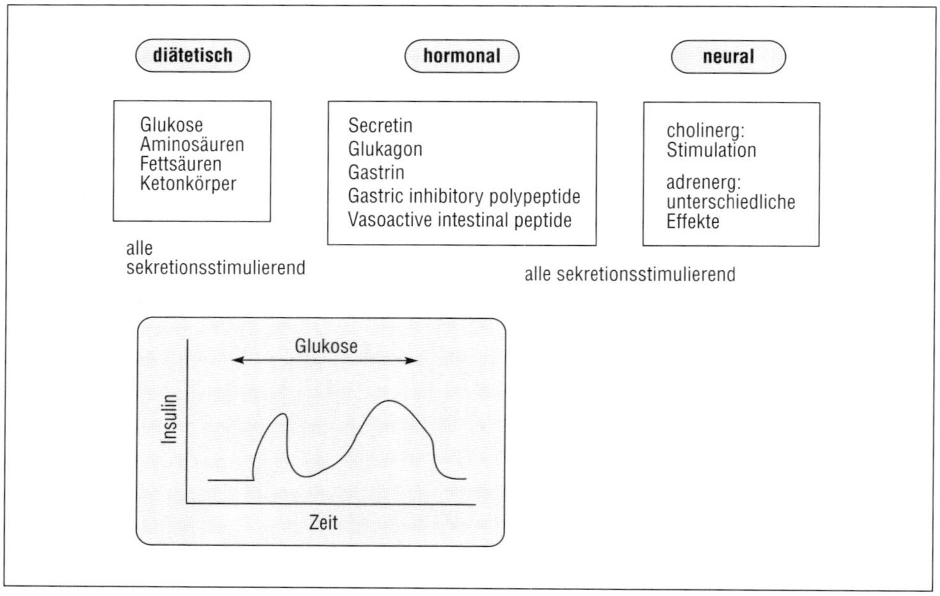

Abb. 35.3 Regulation der Insulinsekretion

Das Pankreas ist eine Drüse, die hauptsächlich aus zwei Gewebeanteilen besteht: den *Azini*, die Verdauungssäfte ins Duodenum sezernieren, und den *Langerhans-Inseln*, die Insulin und Glukagon direkt in die Blutbahn abgeben und daher im eigentlichen Sinne endokrin sind. Das Pankreas des Menschen enthält ein bis zwei Millionen Inseln, die jeweils um kleine Kapillaren, in die die Hormone sezerniert werden, angeordnet sind. Mit Hilfe differenzierender Färbetechniken können drei Inselzelltypen unterschieden werden: A, B, und D (manchmal auch als Alpha, Beta und Delta bezeichnet). Die B-Zellen, die ca. 60% der Inselzellen ausmachen, liegen im Inselmark und sezernieren *Insulin*. Die A-Zellen sezernieren *Glukagon* und die D-Zellen *Somatostatin*. Ein weiterer Zelltyp, die PP-Zelle, sezerniert das sogenannte pankreatische Polypeptid, dem bis jetzt keine eindeutige physiologische Funktion zugeordnet werden konnte.

INSULIN

Insulin ist das Hormon, das von den B-Zellen der Langerhans-Inseln im Pankreas sezerniert wird. Es handelt sich um ein Protein, und zwar um das erste, dessen Kristallisierung und Primärstrukturbestimmung gelang. Insulin ist immer noch die einzige Substanz für die Behandlung des juvenilen Diabetes mellitus, einer Erkrankung, deren Ursache in der Zerstörung der B-Zellen des Pankreas liegt.

Struktur. Insulin besteht aus zwei Ketten, einer A-Kette aus 21 Aminosäuren und einer B-Kette aus 30 Aminosäuren, die durch zwei Disulfidbrücken (A7–B7 und A20–B19) miteinander verbunden sind. Eine weitere Disulfidbrücke verbindet die Aminosäuren 6 und 11 der A-Kette. Humanes und Schweineinsulin unterscheiden sich lediglich bezüglich einer Position (B30), Rinderinsulin weicht an den Positionen A8 und A10 von humanem Insulin ab. Die Primärstruktur des Insulinmoleküls hat sich im Laufe der Evolution also relativ wenig verändert. Insulin kann als Monomer

(Molekulargewicht 6 kDa), der im zirkulierenden Blut überwiegenden Form, vorliegen. Es können sich aber auch Dimere mit einem Molekulargewicht von 12 kDa bilden. Drei solcher Dimere können in Anwesenheit von zwei Zinkatomen zu einem Hexamer mit einem Molekulargewicht von 36 kDa aggregieren.

Biosynthese. Insulin wird von einem Präkursormolekül, dem Proinsulin (Molekulargewicht 9 kDa) abgespalten. Proinsulin wiederum entsteht aus einem noch größeren Präkursor, dem Präproinsulin, das im rauhen endoplasmatischen Retikulum synthetisiert wird. Bei Proinsulin handelt es sich um eine einzelne durchgehende Kette, die mit dem N-terminalen Ende der B-Kette beginnt und mit dem C-terminalen Ende der A-Kette endet. Zwischen dem C-terminalen Ende der B-Kette und dem N-terminalen Ende der A-Kette ist ein Verbindungspeptid eingefügt. Insulin entsteht, unter der Einwirkung eines Converting enzyme, im Golgi-Apparat und in den Speichergranula als Spaltprodukt aus Proinsulin. Das Pankreas eines Erwachsenen enthält ungefähr 5 mg gespeichertes Insulin. Das insulincodierende Gen liegt beim Menschen auf dem kurzen Arm des Chromosoms 11.

Insulinsekretion. Die Insulinsynthese und -sekretion wird durch Glukose, die die Aufnahme von extrazellulärem Calcium (Ca^{2+}) in die B-Zellen stimuliert, angeregt. Das Kation scheint einen kontraktilen Mechanismus zu triggern, mit Hilfe dessen insulinhaltige Granula unter Beteilung von Mikrotubuli zur Zellmembran wandern. Die Granula verschmelzen mit der Membran, und der Granuluminhalt wird exozytotisch in den Extrazellulärraum entleert. Die Insulinsekretion als Antwort auf einen plötzlichen Anstieg des Blutzuckerspiegels erfolgt biphasisch: zunächst kommt es, für weniger als eine Minute, zur sofortigen Abgabe von gespeichertem Insulin, gefolgt von einer länger anhaltenden Freisetzung sowohl gespeicherten als auch neu synthetisierten Insulins. Zahlreiche andere Substanzen stimulieren die Insulinfreisetzung ebenfalls, aber nicht alle lösen einen solchen biphasischen Ablauf aus. Kohlenhydrate, die meisten Aminosäuren und, in geringerem Ausmaß, Fettsäuren und Ketone stimulieren allesamt die Insulinsekretion. Auch einige gastrointestinale Hormone können die Insulinfreisetzung stimulieren; ob dies von physiologischer Bedeutung ist, ist jedoch nicht bekannt. Glukagon, das in den A-Zellen des Pankreas synthetisiert wird, stimuliert die Insulinfreisetzung durch direkte Einwirkung auf die B-Zellen.

Die Insulinsekretion wird auch durch das Nervensystem und durch Neurotransmitter beeinflußt. Durch Acetylcholin wird sie ebenso stimuliert wie durch Adrenalin, das über Betarezeptoren wirkt. Durch Alpharezeptorenstimulation wird sie dagegen gehemmt. In Tierversuchen hat die Reizung verschiedener Hypothalamusareale unterschiedliche Auswirkungen auf die Insulinfreisetzung. Sie wird durch elektrische Stimulation der ventrolateralen Region z. B. stimuliert, durch elektrische Stimulation der ventromedialen Region dagegen gehemmt. Auch die basale Insulinsekretion wird durch Neurotransmitter beeinflußt. Man hat herausgefunden, daß Substanzen, die adrenerge Alpharezeptoren blockieren, die basale Insulinsekretion steigern, während sie durch Substanzen, die Betarezeptoren blockieren, reduziert wird.

Insulinmetabolismus. Insulin zirkuliert als Monomer und nicht an Plasmaproteine gebunden. Es wird glomerulär filtriert, aber in den proximalen Tubuli fast vollständig reabsorbiert und von den Nieren abgebaut.

Die Leber eliminiert ungefähr die Hälfte des Insulins, das ihr durch die Pfortader zugeführt wird. Die Halbwertszeit von Insulin beträgt im Plasma ca. fünf Minuten. Proinsulin, das zusammen mit Insulin sezerniert wird, hat eine längere Halbwertszeit (ungefähr 20 Minuten). Es wird im Plasma nicht zu Insulin gespalten. Leber und Nieren sind zwar die Hauptorte des Insulinkatabolismus, aber fast alle Gewebe des Körpers sind in der Lage, das Hormon abzubauen. Insulin kann sowohl extrazellulär als auch, nach Bindung an seinen Rezeptor und Aufnahme in die Zelle, intrazellulär abgebaut werden.

36 Insulin II

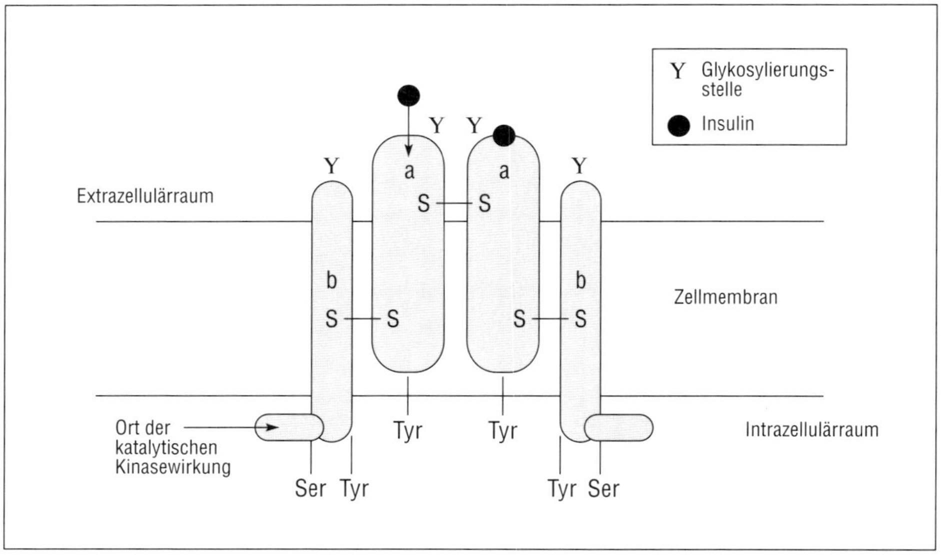

Abb. 36.1 Struktur des Insulinrezeptors

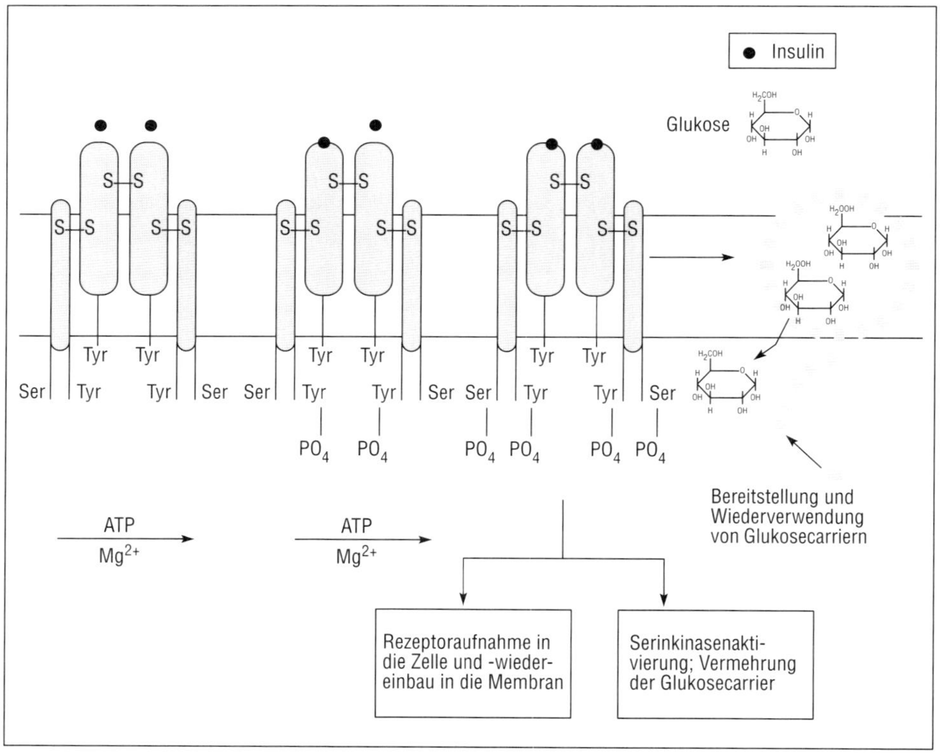

Abb. 36.2 Dynamik des Insulinrezeptors

WIRKUNGSMECHANISMUS VON INSULIN

Die Insulinwirkungen werden durch einen spezifischen Rezeptor in der Zellmembran der Zelle vermittelt.

Der Insulinrezeptor besteht aus zwei Alpha- und zwei Betauntereinheiten, die durch Disulfidbrücken kovalent miteinander verbunden sind. Die Alphauntereinheiten liegen extrazellulär und enthalten die insulinbindenden Stellen. Die Betauntereinheiten durchspannen die Membran und übersetzen die Insulinbindung an die Alphauntereinheiten in ein intrazelluläres Signal. Wenn die Bindung von Insulin an die Rezeptorbindungsstelle stattfindet, wird diese Interaktion an die intrazelluläre Domäne der Betauntereinheit gemeldet. Daraufhin kommt es zur Autophosphorylierung dieser Untereinheit, die wiederum ihre eigenen Proteinkinasen aktiviert und eine intrazelluläre Kaskade von Phosphorylierungs- und Dephoshorylierungsreaktionen, mittels derer die Insulinwirkungen umgesetzt werden, in Gang setzt.

Trotz intensiver Suche wurde bislang kein Second messenger für Insulin gefunden.

Die Verbindung zwischen dem Insulinrezeptor und der restlichen Phosphorylierungskaskade könnte ein Protein, das als Insulin receptor substrate (IRS-1) bezeichnet wird, darstellen. IRS-1 ist ein intrazelluläres Protein, dessen Tyrosinreste phosphoryliert sind. Dies verleiht ihm die Fähigkeit, andere Signalproteine, die signalübertragende (SH2-)Domänen enthalten, zu binden. Man glaubt, daß IRS-1 eine Art „Ankopplungs“protein für die SH2-enthaltenden Signalproteine ist. Eine wichtige Insulinwirkung besteht in der Umwandlung von Glukose in Glykogen. Diese Reaktion wird von dem Enzym Glykogen-Synthetase, das in phosphoryliertem Zustand inaktiv ist und durch Dephosphorylierung aktiviert wird, kontrolliert. Die hepatische Phosphorylase, die die Glykogenolyse in Gang setzt, wird dagegen durch Phosphorylierung aktiviert. Es wird vermutet, daß Insulin seine Wirkung auf den Glykogenstoffwechsel via Hemmung der Phosphorylierung dieser beiden Enzyme ausübt, möglicherweise mittels des Mechanismus, an dem die SH2-Domänen beteiligt sind.

Rezeptorwirkung und Glukosecarrier. Wenn der Rezeptor Insulin bindet, wird er durch Mg2+/ATP-abhängige Reaktionen autophosphoryliert. Der resultierende Komplex stimuliert die Glukoseaufnahme in die Zelle, eine wesentliche physiologische Insulinwirkung. Glukose wird mittels erleichterter Diffusion von Glukosecarriern in die Zelle geschleußt. Die Carrier können Glukose und andere Zucker entlang eines chemischen Konzentrationsgefälles durch die Zellmembran transportieren. Die Struktur der Glukosecarrier und die erforderlichen Ionen variieren von Gewebe zu Gewebe.

Nach erfolgter Insulinrezeptorbindung verläßt der Hormon-Rezeptor-Komplex die Membran mittels Endozytose und gelangt so in die Zelle. Dabei kommt es nach Rezeptorbindung zur Internalisierung des Komplexes in eine Vakuole, die sich durch Einstülpung und Verschmelzung der Zelloberfläche bildet. Einmal in die Zelle gelangt, entsteht aus der Vakuole durch sukzessives Verschmelzen ein sogenanntes Endosom. Das Endosom setzt dann den Rezeptor, der größtenteils wieder in die Membran eingebaut wird, und das Insulin, das abgebaut wird, frei. Der Vorgang der *Rezeptorinternalisierung* könnte ein Instrument zur Regulation der Insulinwirkungen sein, indem hierdurch die Zahl der Rezeptoren, die für die Hormonbindung zur Verfügung stehen, begrenzt wird. Dies bewirkt eine effektive Limitierung der Insulinrezeptoren.

37 Insulin III

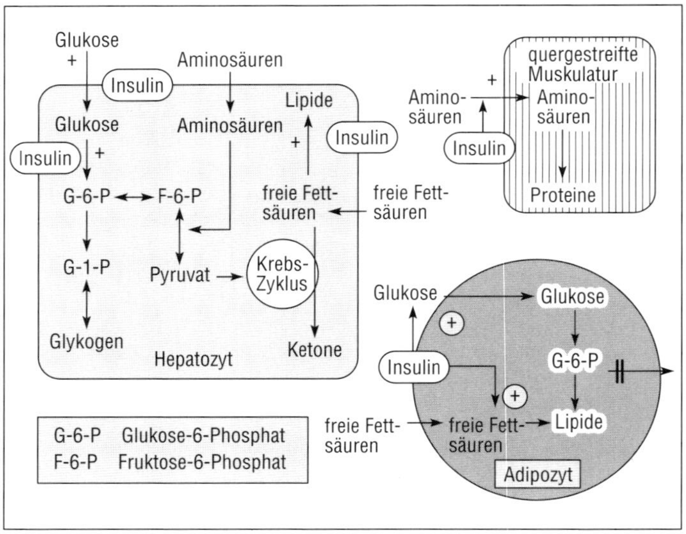

Abb. 37.1 Insulinwirkung

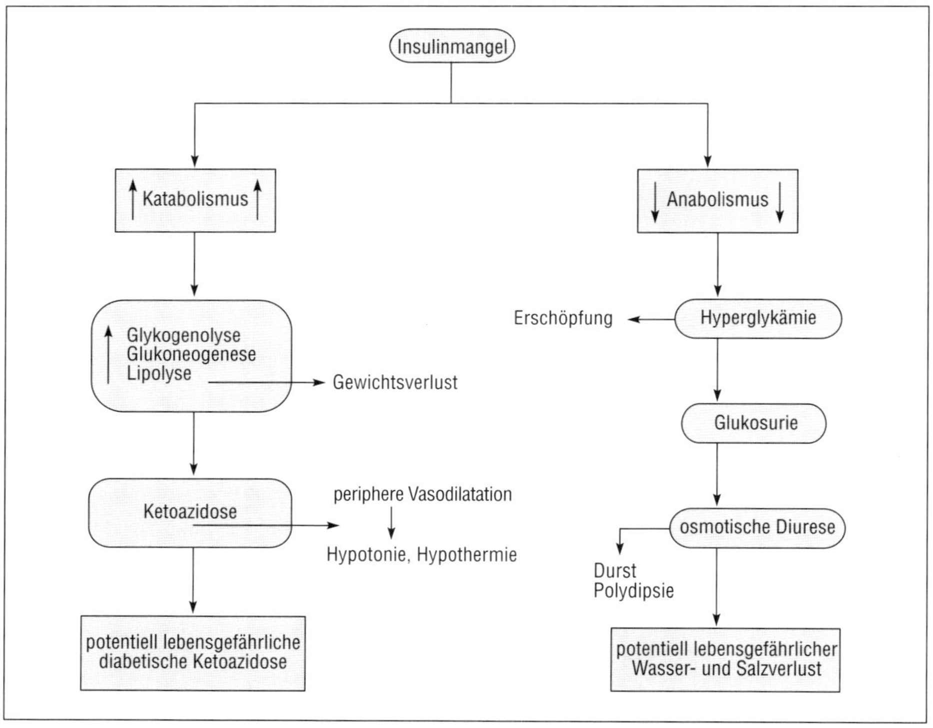

Abb. 37.2 Insulinmangel

INSULINWIRKUNGEN

Gelangt zusätzliche Glukose, z. B. nach Einnahme einer Mahlzeit, in den Blutkreislauf, wird sofort Insulin aus den Pankreasinseln freigesetzt. Insulin entfernt die überschüssige Glukose aus dem zirkulierenden Blut und fördert ihre Umwandlung in Glykogen und Lipide. Außerdem fördert Insulin die Umwandlung freier Fettsäuren in Lipide und die Aufnahme von Aminosäuren in die Leber und die Skelettmuskulatur zur Synthese von Proteinen. Insulin ist somit ein anaboles Hormon.

Leber. Die Leber ist das Hauptorgan der Glukoneogenese und der Ketogenese. Auch die Lipid- und Proteinproduktion finden in der Leber statt. Wenn Insulin an den Insulinrezeptor der Leber bindet, stimuliert es eine Reihe von Enzymen, die an der Glykogenproduktion beteiligt sind, einschließlich der Glykogen-Synthetase, die die Glykogenbildung katalysiert. Das Glykogen in den Hepatozyten ist einer der wichtigsten Kohlenhydratspeicher. Ansonsten wird Glykogen in kleineren Mengen in der Skelettmuskulatur und in anderen Zellen, die schnell verfügbare Energiespeicher benötigen, gespeichert. Innerhalb der Zelle wird Glukose teilweise in Glukose-6-Phosphat (G6P), das die Zelle nicht verlassen kann, da die Zellmembran für Phosphorsäureester nicht permeabel ist, umgewandelt. Aufgrund des dadurch aufgebauten Konzentrationsgradienten wandert erneut Glukose in die Zelle nach.

Fettgewebe. Glukose wird zu ungefähr 90% in Form von Lipiden gespeichert. Der Adipozyt ist daher eine wichtige Zielzelle der Insulinwirkung. Insulin wird für die Aktivierung des Enzyms Lipoproteinlipase benötigt. Fehlt Insulin, akkumulieren Lipoproteine in der Blutbahn. Außerdem wirkt Insulin der Förderung der *Ketonkörper*produktion durch Glukagon (s. Kapitel 38) entgegen. Die Ketonkörper Aceton, Acetessigsäure und Betahydroxybuttersäure dienen der Muskulatur und dem Gehirn, besonders während längerer Fastenperioden, als Energiequelle. Sie werden in Insulinmangelsituationen aus Lipiden synthetisiert (s. u.). Die Ketonkörper hemmen die Oxidation von Glukose und Fettsäuren, so daß sie selbst als bevorzugte Energiequelle verwendet werden. Wenn ihre Synthese den Verbrauch übersteigt, entsteht eine Ketoazidose.

Muskulatur. Insulin stimuliert die Aufnahme von Aminosäuren in die Skelettmuskulatur und steigert den Einbau von Aminosäuren in Proteine. Diese beiden Effekte sind unabhängig von der Insulinwirkung auf den Glukosetransport in die Zelle.

Weitere Insulinwirkungen. Insulin spielt eine Rolle als Wachstumsfaktor in der Mamma, die während der Schwangerschaft und der Laktation hochgradig empfindlich für Insulin wird. Obwohl das Gehirn kein Insulin zu benötigen scheint, existieren Insulinrezeptoren in bestimmten Hirnarealen, einschließlich Teilen des Hypothalamus, die das Sättigungszentrum enthalten. Insulin stimuliert die membranständige ATPase in Lymphozyten und die Aufnahme von Aminosäuren durch Thymozyten. Die physiologische Signifikanz dieser Effekte ist jedoch noch nicht klar.

Insulinmangel verursacht einen ausgeprägt katabolen Zustand, der manchmal als insulinopenisches Syndrom bezeichnet wird. Ohne Insulin wird Glukose von den Geweben nicht aufgenommen, und es kommt zur Hyperglykämie. Die Zellen verlieren eine Energiequelle und reagieren mit Glykogenolyse, Glukoneogenese und Lipolyse, um Glukose als Energielieferanten zu gewinnen. Dies verschlimmert die Hyperglykämie noch und verursacht durch die gesteigerte Ketonkörperproduktion eine u. U. lebensbedrohliche Azidose. Der Abbau von Körperproteinen und -fetten führt zu Gewichtsverlust, die Azidose verursacht eine Vasodilatation und eine Hypothermie. Der Patient hyperventiliert, um die Azidose in Form von Kohlendioxid abzuatmen. Infolge des reduzierten anabolen Zustandes und der Hyperglykämie kommt es sehr schnell zu Erschöpfungszuständen.

Glukose wird vermehrt im Urin ausgeschieden, dies wiederum führt zum Verlust von Körperflüssigkeiten und -salzen. Der Patient dehydriert, hat ständig Durst und trinkt Wasser in großen Mengen (Polydipsie). Schließlich fällt er in ein Koma, dessen Ätiologie nicht vollständig geklärt ist. Es könnte als Folge der kombinierten Auswirkungen der Hyperketonämie, einschließlich der Dehydratation, der hyperglykämisch bedingten Hyperosmolarität und von Problemen im Bereich der zerebralen Mikrozirkulation entstehen.

Pathophysiologie des Pankreas. Die oben beschriebenen Symptome können durch eine verminderte Insulinproduktion oder eine pathologische zelluläre Reaktion auf Insulin hervorgerufen werden.

Der insulinabhängige Diabetes mellitus (insulin-dependent diabetes mellitus, IDDM), manchmal auch Typ-I-Diabetes genannt, tritt meist bei Jugendlichen und Erwachsenen vor dem 40. Lebensjahr und bevorzugt in der weißen Bevölkerung auf. Möglicherweise gibt es eine genetische Disposition für IDDM. Da Autoantikörper gegen Inselzellen im peripheren Blut von Patienten entdeckt wurden und die Erkrankung mit speziellen HLA-Profilen vergesellschaftet ist, könnte es sich um eine Autoimmunkrankheit handeln. Eine andere Theorie postuliert, daß die Erkrankung durch eine Virusinfektion, die die B-Zellen verändert, verursacht wird. Dem IDDM liegt die Zerstörung der B-Zellen zugrunde, und das Überleben des Patienten hängt daher vollständig von Insulingaben ab.

Der insulinunabhängige Diabetes mellitus (non-insulin dependent diabetes mellitus, NIDDM), auch Typ-II-Diabetes genannt, wurde früher gemeinhin als Erwachsenendiabetes bezeichnet. Er ist mit ca. 85% der Patienten die häufigste Diabetesform. Die Patienten zeigen die Symptome des Insulinmangels, manchmal zusammen mit einer reduzierten zellulären Reaktionsfähigkeit auf das Hormon. Die Erkrankung betrifft meist Patienten mittleren Alters und scheint genetisch veranlagt zu sein, obgleich sie nicht an spezielle HLA-Profile gekoppelt ist. Bekannte Risikofaktoren für die Entwicklung eines NIDDM sind die Adipositas und eine bestimmte Art der Lebensführung, in Verbindung mit falscher Ernährung. Die Patienten erhalten eine Ernährungsberatung und werden, falls nötig, mit Insulin und/oder oralen Sulfonylharnstoffpräparaten, wie *Glibenclamid*, die zur Insulinfreisetzung aus dem Pankreas führen, behandelt. Diese Substanzen sind für die Behandlung des IDDM naturgemäß unbrauchbar, da für ihre Wirksamkeit funktionstüchtige B-Zellen des Pankreas Voraussetzung sind.

Schwangerschaftsdiabetes. Einige Frauen entwickeln während der Schwangerschaft einen Diabetes, der durch einen pathologischen Glukose-Toleranztest definiert ist. Bei diesem Test erhält der Patient eine intravenöse Glukoseinjektion. Anschließend wird das Absinken des Glukoseplasmaspiegels pro Zeiteinheit gemessen.

Ein Hyperinsulinismus kann durch Insulinüberdosierung entstehen. Es kommt dabei zu Hypoglykämie mit eindeutigen Anzeichen einer Glukoseunterversorgung des Gehirns, einschließlich Konfusion, Krämpfen und Koma. Insulinsezernierende Pankreastumoren können dieselben Symptome verursachen.

38 Glukagon

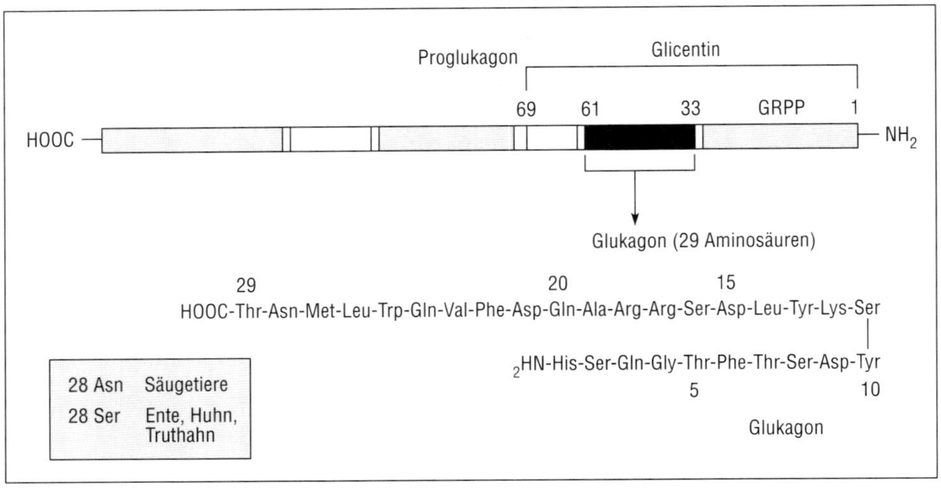

Abb. 38.1 Glukagonsynthese

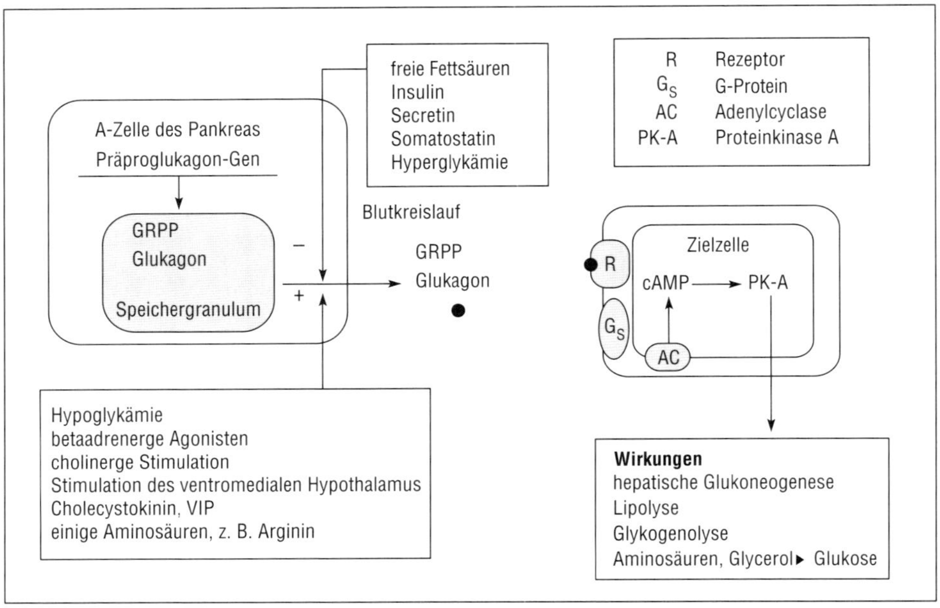

Abb. 38.2 Glukagon

BIOSYNTHESE, SPEICHERUNG UND SEKRETION

Glukagon wird hauptsächlich in den A-Zellen des Pankreas synthetisiert und von einem viel größeren Präcursormolekül, dem Präproglukagon (beim Menschen 179 Aminosäuren) abgespalten. Das Gen für Präproglukagon liegt beim Menschen auf Chromosom 2. Aus Präproglukagon entsteht zunächst Proglukagon. Das N-terminale Proglukagonfragment wird als Glicentin-related polypeptide fragment (GRPP) bezeichnet, weil es Glicentin, ein intestinales Polypeptid, das die Glukagonsequenz enthält und eine glukagonähnliche Immunreaktivität vom Typ 1 besitzt, enthält. GRPP und Glukagon werden in der Zelle zusammen in Granula gespeichert und in ungefähr äquimolaren Mengen abgegeben. Beide Peptide werden außerdem auch von Zellen des Gastrointestinaltraktes gespeichert und sezerniert und sind damit Teil einer größeren Familie gastrointestinaler Hormone (s. Kapitel 39). Ein Gramm Pankreas eines gesunden Erwachsenen enthält ca. 3-5 µg Glukagon.

Glukagon ist ein Polypeptid aus 29 Aminosäuren mit einem Molekulargewicht von ca. 3,5 kDa. Die Aminosäurensequenz von Glukagon hat sich im Laufe der Evolution nur wenig verändert. Für die volle biologische Aktivität ist die gesamte Sequenz erforderlich. Das Molekül verliert an biologischer Aktivität, wenn das N-terminale Histidin ersetzt wird. Die Wirkung von Insulin dagegen hängt mehr von der Unversehrtheit seiner dreidimensionalen Struktur als von einer absolut intakten Aminosäurensequenz ab. Anders als Insulin, hat Glukagon in physiologischen Lösungen keine stabile dreidimensionale Struktur; eine solche kann aber bei Bindung an seinen Rezeptor entstehen.

Sinken die Blutzuckerkonzentrationen, wird prompt Glukagon sezerniert. Durch steigende Glukosespiegel, ebenso wie durch andere energiereiche Substrate, wie Ketonkörper und Fettsäuren, wird die Sekretion entsprechend gehemmt. Aminosäuren, besonders Arginin, stimulieren dagegen die Sekretion von Glukagon (ebenso wie die von Insulin). In Situationen gleichzeitiger Insulin- und Glukagonfreisetzung könnte Insulin demnach die Proteinsynthese fördern, ohne den normalen Glukosehaushalt zu stören.

Insulin hemmt die Glukagonsekretion, vielleicht durch eine parakrine reziproke Interaktion zwischen den A- und den B-Zellen des Pankreas. Die Glukagonsekretion wird durch gastrointestinale Hormone beeinflußt (s. Kapitel 39). Durch Cholecystokinin (CCK) und das Vasoactive intestinal peptide (VIP) wird sie stimuliert. Somatostatin, ein weiteres Hormon, das, neben vielen anderen Geweben, vom Pankreas sezerniert wird, hemmt die Sekretion sowohl von Glukagon als auch von Insulin.

Das Nervensystem vermittelt die Glukagonfreisetzung über cholinerge und betaadrenerge Stimulation. In Tierversuchen führt die elektrische Stimulation des ventromedialen Hypothalamus zu einer gesteigerten Glukagonfreisetzung.

Im perpipheren Blut zirkuliert Glukagon ungebunden an Plasmaproteine und in mehreren Formen. Dies führt bei Glukagonmessungen mittels Radio-Immunassay (RIA) zu Problemen, da viele Formen Kreuzreaktionen mit den im RIA verwendeten Antikörpern aufweisen. Das Hormon besitzt mit ca. fünf Minuten eine kurze Halbwertszeit, da es, vor allem in der Niere und in der Leber, rasch abgebaut wird. In der Leber wird Glukagon nach Bindung an einen spezifischen Membranrezeptor abgebaut, ein Vorgang, der in dieser Form anscheinend eine Besonderheit des Glukagonabbaus darstellt.

WIRKUNGSMECHANISMUS

Glukagon aktiviert, nach Bindung an einen Membranrezeptor auf der Zielzelle, das Second-messenger-System der Adenylcyclase. Das Prinzip des Second messenger als zelluläre Reaktion wurde erstmals im Zuge von Untersuchungen zur Glukagonwirkung auf die Glukoneogenese entdeckt.

GLUKAGONWIRKUNGEN

Die Glukagonwirkungen sind denjenigen von Insulin entgegengesetzt. In der *Leber* fördert das Hormon die Bildung von Glukose durch Glykogenolyse. Glukagon blockiert via cAMP die Enzymreaktionskette des Glykogenaufbaus, und zwar auf der Ebene der enzymatischen Umwandlung von Fruktose-6-Phosphat zu Fruktose-1,6-Diphosphat sowie von Pyruvat zu Phosphoenolpyruvat. Der glykolytische Glukagoneffekt ist für die kurzfristige Aufrechterhaltung des Blutzuckerspiegels, vor allem bei vollen Glykogenspeichern nach Nahrungsaufnahme, entscheidend. Glukagon fördert in der Leber die Umwandlung von Aminosäuren in Glukose. Außerdem stimuliert es die Umwandlung freier Fettsäuren in Ketonkörper.

Innerhalb des *Hepatozyten* wirkt Glukagon lipolytisch, indem es freie Fettsäuren und Glycerol freisetzt. Seine Wirkungen auf den Hepatozyten kommen aber möglicherweise nur bei niedrigen Insulinkonzentrationen zum Tragen, da Insulin ein sehr wirksamer Inhibitor der hepatozytären Lipolyse ist.

39 Gastrointestinale Hormone

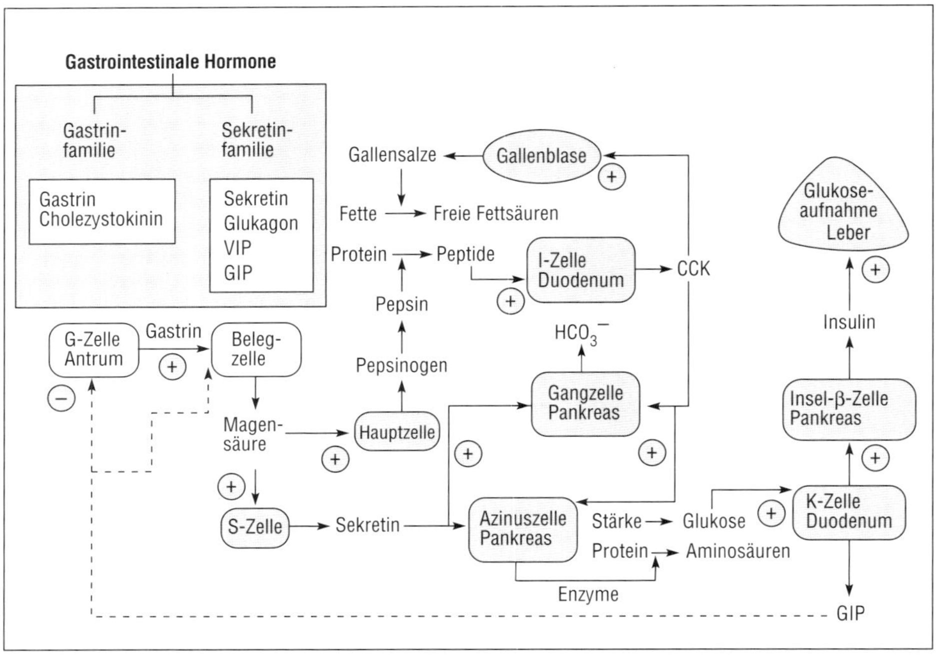

Abb. 39.1 Gastrointestinale Hormone

Die gastrointestinalen Hormone bilden eine große und noch nicht vollständig charakterisierte Gruppe von Substanzen, die im gesamten Gastrointestinaltrakt (GIT) vorkommen. Ihre Hauptfunktion ist die Verdauung der aufgenommenen Nahrung und deren Transport im GIT sicherzustellen. Es handelt sich größtenteils um Peptide, von denen 4 erwiesenermaßen endokrine Hormone sind: Cholecystokinin (CCK), Gastrin, Gastric inhibitory polypeptide (GIP) und Sekretin. Letzteres wurde 1902 als erstes Hormon überhaupt von Bayliss und Starling entdeckt. Es werden noch sehr viele andere Peptide von GIT-Zellen synthetisiert, deren Funktion als Hormone jedoch noch nachzuweisen wäre. Die Gewebshormone im GIT setzen Enzyme frei, die für die Verdauung erforderlich sind; sie verstärken die Enzymaktivität, indem sie die Freisetzung von Gallensäuren stimulieren, welche wiederum für den optimalen sauren pH-Wert sorgen, der für viele Enzyme optimal ist. Sie regen außerdem die Freisetzung von Gallensalzen an, die ihrerseits die Emulgierung von Nahrungsfetten ermöglichen und damit deren Übertritt in die Blutbahn erleichtern. Einige Hormone beeinflussen die GIT-Motilität. Zwei wichtige Pankreashormone, nämlich Insulin und Glukagon, wurden bereits besprochen. Die exokrinen Azinuszellen (exokrine Drüsen haben Ausführungsgänge) des Pankreas sezernieren Enzyme und Ionen, insbesondere Bicarbonat, denen eine wichtige Rolle bei der Verdauung zukommt.

BIOSYNTHESE, CHEMISCHE STRUKTUR UND FREISETZUNG VON HORMONEN DES GASTROINTESTINALTRAKTES

Die GIT-Hormone werden in „hellen Zellen", heute APUD-System genannt, synthetisiert, die aufgrund ihrer selektiven Anfärbbarkeit mit Silbersalzen so heißen. Sie sind im gesamten Gastrointestinaltrakt verbreitet, was zu der Bezeichnung DES (diffuses endokrines System) des GIT geführt hat. Wie beim Pankreas wurden auch gastrointestinale Zellen relativ willkürlich benannt, z. B. als G-Zellen (Gastrin sezernierend), S-Zellen (Sekretin sezernierend), D-Zellen (Somatostatin sezernierend), K-Zellen (GIP sezernierend) und I-Zellen (CCK sezernierend). Die GIT-Hormone werden, aufgrund struktureller Ähnlichkeiten, üblicherweise in zwei Hauptfamilien eingeteilt.

Die Peptide der Sekretinfamilie, bestehend aus Sekretin, Glukagon, VIP und GIP, besitzen homologe Sequenzen von Aminosäuren. So haben z.B. Sekretin und Glukagon 14 identische Aminosäuren. Die Gastringruppe wird so genannt, weil Gastrin und CCK übereinstimmend C-terminale Sequenzen der ersten fünf Aminosäuren aufweisen.

Gastrin wird von den G-Zellen im Antrum und Duodenum sezerniert und kommt in der Blutbahn in verschiedenen Formen vor. Die wichtigsten sind G17 und G34, benannt nach ihrer jeweiligen Anzahl an Aminosäuren. Sie werden gelegentlich als „small G" bzw. „big G" bezeichnet. G17 findet sich im Magen und G34 vorwiegend im Duodenum, beim Menschen auch in der Blutbahn. Die wichtigsten physiologischen Funktionen von Gastrin bestehen darin, Salzsäure (HCl) aus den Belegzellen des Magens freizusetzen und das Wachstum der Magenschleimhaut zu regulieren. Der saure, durch Gastrin freigesetzte Magensaft regt seinerseits die Pepsinogensekretion der Hauptzellen und die Sekretinfreisetzung aus den S-Zellen an. Die Gastrinfreisetzung selbst wird hauptsächlich durch Nahrungsaufnahme stimuliert und in geringerem Ausmaß durch freie Fettsäuren, Aminosäuren und Peptide, nicht jedoch durch Nahrungszucker. Außerdem stimuliert die autonome Vagusreizung die Hormonfreisetzung. Als endokrines Hormon steigert Gastrin die motorische Aktivität des GIT, stimuliert die Sekretion von Pankreasenzymen, relaxiert den Pylorussphinkter und erhöht den Tonus des unteren Ösophagussphinkters.

Gastrin ist möglicherweise ein Neurotransmitter und/oder Neurohormon. Das C-terminale Tetrapeptidfragment von Gastrin, das identisch mit dem von CCK ist, wurde im Hypothalamus und im Pfortaderkreislauf der Hypophyse von Ratten beschrieben.

Cholecystokinin (CCK)

Beim Menschen liegt CCK überwiegend als Oktapeptid vor, beim Schwein hingegen wurden wenigstens vier größere CCK-ähnliche

Peptide isoliert. CCK-sezernierende Zellen (I-Zellen) kommen hauptsächlich im Duodenum und im proximalen Jejunum vor. CCK wurde außerdem in Neuronen, die den unteren Darm innervieren, beschrieben. Es ist im Gehirn vorhanden, dabei in relativ großen Mengen im frontalen Kortex, im Hypothalamus, im Hippokampus und im Corpus amygdaloideum. Im GIT wird CCK als Reaktion auf bestimmte Aminosäuren, insbesondere Tryptophan und Phenylalanin, sowie auf Lipide und freie Fettsäuren freigesetzt.

Im GIT kontrahiert CCK die Gallenblase (daher sein Name), und es stimuliert die Freisetzung von Pankreasenzymen. CCK fördert, wie VIP (s. u.), die Glukagonfreisetzung. In älteren Lehrbüchern wurde CCK als Pancreozymin bezeichnet, beide Begriffe beschreiben jedoch ein und dieselbe Substanz. CCK verstärkt die Wirkung von Sekretin, indem es die Bicarbonat-Freisetzung aus dem Pankreas stimuliert, und es verzögert die Magenpassage. CCK oder ein verwandtes Peptid könnte als Sättigungshormon fungieren, da es die Nahrungsaufnahme beim Menschen und bei Tieren reduziert; es wurde postuliert, daß bei Patienten, die an Bulimia nervosa leiden und daher maßlos essen, die CCK-Sekretion nach dem Essen mangelhaft sein könnte.

Sekretin

Beim Menschen findet man Sekretin vorwiegend in den granulären S-Zellen von Zotten und Krypten der Dünndarmschleimhaut. Bei der Ratte und beim Schwein ist es in der Hypophyse und in der Epiphyse nachgewiesen worden. Sekretin wird als Reaktion auf die Ansäuerung des Duodenalinhaltes, d.h. durch den Eintritt von Magensaft, freigesetzt. Bei einem pH-Wert über 4,5 wird es nicht sezerniert. Seine Hauptwirkung besteht in der Stimulation der Bicarbonatsekretion des Pankreas, und es potenziert die CCK-induzierte Freisetzung von Pankreasenzymen. Bicarbonat wiederum hemmt im Sinne einer negativen Rückkoppelung eindeutig die Sekretinfreisetzung.

Vasoactive intestinal polypeptide (VIP)

Humanes VIP ist ein stark basisches Polypeptid aus 28 Aminosäuren, das zur Sekretingruppe der Peptide gehört. Seine Struktur ist im Laufe der Evolution gut erhalten geblieben und identisch bei Mensch, Ratte und Schwein. VIP kommt an vielen Stellen des Körpers vor, besonders jedoch im gesamten GIT, vom Ösophagus bis zum Rektum. VIP enthaltende Neurone sind besonders konzentriert in Jejunum, Ileum, Kolon, Gallenblasenwand, in den Sphinkteren und im Pankreas. Welche Faktoren zur Freisetzung von VIP führen, ist nicht sicher bekannt. Bekannt ist, daß die Freisetzung von VIP modifiziert wird durch Neurone von Zellen, die Opioide (endogene, morphinähnliche Peptide) und Somatostatin als Neurotransmitter enthalten. Eine wichtige Funktion von VIP innerhalb des GIT scheint die Förderung der deszendierenden Relaxation während der Peristaltik zu sein, da es nur während der Relaxationsphasen freigesetzt wird.

Das Gastric inhibitory peptide (GIP) ist ein Polypeptid aus 42 Aminosäuren aus der Sekretingruppe und im GIT am höchsten konzentriert im Duodenum und im Jejunum. Die GIP-Freisetzung wird stimuliert durch Glukose, Aminosäuren und freie Fettsäuren und wird zudem möglicherweise durch andere Hormone modifiziert. Eine wichtige Wirkung von GIP ist die Verstärkung der Insulinsekretion durch die Inselzellen des Pankreas bei Hypoglykämie. Es ist bekannt, daß die orale Zufuhr von Glukose die Insulin-Freisetzung wirksamer stimuliert als die intravenöse Gabe. Dies ließe sich dadurch erklären, daß Glukose gleichzeitig die GIP-Freisetzung stimuliert.

Gastrin releasing peptide (GRP), auch Bombesin genannt (als es noch aus Froschhaut isoliert wurde), ist beim Schwein ein Peptid aus 27 Aminosäuren, welches im Gehirn und in GIT-Neuronen vorhanden ist. GRP führt bei Ratten nach intrakranieller Applikation zur Gastrin-Freisetzung aus G-Zellen. GRP wurde in Nervenzellen der Antrumschleimhaut gefunden, und man konnte zeigen, daß es zur Freisetzung von Gastrin führt.

Enteroglukagon ist die Bezeichnung für eine heterogene Gruppe von Peptiden innerhalb des GIT. Es handelt sich dabei um Fragmente des ProGlukagonmoleküls, einschließlich eines Peptides namens Oxyntomodulin sowie Glicentin und GRPP (s. Kapitel 38). Die höchsten Konzentrationen finden sich im Ileum und Kolon, und ca. 60-80% der Aktivität ist dem Glicentin zuzuschreiben. Die Peptide werden, anders als Glukagon, durch Nahrung im Darm freigesetzt. Sie hemmen stark die Magensäuresekretion von Belegzellen. Oxyntomodulin stimuliert darüber hinaus die Insulinfreisetzung infolge hepatischer Glykogenolyse, dies allerdings weniger ausgeprägt als Glukagon.

40 Endokrine Hormone und Energiestoffwechsel

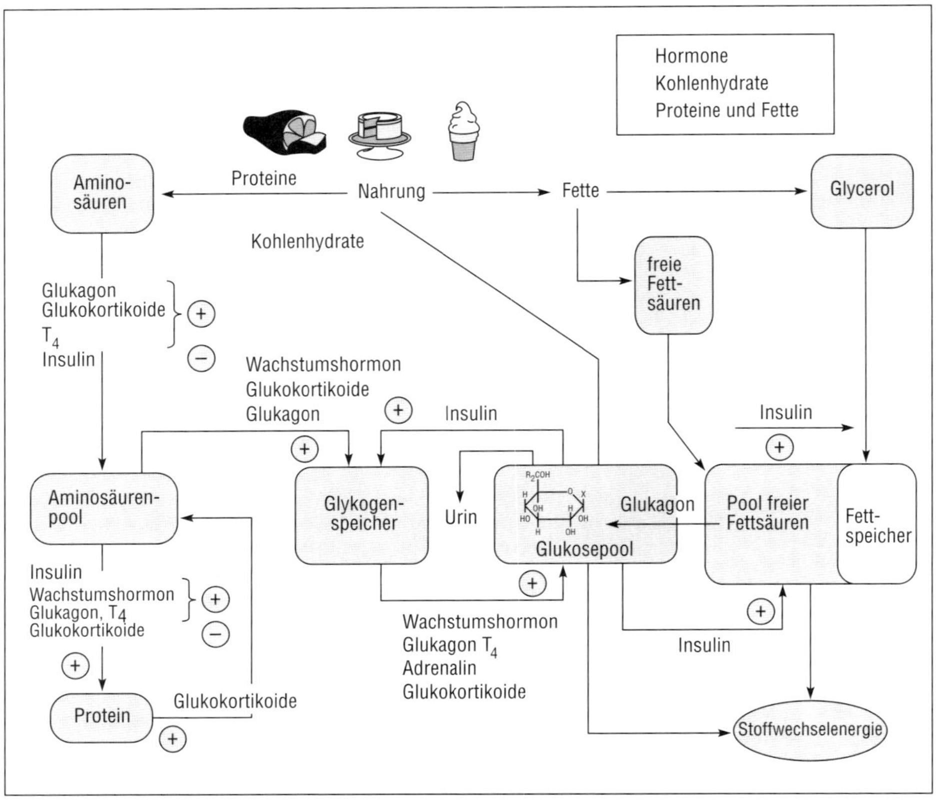

Abb. 40.1 Metabolismus

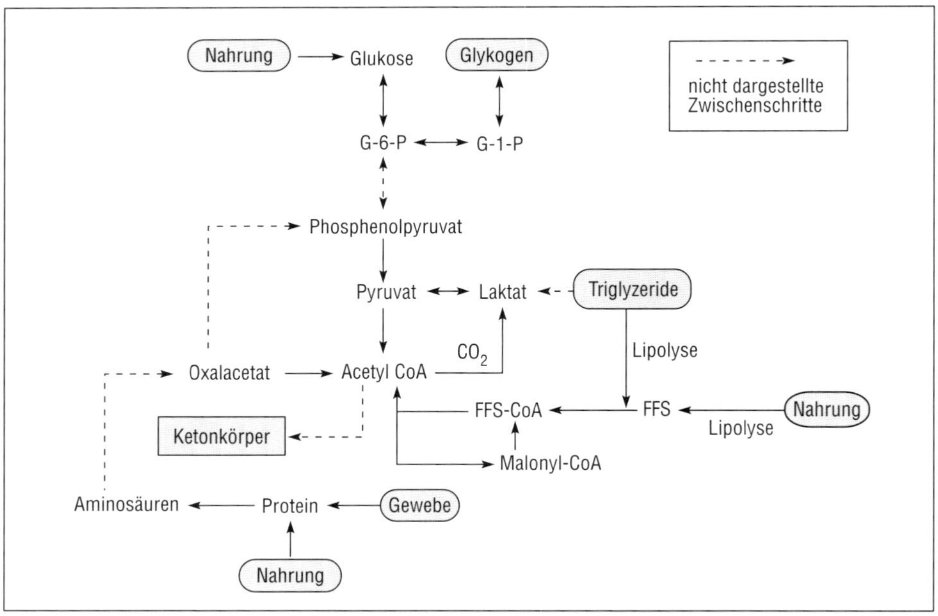

Abb. 40.2
Metabolismus im Überblick

Die endokrine Regulation des Energiestoffwechsels ist komplex, zielt jedoch im wesentlichen auf die Sicherung einer ausreichenden Glukosebereitstellung für den Stoffwechsel.

ENERGIESPEICHER

Die Hauptenergiespeicher des Körpers sind Fette. Energie wird, gemessen in kJ/g, am wirkungsvollsten in Form von Fetten gespeichert. Der Körper kann scheinbar unbegrenzte Mengen an Fett speichern, was am Phänomen der extremen Obesitas offensichtlich wird. Kohlenhydrate machen dagegen weniger als ein Prozent der

Energiespeicher aus, so daß Geweben wie dem Gehirn, die völlig von einer kontinuierlichen Versorgung mit Glukose abhängig sind, diese über die Nahrung oder mittels Glukoneogenese zugeführt werden muß. Proteine enthalten ca. 20% der Energievorräte des Körpers. Da Proteine jedoch eine strukturelle und funktionelle Rolle spielen, werden sie nur in Fastensituationen angegriffen. Diese Speicher sind daher nicht ohne weiteres verfügbar.

Zirkulierende Glukose kann als *Glukosepool*, der sich in einem dynamischen Gleichgewichtszustand befindet und Glukosezufluß und -abfluß ausgleicht, betrachtet werden. Quellen des Zuflusses sind die Nahrung (Kohlenhydrate) und die hepatische Glykogenolyse. Der Abfluß erfolgt in die Gewebe, zur Glykogensynthese, zur Energiebereitstellung oder, bei ausreichend hohen Plasmakonzentrationen, in den Urin. Bei gesunden Menschen werden solch hohe Plasmakonzentrationen allerdings normalerweise nicht erreicht.

Die Regulation der Glukoseverschiebungen erfolgt durch die Wirkung endokriner Hormone, und zwar durch Adrenalin, Wachstumshormon, Insulin, Glukagon, Glukokortikoide und Thyroxin. Dabei ist Insulin das einzige Hormon mit einer hypoglykämischen Wirkungsweise, während alle anderen hyperglykämisch wirken, da sie die Glykogenolyse stimulieren. Daher wird ihre Sekretion durch fallende Blutzuckerspiegel stimuliert, während erhöhte Blutzuckerspiegel zur Insulinfreisetzung führen. Es handelt sich somit um ein Beispiel für eine duale negative Rückkopplungsregulation.

Das Zusammenspiel der Fett-, Kohlenhydrat- und Proteinstoffwechsel ist für eine wirksame Regulation des Glukosepools unabdingbar. Dazu werden zwei weitere Pools, die der freien Fettsäuren (FFS) und der Aminosäuren (AS), mit herangezogen. Der FFS-Pool sorgt für das Gleichgewicht zwischen den FFS aus der Nahrung, die aus dem GIT absorbiert werden, den FFS, die nach Lipolyse vom Fettgewebe abgegeben werden, und den FFS, die Stoffwechselprozessen zugeführt werden. Insulin befördert FFS in Form von Lipiden in die Vorratsspeicher, während Glukagon, Wachstumshormon und Adrenalin die Lipolyse stimulieren. Der AS-Pool im peripheren Blut gleicht Differenzen zwischen der Proteinsynthese und dem Eintritt von Aminosäuren in die glukoneogenetischen Stoffwechselwege aus. Der Begriff „Glukoneogenese" meint wörtlich „Entstehung neuer Glukose".

41 Endokrine Calciumregulation I

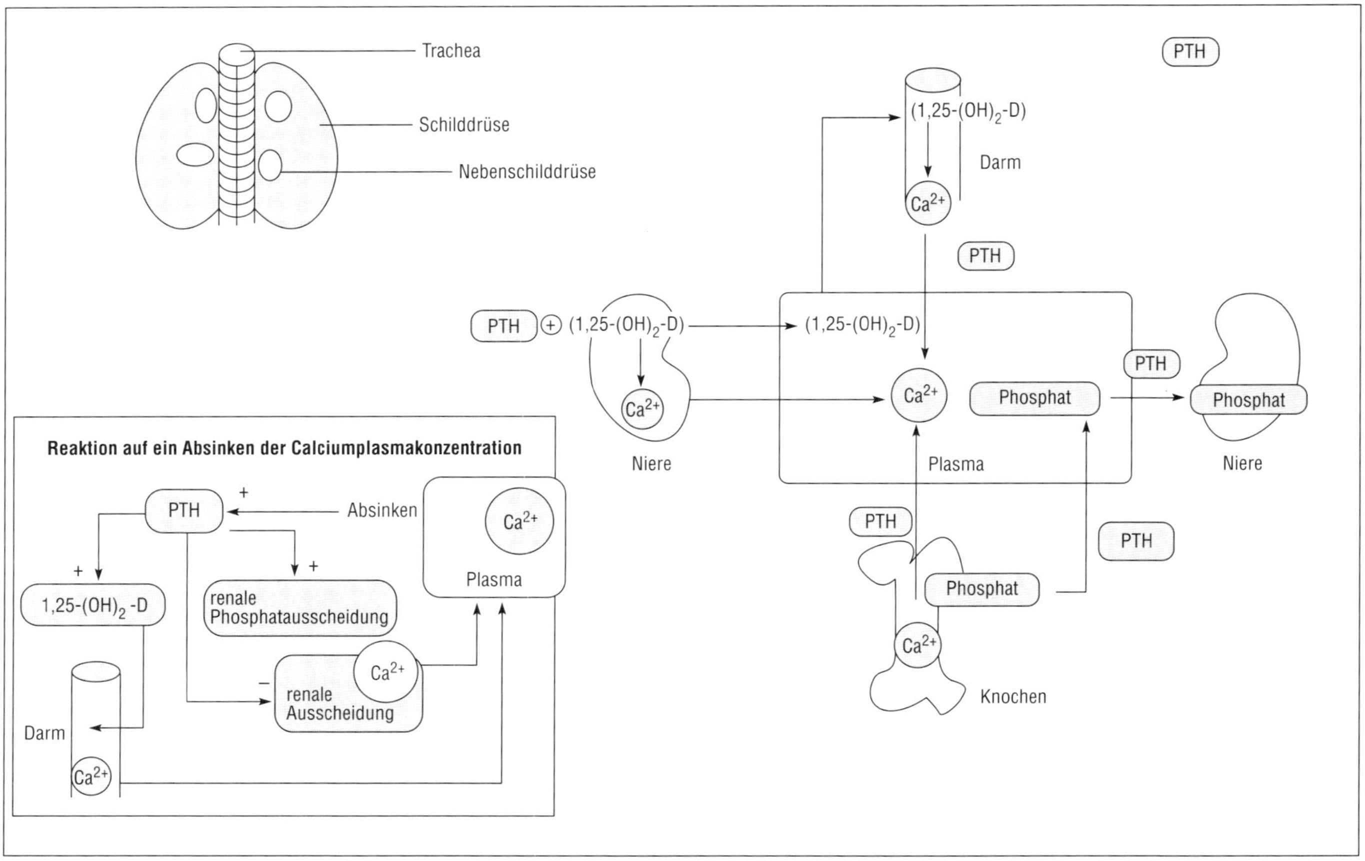

Abb. 41.1 Parathormonwirkungen

FUNKTION VON CALCIUM (Ca^{2+})

Calcium ist für viele physiologische Prozesse unabdingbar. Z. B. ist es für das Knochenwachstum, die Blutgerinnung, die Aufrechterhaltung des transmembranösen Potentials, die Zellteilung, die Kopplung von Stimulus-Kontraktion und Stimulus-Sekretion sowie für das Second-messenger-System erforderlich.

Zirkulierendes und extrazelluläres Calcium werden beim Erwachsenen bei einer Konzentration von ungefähr 10 mg/dl einreguliert. Für dieses Gleichgewicht sorgen hauptsächlich die Nieren und der Verdauungstrakt sowie ein andauernder Austausch zwischen Knochen und extrazellulärer Flüssigkeit. Ungefähr die Hälfte der zirkulierenden Ionen ist frei, der Rest an Plasmaalbumin gebunden. Das zirkulierende Ca^{2+} wird durch Proteinanomalien, Störungen im Säure-Basen-Haushalt und Konzentrationsveränderungen von Plasmaalbumin aus dem Gleichgewicht gebracht. Den größten Ca^{2+}-Pool stellt der Knochen, einen kleineren die Weichteile und einen noch kleineren die Extrazellulärflüssigkeit. Wachsende Kinder haben eine positive Ca^{2+}-Bilanz und lagern im Laufe ihrer ersten 18 Lebensjahre ca. 1 kg Calcium ein.

CALCIUMREGULATION

Diese erfolgt im wesentlichen durch drei Hormone: Parathormon (PTH) aus der Nebenschilddrüse, das einen Anstieg des zirkulierenden Ca^{2+} bewirkt; Calcitonin aus den parafollikulären Zellen der Schilddrüse, das den Ca^{2+}-Spiegel senkt; und 1,25-Dihydroxy-Vitamin D_3, einen Vitamin-D-Metaboliten, der zu einer Zunahme der zirkulierenden Ca^{2+}-Ionen führt.

Nebenschilddrüsen finden sich bei allen Landwirbeltieren. Der Mensch besitzt vier Nebenschilddrüsen, die aus Adipozyten und Hauptzellen, die das Hormon enthalten, bestehen. Die Funktion einer weiteren Zellart, der oxyphilen Zellen, deren Zahl nach der Pubertät zunimmt, ist unbekannt. Die Entfernung der Nebenschilddrüsen führt zum Absinken des Plasma-Ca^{2+} und zu Krämpfen.

Parathormon, abgekürzt PTH, wird auch als Parathyrin bezeichnet.

SYNTHESE UND SEKRETION

PTH ist ein Polypeptid aus 84 Aminosäuren, das von einem Pro-PTH aus 90 Aminosäuren abgespalten wird. Letzteres wiederum entsteht durch Abspaltung von einem Präpro-PTH aus 115 Aminosäuren. Die Abspaltung des PTH von Pro-PTH erfolgt ca. 15 Minuten nach dem Eintreffen des Pro-PTH am Golgi-Apparat. Dort wird es in Vesikel verpackt, die mittels Exozytose freigesetzt werden. Das PTH-Gen befindet sich auf dem kurzen Arm des Chromosoms 11.

Die Sekretion wird durch den Ca^{2+}-Plasmaspiegel reguliert. Es besteht eine inverse Beziehung zwischen Plasma-Ca^{2+} und PTH. Die Hauptzellen der Nebenschilddrüsen besitzen Erkennungsstellen für Ca^{2+}, der Second messenger scheint cAMP zu sein. PTH wird im peripheren Blut, in der Leber und in der Niere gespalten, wobei eines der zirkulierenden Fragmente (1–34) weiter biologisch aktiv ist.

PHYSIOLOGISCHE PARATHORMON-WIRKUNGEN

Knochen. PTH bewirkt die Freisetzung von Ca^{2+}, Orthophosphat, Magnesium, Zitrat, Hydroxyprolin und von Osteocalcin, das 1-28% des gesamten Knochenproteins ausmacht und eine hohe Affinität für Ca^{2+} hat, aus dem Knochen. Infolgedessen hat PTH, wahrscheinlich über eine direkte Beeinflussung der Osteoblasten, die ihrerseits die Osteoklasten stimulieren, eine resorptive Wirkung auf den Knochen. Die Osteoblasten synthetisieren Kollagen, an das sich Calciumphosphat in Form von Hydroxylapatitkristallen anlagert. Die Osteoklasten demineralisieren den Knochen, indem sie Hyaluronsäure und saure Phosphatase freisetzen, die ihrerseits Calciumphosphat lösen.

Gastrointestinaltrakt (GIT). PTH stimuliert die Ca^{2+}-Aufnahme aus dem GIT. Hierbei handelt es sich jedoch um eine indirekte PTH-Wirkung durch Beeinflussung des Vitamin-D-Metabolismus (s. weiter oben).

Niere. PTH führt durch direkte Wirkung auf die proximalen Nierentubuli zu einer gesteigerten Phosphatausscheidung im Urin. Die hieraus resultierende Abnahme des Löslichkeitsproduktes von $[Ca^{2+}] \times [PO_4^-]$ fördert die Ionisation von Calcium und stimuliert damit die Ca^{2+}-Resorption aus dem Knochen. Außerdem hemmt PTH die Reabsorption von Bicarbonat, was zu einer metabolischen Azidose führt. Diese wiederum begünstigt ebenfalls die Ca^{2+}-Ionisation, was sich in der Ca^{2+}-Resorption aus dem Knochen und in der Dissoziation des Ca^{2+} von Plasmaproteinbindungsstellen äußert.

Weitere Parathormonwirkungen. PTH führt, vermutlich durch direkte Einwirkung auf die glatte Muskulatur der Arteriolen, zur Dilatation des koronaren und anderer Gefäßsysteme.

PATHOPHYSIOLOGIE VON PARATHORMON

Die Bestimmung von Parathormon erfolgt in der Regel indirekt, durch Messung von cAMP im Urin und im Plasma. Die cAMP-Ausscheidung im Urin ist bei hyperkalzämischen Zuständen nichtparathyreoidalen Ursprungs vermindert und bei primärem Hyperparathyreoidismus erhöht. Die PTH-Bestimmung mit Hilfe eines Radio-Immunassays (RIA) ist wegen der verschiedenen Fragmente im Plasma schwierig. Dennoch ist ein solcher Assay für PTH (1–84) in Gebrauch, ebenso wie einer, der mit einem Antiserum gegen ein synthetisches Derivat von humanem oder bovinem PTH (53–84) arbeitet.

Ein primärer Hyperparathyreoidismus wird entweder durch ein Adenom oder, seltener, durch ein Karzinom oder eine hereditäre Erkrankung der Nebenschilddrüsen hervorgerufen. Die Patienten stellen sich mit den Symptomen der Hyperkalzämie vor, zu denen Verwirrtheit, Kopfschmerzen, Polyurie, Polydipsie, Kalkeinlagerungen in der Cornea, Nieren- und Gallensteinprobleme aufgrund von Ablagerungen unlöslicher Phosphatsalze und Pankreatitis (Pankreasentzündung) in Kombination mit Gallensteinen gehören. Radiologisch finden sich Zeichen der vermehrten Knochenresorption.

Ein ektopischer Hyperparathyreoidismus kommt gelegentlich bei Patienten mit PTH-sezernierenden Tumoren vor. Der sekundäre Hyperparathyreoidismus ist eine Begleiterscheinung des Vitatmin-D-Mangels. Der Vitamin-D-Mangel führt zur Verminderung der Ca^{2+}-Absorption aus dem GIT, wodurch wiederum die PTH-Freisetzung stimuliert wird. Die Behandlung erfolgt durch Vitamin-D- und Ca^{2+}-Gaben.

Ein Hypoparathyreoidismus oder PTH-Mangel führt zu Hypokalzämie. Diese kann zentrale Auswirkungen, wie Krämpfe und psychotische Zustände haben. Zu den peripheren Symptomen gehören Tetanie, Laryngospasmus, degenerative Veränderungen der Zähne und Fingernägel sowie eine Cataractentwicklung. Der Patient ist hypokalzämisch und hyperphosphatämisch. Hypoparathyreoidismus kann durch ein mechanisches Halstrauma, z. B. infolge einer Operation der Schilddrüse, seltener durch das hereditäre Fehlen der Drüsen oder ihre Destruktion durch einen Tumor verursacht werden. Die Behandlung erfolgt mit oraler Ca^{2+}-Gabe, kombiniert mit Vitamin D, z. B. Calcitriol (1,25-Dihydroxy-Vitamin-D_3).

42 Endokrine Calciumregulation II

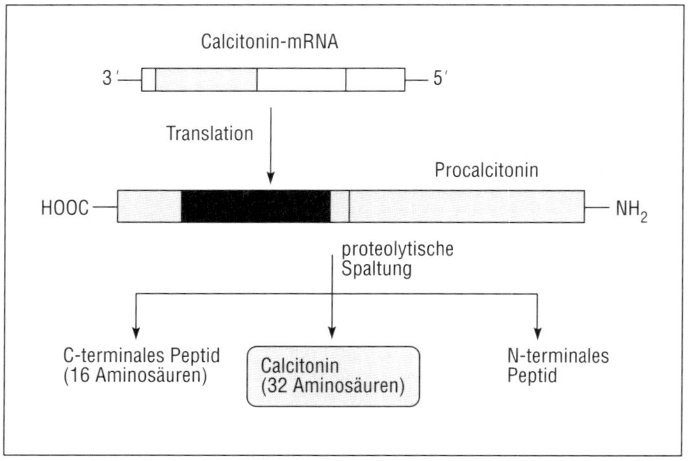

Abb. 42.1 Calcitoninsynthese

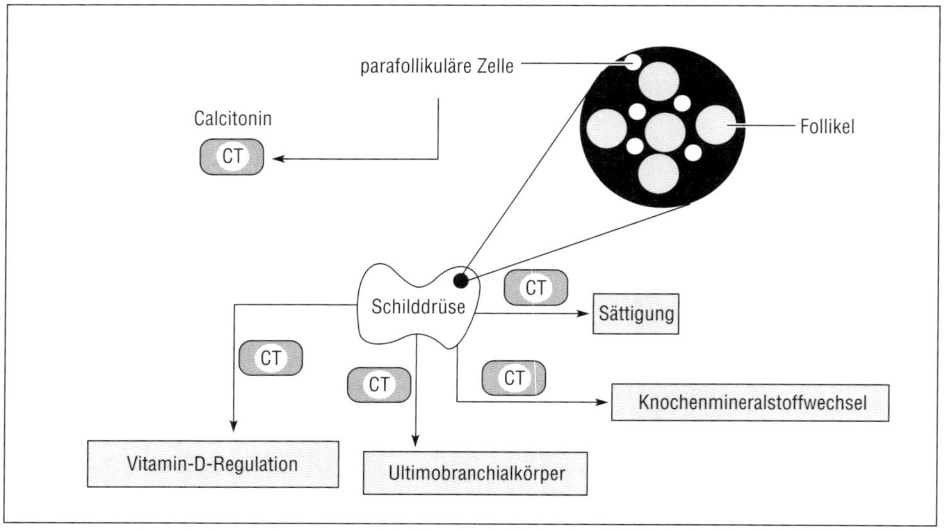

Abb. 42.2 Funktion von Calcitonin

CALCITONIN

Calcitonin ist ein Polypeptidhormon, das hypokalzämisch wirkt. Bei Säugetieren wird es von den parafollikulären (C-)Zellen der Schilddrüse synthetisiert und sezerniert. C-Zellen wurden, in viel geringerer Dichte, auch in den Nebenschilddrüsen und im Thymus gefunden. Bei Fischen und Vögeln wird Calcitonin in einem speziellen Organ, dem Ultimobranchialkörper, synthetisiert. Die Ultimobranchialkörper entwickeln sich während der Fetalzeit auch bei Säugetieren, bilden sich aber schließlich wieder zurück. Man nimmt an, daß die C-Zellen entwicklungsgeschichtlich älter als die Nebenschilddrüsen sind und der Adaptation von Meerestieren an die relativ hohen Calcium(Ca^{2+})-Konzentrationen des Meerwassers dienen.

Biosynthese und Sekretion. Calcitonin (CT) wird in den C-(wasserhellen)Zellen aus einem größeren Präkursor aus 136 Aminosäuren synthetisiert. Dabei wird CT, zusammen mit zwei weiteren Peptiden unbekannter Funktion, von dem Calcitoninpräkursor oder Prohormon abgespalten. Das CT-codierende Gen wurde charakterisiert. Es wird nicht nur in den C-Zellen der Schilddrüse, sondern auch im Gehirn exprimiert. In neuralem Gewebe exprimiert das Gen jedoch nicht CT, sondern ein anderes Peptid, das Calcitonin gene-related peptide (CGRP). Es handelt sich hier demnach um ein Beispiel gewebeabhängiger Expression eines gemeinsamen Gens. Die Funktion des CGRP ist bislang nicht aufgeklärt. Das Gen befindet sich auf dem kurzen Arm des Chromosoms 11, wahrscheinlich nahe dem Insulingen.

Bei normalen Ca^{2+}-Plasmaspiegeln ist die CT-Freisetzung niedrig, bei einer Ca^{2+}-Erhöhung kommt es jedoch zu einem raschen (dreifachen) Anstieg der CT-Konzentrationen. CT wird sogar schon dann sezerniert, wenn nur eine kleine Ca^{2+}-Menge, die für eine Erhöhung der Ionenkonzentrationen im Plasma nicht ausreicht, den Gastrointestinaltrakt (GIT) erreicht. Man nimmt daher an, daß evtl. andere GIT-Faktoren, z. B. Gastrin und/oder Cholecystokinin (CCK), die CT-Sekretion auslösen. Die Empfindlichkeit des CT-Sekretionsmechanismus variiert geschlechtsabhängig; bei Männern ist sie ausgeprägter. Sie nimmt außerdem mit zunehmendem Alter ab. Die Halbwertszeit von CT im Plasma beträgt weniger als 15 Minuten, wobei es wahrscheinlich im wesentlichen von der Niere abgebaut und ausgeschieden wird.

Physiologische Calcitoninwirkungen. Beim Menschen ist Calcitonin für die Regulation des Ca^{2+}-Stoffwechsels nicht so wichtig wie

PTH. Die beiden Hautzielorgane für CT sind *Knochen* und *Niere*. Im Knochen ist CT, sowohl *in vivo* als auch *in vitro*, ein wirksamer Inhibitor der Resorption. Auf die Knochenbildung hat es jedoch keinen Einfluß. Innerhalb von 20 Minuten nach CT-Verabreichung tritt eine Hemmung der Calciumresorption durch Osteoklasten ein. CT könnte besonders in Zeiten deutlich gesteigerter Ca^{2+}-Verluste, wie sie während der Schwangerschaft und Laktation auftreten, wichtig sein.

In der Niere wirkt CT im Cortex renalis. Die Tubuluszellmembranen besitzen spezifische CT-Rezeptoren; der Second messenger könnte Adenylcyclase sein, obwohl die Gabe von CT die cAMP-Zellspiegel nicht zu verändern scheint. CT steigert die renale Ausscheidung von Ca^{2+}, Na^{+} und K^{+} und vermindert die Ausscheidung von Mg^{2-}.

CT könnte für die Regulation postprandialen Eßverhaltens wichtig sein und damit eine nahrungsbedingte Hyperkalzämie verhindern. Möglicherweise ist es auch ein Sättigungshormon. Beim Menschen kommt es innerhalb von 36 Stunden nach CT-Injektion zu einer signifikanten Körpergewichtsreduktion. CT hemmt die Nahrungsaufnahme bei Rhesusaffen und Ratten. Direkt intrakraniell appliziert ist das Hormon besonders wirksam, so daß eine zentrale Funktion naheliegt.

CT beeinflußt den *Vitamin-D*-Stoffwechsel, indem es die Ca^{2+}-Plasmaspiegel reduziert. Dies führt zur Sekretion von PTH, das seinerseits die Produktion und Sekretion von Vitamin-D-Metaboliten in der Niere fördert.

Pathophysiologie von Calcitonin. Manche Schilddrüsentumoren produzieren CT (medulläres SDCa = MTC), ein MTC kann aber auch autosomal-dominant vererbt sein. Eine CT-Erhöhung wurde auch bei Patienten mit Pankreatitis und bei akuter Hepatitis beobachtet. Die Zerstörung oder Entfernung der Schilddrüse durch chirurgische Eingriffe oder Isotopenbehandlung kann dazu führen, daß CT aus dem Blutkreislauf verschwindet.

CT wird zur Behandlung der Hyperkalzämie verwendet, z. B. beim primären Hyperparathyreoidismus, bei Knochenmetastasen oder Hyperkalzämie unklarer Genese sowie in Fällen von Vitamin-D-Intoxikation. Sein Haupteinsatzgebiet ist jedoch die Behandlung der Paget-Krankheit, einer chronischen Knochenerkrankung, die vor allem bei älteren Menschen auftritt und den knöchernen Schädel, die Wirbelsäule, das Becken und die langen Röhrenknochen befällt. CT befreit von den Schmerzen, mit denen die Erkrankung einhergeht, und reduziert die vermehrte Skelettaktivität.

43 Endokrine Calciumregulation III

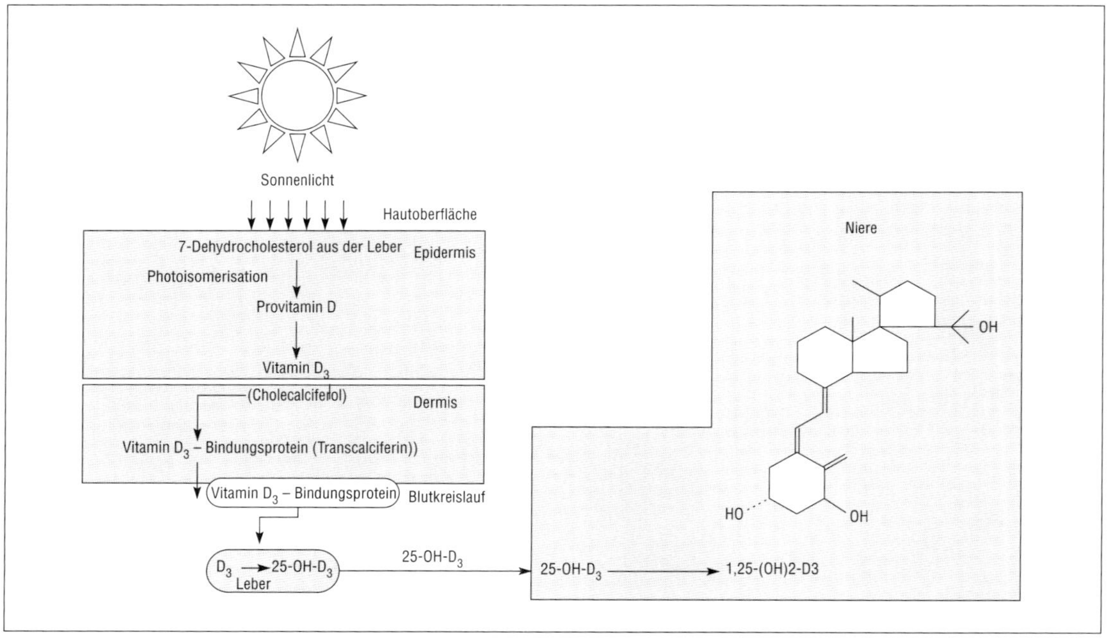

Abb. 43.1 Vitamin-D-Synthese

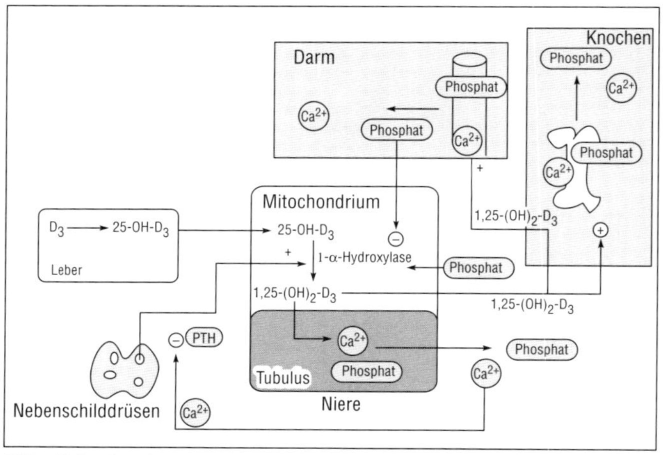

Abb. 43.2 Vitamin-D-Regelkreis

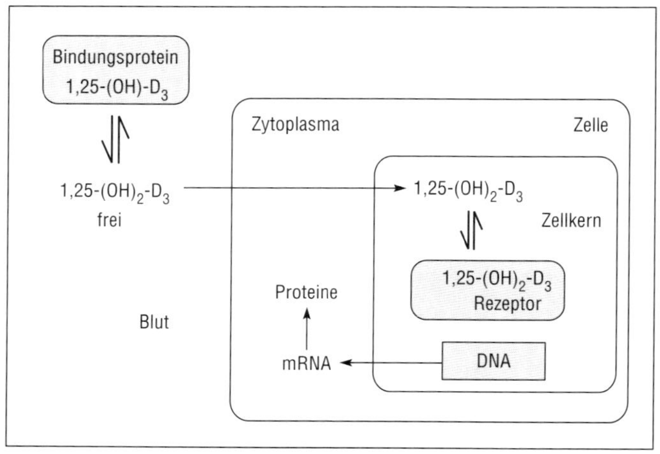

Abb. 43.3 Vitamin-D-Wirkungsmechanismus

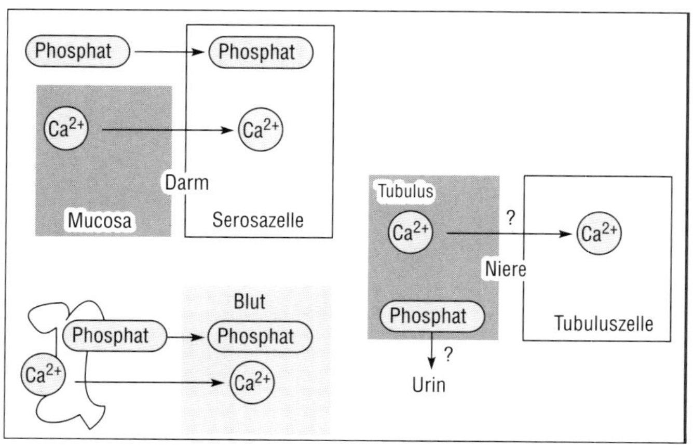

Abb. 43.4 Physiologische Vitamin-D-Wirkungen

VITAMIN D

Vitamine werden im allgemeinen nicht als Hormone, sondern als organische Nahrungsbestandteile, die für ein gesundes Leben essentiell sind, angesehen. Für die als Vitamin D bezeichneten Substanzen ist der Begriff „Vitamin" daher wohl nicht zutreffend. Tatsächlich bezieht sich die Bezeichnung auf zwei steroidähnliche chemische Substanzen, nämlich *Ergocalciferol* und *Cholecalciferol*, die Rachitis verhindern oder heilen. Rachitis ist eine Erkrankung bei Kindern, bei der die Knochen nicht hart werden und sich infolge eines Mangels an Calcium (Ca^{2+}) verformen und verbiegen.

Die Knochenerweichung der Erwachsenen, die an ernährungsbedingtem Vitamin-D-Mangel oder Sonnenlichtmangel leiden, wird dagegen als Osteomalazie bezeichnet. Am häufigsten kommt sie im Mittleren und Fernen Osten vor, bei Frauen, die während der Schwangerschaft Calcium verlieren, und besonders in Kulturkreisen, in denen der Körper größtenteils mit dunkler Kleidung bedeckt wird.

SYNTHESE

Die aktive Form des Vitamin D ist das 1,25-Dihydroxyvitamin D_3 [1,25-$(OH)_2$-D_3]. Die ultraviolette Strahlung des Sonnenlichts führt zur Photoisomerisation eines Cholesterolpräcursors, des 7-Dehydrocholesterols, das dadurch in Provitamin D umgewandelt wird. Letzteres durchläuft dann eine thermale Isomerisation zu Cholecalciferol (Vitamin D_3). Cholecalciferol bindet in der Haut an ein Bindungsprotein, das seinen Transport im Plasma besorgt. Der Umbau zu 25-Hydroxyvitamin D3 (25-OH-D_3) erfolgt in der Leber. Dieser Metabolit zirkuliert und wird in der Niere in den aktiven Metaboliten 1,25-$(OH)_2$-D_3 umgewandelt.

STOFFWECHSELREGULATION

Die Regulation des Vitamin-D_3-Stoffwechsels ist mit derjenigen des Parathormons (PTH) verknüpft. Die PTH-Sekretion durch die Nebenschilddrüsen wird durch Hypokalzämie stimuliert. PTH wiederum stimuliert, ebenso wie niedrige Phosphatkonzentrationen, das mitochondriale Enzym 1α-Hydroxylase in der Nierenrinde. Das daraufhin gebildete 1,25-$(OH)_2$-D_3 gelangt in den Kreislauf und fördert die Ca^{2+}-Resorption aus dem Knochen und die Ca^{2+}-Absorption aus dem Gastrointestinaltrakt (GIT); es stimuliert die Ca^{2+}-Reabsorption durch die Niere und die Phosphatausscheidung. Der dadurch bewirkte Calciumanstieg hemmt die weitere PTH-Produktion, was wiederum die Synthese von 1,25-$(OH)_2$-D_3 limitiert. Der aktive Metabolit wird duch Umwandlung in 24,25-$(OH)_2$-D_3 inaktiviert. 1,25-$(OH)_2$-D_3 könnte außerdem über eine negative Rückkopplung die PTH-Freisetzung durch die Nebenschilddrüsen hemmen. Die Drüsen besitzen jedenfalls Rezeptoren für 1,25-$(OH)_2$-D_3.

WIRKUNGSMECHANISMUS

Der 1,25-$(OH)_2$-D_3-Rezeptor gehört zu einer übergeordneten Familie nukleärer Hormonrezeptoren, die nach Bindung ihres Liganden die Transkription ändern (s. Kapitel 4). Das Hormon liegt in der Blutbahn im Gleichgewicht zwischen gebundener und freier Form vor. Letztere ist, dank ihrer lipophilen Eigenschaften, problemlos in der Lage, in Zellen einzudringen. Das 1,25-$(OH)_2$-D_3-Bindungsprotein (DBP) im Plasma erkennt das Hormon spezifisch. 1,25-$(OH)_2$-D_3 bindet an den nukleären Rezeptor; der Komplex wiederum bindet an spezifische Hormone response elements auf dem Zielgen, oberhalb der Aktivierungsstellen für die Transkription, was zur Neusynthese von mRNA und Proteinen führt. Zu den neu synthetisierten Proteinen gehört auch Osteocalcin, ein wichtiges Knochenprotein, dessen Synthese durch Glukokortikoide supprimiert wird. Im GIT wird als Reaktion auf die Hormon-Rezeptor-Aktivierung des Genoms ein calciumbindendes Transportprotein (CaBP) synthetisiert.

PHYSIOLOGISCHE VITAMIN-D-WIRKUNGEN

Knochen. Vitamin D fördert, entsprechend seiner Ca^{2+}-anhebenden Funktion, die Ca^{2+}-Resorption aus dem Knochen. Außerdem stimuliert es die Osteocalcinsynthese.

Gastrointestinaltrakt. 1,25-$(OH)_2$-D_3 stimuliert die Ca^{2+}- und Phosphat-Absorption aus dem Darm mittels eines aktiven Transportvorgangs. Das Hormon fördert den Calciumtransport, indem es die Synthese des zytosolischen calciumbindenden Proteins CaPB, welches Ca^{2+} von den Mucosa- zu den Serosazellen des Darms transportiert, steigert.

Niere. 1,25-$(OH)_2$-D_3 stimuliert möglicherweise die Ca^{2+}-Reabsorption durch die Tubuluszellen, während es die Phosphatausscheidung fördert. Zumindest besitzen die Tubuluszellen Rezeptoren für Vitamin D und CaBP.

Muskel. Muskelzellen haben Vitamin-D-Rezeptoren, so daß das Hormon, durch Beeinflussung der Calciumströme und nachfolgende Adenosintriphosphat(ATP)-Synthese, die Muskelkontraktion vermitteln könnte.

Schwangerschaft. Während der Schwangerschaft kommt es zu einer gesteigerten Ca^{2+}-Absorption aus dem GIT und zu erhöhten Konzentrationen an zirkulierendem 1,25-$(OH)_2$-D_3, DBP, Calcitonin und PTH. Während der letzten sechs Monate vor der Geburt akkumulieren Ca^{2+} und Phosphor im Fetus. Die Plazenta synthetisiert, ebenso wie die Niere und der Knochen des Feten, 1,25-$(OH)_2$-D_3. Trotzdem ist der Fetus immer noch auf Vitamin D von der Mutter angewiesen.

Weitere Funktionen. Vitamin D spielt bei der Reifung und Proliferation von Zellen des Immunsystems, z. B. hämatopoetischen Stammzellen, und für die Funktion reifer B- und T-Zellen eine Rolle.

44 Wachstumshormone I

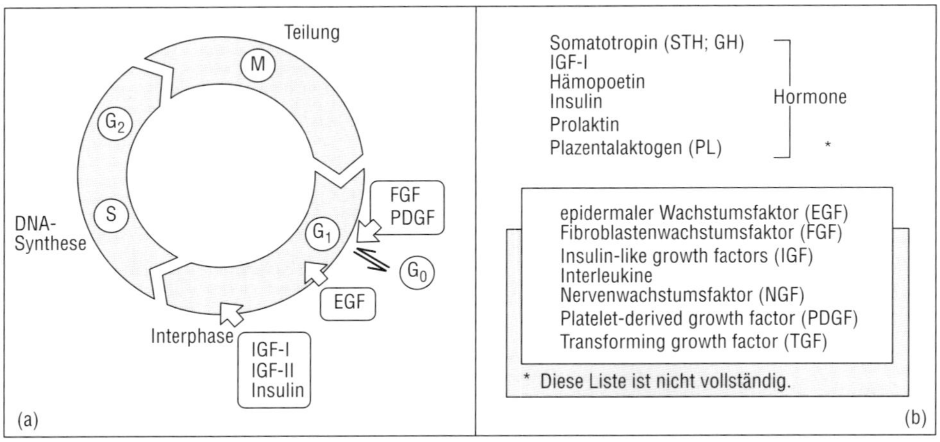

Abb. 44.1 (a) Der Zellzyklus; (b) Wachstumshormone und -faktoren

ZELLWACHSTUM UND -PROLIFERATION

Zelldifferenzierung und Organentwicklung sind von der Einwirkung autokriner, parakriner und endokriner Hormone abhängig. Inzwischen sind zahlreiche Wachstumsfaktoren, die die Zellproliferation fördern, entdeckt worden. Zudem sind Hormone wie Insulin und Prolaktin, abgesehen von ihren klassischen Rollen im Glukosestoffwechsel bzw. während der Schwangerschaft und Laktation, auch Wachstumshormone.

Der Zellzyklus. In Teilung begriffene Zellen durchlaufen Stadien, die von Wachstumsfaktoren und -hormonen abhängig sind. G1 ist die Wachstumsphase; in dieser Phase wird die Zelle auf die Synthesephase S, während der die DNA dupliziert wird, vorbereitet. Danach teilt sich die Zelle in der M-Phase in zwei Tochterzellen. Die neuen Zellen können in der G0-Phase bleiben und sich niemals wieder teilen (z. B. Neurone, Muskelzellen) oder mit Eintritt in die G1-Phase den Zyklus wiederholen. Tumorzellen können in der G0-Phase verharren, bevor sie erneut in die G1-Phase eintreten. Die Wachstumsfaktoren und -hormone üben ihre jeweilige Wirkung während bestimmter Phasen des Zellzyklus aus.

Insulin-like growth factor (IGF). IGF-I und IGF-II werden auch als *Somatomedine* bezeichnet, weil sie die Wirkungen von Somatotropin (STH) vermitteln. Ihr Molekulargewicht beträgt ungefähr 7,6 kDa, und 62% ihrer Sequenzen sind homolog. IGF ist die Abkürzung für Insulin-like growth factor. Der Name rührt daher, daß es in einigen Radio-Immunassays für Insulin zu Kreuzreaktionen mit den Somatomedinen kommt und daß ihre Strukturen derjenigen von Proinsulin ähneln. Die Somatomedine werden hauptsächlich in der Leber, aber auch von Fibroblasten, Hypophysenzellen und anderen Zellen synthetisiert. Die Strukturen des Insulinrezeptors und der IGF-Rezeptoren ähneln einander, und sowohl IGF-I als auch IGF-II binden an Insulinrezeptoren.

Die Wirkungen des somatotropen Hormons (STH) auf das Wachstum werden hauptsächlich durch IGF-I vermittelt. STH bewirkt die Freisetzung von IGF-I aus der Leber. Die IGF zirkulieren im Plasma fest gebunden an Proteine, die sie vor Proteolyse schützen und so ihre Plasmakonzentrationen konstant halten. Die physiologische Funktion von IGF-II ist zwar unbekannt, zumindest liegt es jedoch im Blutkreislauf des Erwachsenen in dreimal so hohen Konzentrationen wie IGF-I vor. Beim gesunden Erwachsenen sind die Plasmaspiegel beider Somatomedine nahezu konstant. Während der postnatalen Entwicklung steigen sie jedoch drastisch an, erreichen zwischen dem 12. und 17. Lebensjahr einen Gipfel und fallen danach wieder ab. Beide sind stark wirksame Mitogene. IGF-I fördert die Proliferation bereits differenzierter Zellen, ein Prozeß, der als klonale Expansion bezeichnet wird.

Insulin. Abgesehen von seiner wichtigen Funktion bei der Regulation des Kohlenhydratstoffwechsels, ist Insulin auch ein Wachstumshormon; denn diabetische Kinder wachsen auch bei normalen STH-Plasmaspiegeln nicht normal. In Abwesenheit von Insulin ist der Proteinabbau gesteigert, wodurch das Wachstum gehemmt wird; zudem ist die Aufnahme von Aminosäuren in den Muskel, ebenso wie die mRNA-Translation durch die Ribosomen, gehemmt.

Plazentalaktogen (PL) ist ein Plazentahormon, das auch als Somatomammatropin bezeichnet wird. Viele Wirkungen des PL sind denen des Prolaktins ähnlich. PL fördert den Schwefeleinbau in den Knorpel, das Wachstum sowie die Synthese von Milcheiweiß. PL könnte, in Vorbereitung auf die Prolaktinwirkung nach der Entbindung, bei der Entwicklung der Brustdrüsen eine physiologische Rolle spielen. PL antagonisiert die Insulinwirkungen und fördert die Aminosäuren- und Glukoseutilisation des Fetus. Während des zweiten Trimenons könnte PL die Rolle des Choriongonadotropins, dessen Spiegel dann abzufallen beginnen, übernehmen.

Prolaktin (PRL) fördert die Milchproduktion. Zusammen mit Nebennierensteroiden und Östrogenen stimuliert es das Wachstum des Mammagangsystems und zusammen mit den Gonadotropinen das der Ovarien und der Hoden. PRL stimuliert die Produktion eines hepatischen Peptids mit der vorläufigen Bezeichnung Synlaktin, das vielleicht synergistisch mit PRL an dessen Zielorganen wirkt. Die Prolaktinsekretion wird vom Hypothalamus reguliert.

Der Nervenwachstumsfaktor (nerve growth factor, NGF) ist ein Peptid, dessen Struktur der von Proinsulin ähnelt. Es wird bei der Maus in großen Mengen von den Glandulae submandibulares sezerniert. Da seine Sekretion von Triiodthyronin, Thyroxin und Testosteron reguliert wird, ist es im Speichel männlicher Tiere in viel größeren Mengen vorhanden. NGF könnte für das Kampfverhalten eine Rolle spielen, da es in sehr großen Mengen in den Blutkreislauf abgegeben wird, wenn männliche Mäuse miteinander kämpfen.

Das Peptid erhielt seinen Namen von seinen wachstumsfördernden Wirkungen auf periphere postganglionäre Nerven und auf das Wachstum des Nervensystems beim sich entwickelnden Hühnerembryo. Die Injektion von NGF-Antiserum in den sich entwickelnden Embryo verursacht eine ausgedehnte Schädigung des sympathischen Teils des autonomen Nervensystems. NGF induziert das Neuritenwachstum und spielt eine Rolle bei der Führung wachsender Sympathikusfasern zu den Organen, die sie später einmal innervieren werden. Zellen entlang des Weges, den das wachsende Axon nimmt, synthetisieren und sezernieren NGF. NGF könnte eine Funktion bei der Erhaltung des Gedächtnisses haben, da es die Lernfähigkeit und die Erinnerung von Ratten mit Hirnläsionen wiederherstellt. Hieraus könnte sich eine Anwendung von NGF bei der Alzheimer-Krankheit ergeben.

Der epidermale Wachstumsfaktor (epidermal growth factor, EGF) ist ein Peptid aus 53 Aminosäuren, das aus der Speicheldrüse der Maus, wo es zusammen mit einem EGF-Bindungsprotein vorkommt, isoliert wurde. Da EGF durch alphaadrenerge Agonisten freigesetzt wird, nimmt man an, daß seine Sekretion autonom reguliert wird. Bei embryonalen und neonatalen Mäusen fördert EGF die Zellproliferation in der Epidermis, das Öffnen der Augenlider und den Zahndurchbruch. EGF fördert die Epithelreifung während der Lungenentwicklung, die Keratinisierung der Haut und die Phosphorylierung von Proteinen. Es findet sich als mitogener Faktor in der Muttermilch.

Die Struktur des EGF ist ähnlich wie die eines Peptides namens *Urogastron*, das im Urin schwangerer Frauen, deren Magenulcera während ihrer Schwangerschaft abheilten, identifiziert wurde. Urogastron ist ein Peptid des Gastrointestinaltrakts (GIT), das die Magensaftsekretion der Magenschleimhaut hemmt. Humanes Urogastron könnte das EGF-Äquivalent beim Menschen sein.

Transforming growth factors (TGF). TGF-α und TGF-β sind Peptide, die das Fibroblastenwachstum induzieren. TGF-α ist ein Peptid aus 50 Aminosäuren mit ähnlicher Struktur wie EGF. Es bindet an den EGF-Rezeptor und teilt viele Wirkungen des EGF. TGF-α selbst existiert in fünf verschiedenen Formen (TGF-α1-TGF-α5).

Von TGF-β gibt es wenigstens fünf Formen, TGF-β1-5. Es wurde ursprünglich in Thrombozyten entdeckt, kommt aber in den meisten Zellen vor, besonders in der Knochenmatrix, die relativ große Mengen des Peptids enthält. Im Knochen könnte TGF-β für die Differenzierung und das Wachstum der Chondrozyten, Osteoblasten und Osteoklasten von Bedeutung sein.

TGF-β kann, je nachdem, ob noch andere Faktoren anwesend sind oder nicht, auf das Wachstum nichtendothelialer Zellen stimulierend oder hemmend wirken. Es bindet nicht an den EGF-Rezeptor. Es kann hemmend oder stimulierend für Organ- und Tumorwachstum sein, und es moduliert die Wirkung anderer Wachstumsfaktoren, einschließlich derjenigen von EGF. TGF-β weist eine strukturelle Homologie mit dem Müllerian regression factor (Anti-Müller-Hormon) und mit Inhibin auf.

Fibroblastenwachstumsfaktoren (fibroblast growth factors, FGF). Zur Familie der FGF gehören der saure (aFGF), der basische (bFGF), der Keratinozyten- und andere Polypeptidwachtumsfaktoren, denen mehrere Eigenschaften, einschließlich beträchtlicher Sequenzhomologie, Förderung der Angiogenese, Heparinbindung und mitogener Wirkung auf mehrere verschiedene Zelltypen, gemeinsam sind. Sie werden auch als Heparin-binding growth factors (HBGF) bezeichnet. Ihre Bindung an Heparin stabilisiert die Faktoren und steigert ihre biologische Aktivität. Sie wurden aus Serum, Knochen, Gehirn, Nebennierenrinde, Ovar und Retina isoliert. a- wie b-Formen haben ein Molekulargewicht von ca. 17 kDa und zu 55% homologe Sequenzen.

Angiogenese ist die Bildung, Proliferation und Migration neuer Blutgefäße, ein Prozeß, der physiologischerweise für Wachstum, Wundheilung und Revaskularisation erkrankten Herz- und Hirngewebes, in pathologischen Situationen für das Wachstum benigner und maligner Tumoren essentiell ist. Man weiß wenig über die physiologische Bedeutung der FGF; bFGF könnte für die Differenzierung und das Wachstum während der sehr frühen Embryonalentwicklung eine Rolle spielen. bFGF wurde im Laufe der Evolution sehr gut konserviert und findet sich bei allen Wirbeltieren, einschließlich der Fische. Die FGF könnten der Regeneration geschädigten Gewebes und der Heilungsförderung dienen.

Der Platelet-derived growth factor (PDGF) wird in den Thrombozyten synthetisiert und gespeichert und bei Thrombozytenaktivierung im Falle einer Blutgefäßverletzung freigesetzt. Auch andere Gewebe synthetisieren und speichern PDGF. Das Peptid ist ein Heterodimer mit einem Molekulargewicht von 30 kDa, besteht aus A- und B-Ketten und ist Teil einer größeren Familie. Je nach Art der Dimerisation der beiden Ketten kommt es zur Bildung von PDGF(AA), -(AB) oder -(BB), die zusammen die PDGF-Familie bilden. AB ist die in den Thrombozyten vorherrschende Form. Es gibt zwei verschiedene PDGF-Rezeptoren, wovon einer alle Heterodimere und einer nur BB erkennt.

PDGF fördert *in vitro* sehr stark das Zellwachstum, hat ausgeprägte chemotaktische Eigenschaften und scheint bei Entzündungsreaktionen sowie beim Tumor- und Zellwachstum eine Rolle zu spielen.

Erythropoetin (EP) ist ein erythrozytenstimulierender Faktor, der in den Nieren produziert wird und nach Wanderung zum Knochenmark die Produktion reifer roter Blutkörperchen stimuliert. Bei Patienten mit Niereninsuffizienz kann die Leber einen geringen Anteil der EP-Produktion übernehmen.

Im Plasma liegt EP als Protein mit einem Molekulargewicht von ca. 46 kDa vor, im Urin ist das EP-Molekül dagegen nur halb so groß. Es ist daher anzunehmen, daß es sich bei dem Protein um ein Dimer handelt. EP hat eine Halbwertszeit von fünf Stunden, seine Wirkungen kommen jedoch frühestens nach 36 Stunden zum Tragen. Dieser zeitliche Ablauf stimmt damit überein, daß EP wahrscheinlich eine Abfolge hämatopoetischer Ereignisse in Gang setzt, für deren Vollendung seine ständige Anwesenheit nicht erforderlich ist. EP stimuliert die Produktion von Erythrozytenpräkursorzellen, indem es die Produktion eines zytoplasmatischen Proteins, das durch Interaktion mit dem Genom die Transkription initiiert, induziert. Alles weitere läuft unabhängig von der Anwesenheit des EP ab.

Die Interleukine bilden eine Familie von mindestens acht Proteinen, die ihren Namen der Tatsache verdanken, daß sie ursprünglich aus Leukozyten isoliert wurden. Sie sind Beispiele für die Zytokine, eine Gruppe löslicher Proteine, die als interzelluläre Kommunikatoren fungieren. IL-1 wird von aktivierten Makrophagen produziert und stimuliert die IL-2-Produktion der T-Zellen sowie die Proliferation und Differenzierung der B-Zellen. IL-2 wird von T-Zellen, die im Zuge einer Immunreaktion aktiviert werden, produziert. Bei IL-6 handelt es sich um Interferon-β, das von Fibroblasten und einigen Tumorzellen synthetisiert wird. Es steigert die Immunglobulinsynthese und besitzt eine antivirale Wirkung.

45 Wachstumshormone II

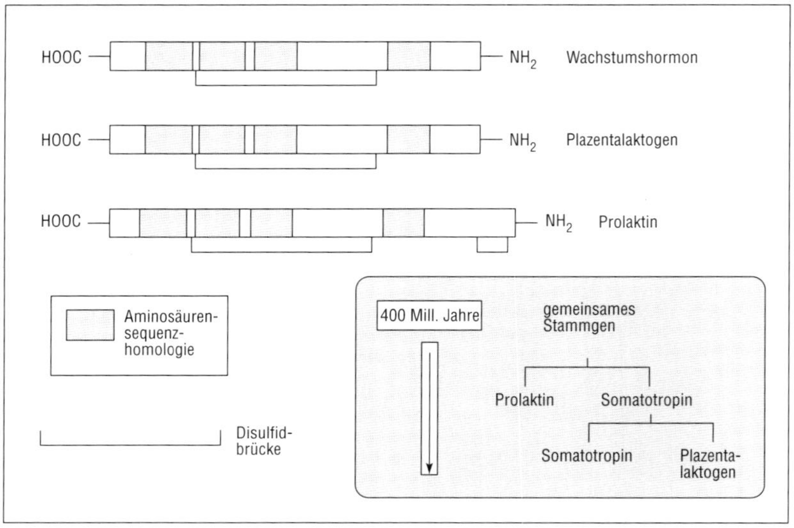

Abb. 45.1 Polypeptidhormonfamilie (Kasten: Evolution)

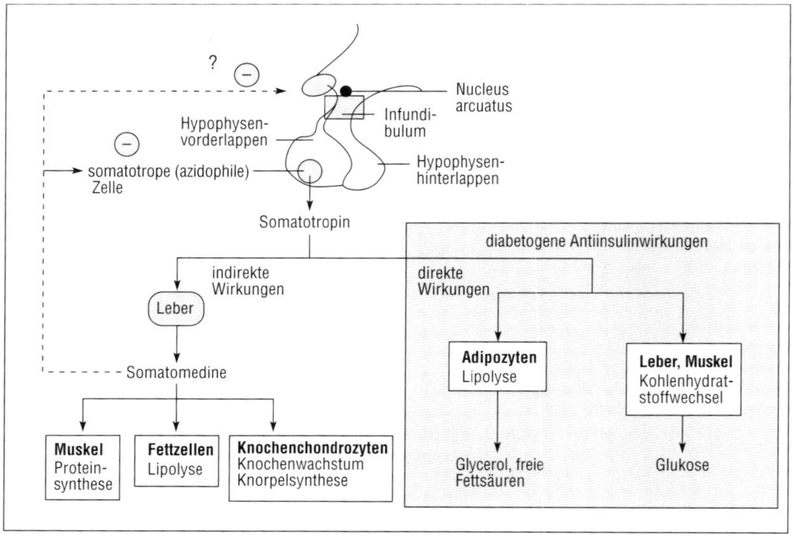

Abb. 45.2 Somatotropinwirkungen

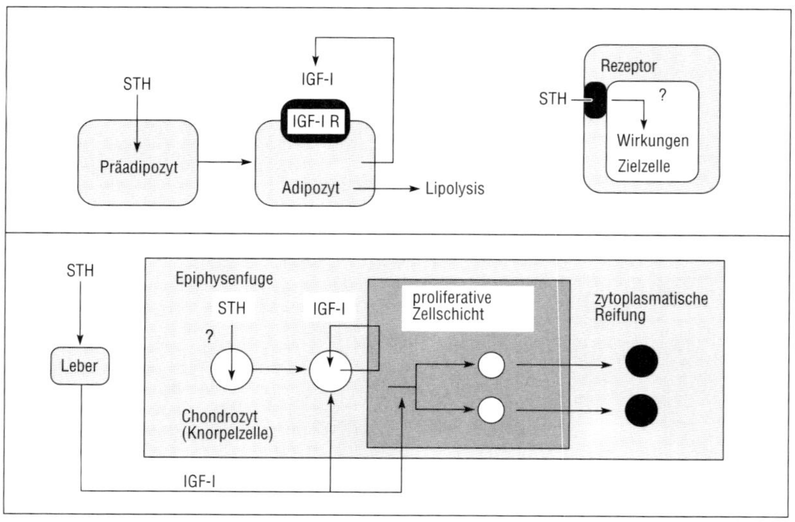

Abb. 45.3 Wirkungsmechanismus von Somatotropin

SOMATOTROPIN (STH; GROWTH HORMONE: GH)

STH ist für ein normales Wachstum erforderlich; fehlt es, wird die betroffene Person minderwüchsig. Mehrsekretion stimuliert andererseits ein pathologisches Wachstum, das zu Gigantismus führt und die Fähigkeit des Körpers, über seine (vermutlich) genetisch festgelegten Grenzen hinauszuwachsen, demonstriert.

Struktur und Synthese. STH wird in den somatotropen (azidophilen) Zellen des Hypophysenvorderlappens synthetisiert. Es gehört zu einer Familie von Polypeptidhormonen, der auch *Prolaktin (PRL)* und *Plazentalaktogen (PL)* angehören. STH ist eine einzelne Polypeptidkette aus 191 Aminosäuren und hat eine ausgeprägte strukturelle Homologie mit PL und PRL. Alle drei stammen von einem gemeinsamen Präkursor ab, obwohl jedes Hormon von einem eigenen Gen codiert wird. Sie haben ein gemeinsames Stammgen, aus dem sich die STH- und PRL-Gene vor ca. 400 Millionen Jahren entwickelten. Die STH- und PL-Gene zweigten vor ca. 85-100 Millionen Jahren ab. Die STH- und PL-Gene befinden sich in Form multipler Kopien auf Chromosom 17, das PRL-Gen liegt hingegen als einzelne Kopie auf Chromosom 6. Fibroblasten der Maus synthetisieren ein Peptid namens Proliferin, das eine signifikante strukturelle Homologie mit STH, PRL und PL aufweist. Demnach könnte diese Familie größer als ursprünglich angenommen sein. STH und PRL existieren in der Hypophyse und im Plasma in mehr als einer Form, d. h. es besteht eine strukturelle Heterogenität.

Somatotropinwirkungen. Die eindrucksvollste Wirkung hat STH auf das Wachstum von Muskulatur und Skelettknochen. Zweckmäßigerweise können seine Wirkungen in direkte und indirekte unterteilt werden.

Indirekte Somatotropinwirkungen. STH bewirkt in der Leber die Stimulation von Synthese und Sekretion des Insulin-like growth factor(IGF)-I-Peptides.

Im *Knochen* scheint STH, unabhängig von der IGF-I-Produktion in der Leber, die lokale IGF-I-Produktion proliferierender Chondrozyten zu stimulieren. Anschließend stimuliert der Faktor das Knochenwachstum. In *Fettzellen* stimuliert er die Lipolyse, im *Muskel* die Proteinsynthese.

Die direkten STH-Wirkungen wurden als diabetogen bezeichnet, da die Wirkungen des Hormons denjenigen von Insulin entgegengesetzt sind; es wirkt lipolytisch im Fettgewebe und glukoneogenetisch in der Muskulatur.

Der Wirkmechanismus des STH ist weitgehend unbekannt. Man weiß lediglich, daß es einen spezifischen Rezeptor auf der Membran der Zielzelle hat. Es wurden weder Veränderungen des cAMP noch des Phosphoinositols (des PLC/IP_3-Systems) oder der Aktivität irgendeines Tyrosinkinaseenzyms als Reaktion auf STH gefunden.

46 Wachstumshormone III

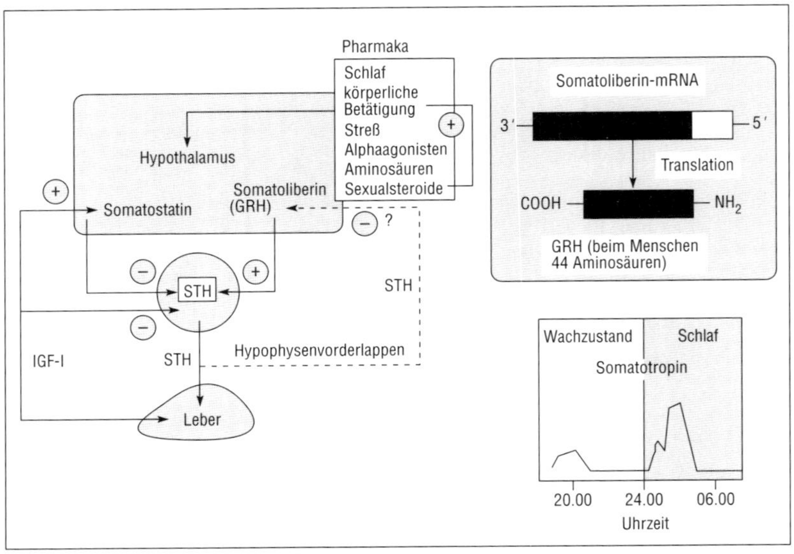

Abb. 46.1
Regulation der Somatotropinsekretion

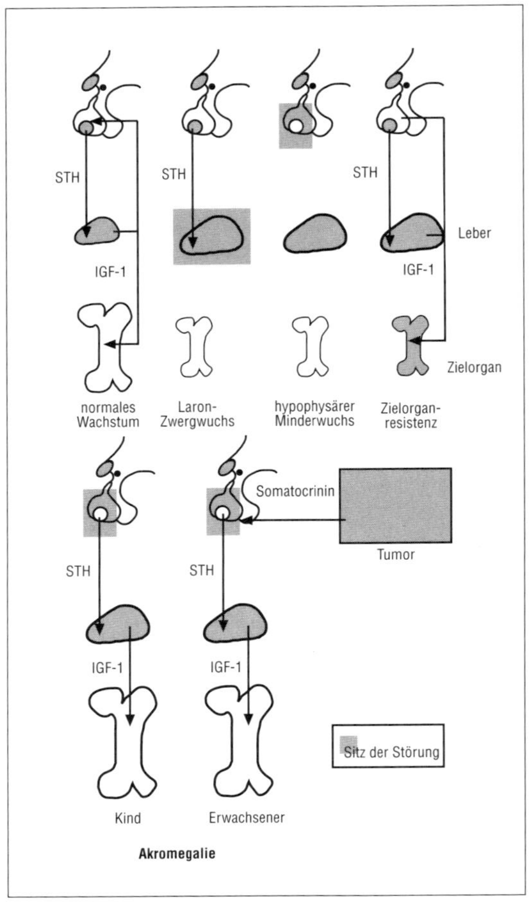

Abb. 46.2
Pathophysiologie der Somatotropinsekretion

REGULATION DER SOMATOTROPIN-SEKRETION

Die Sekretion von Somtatotropin (STH) wird in erster Linie vom Hypothalamus reguliert, der ein STH-Releasing-Hormon, das auch als *Somatocrinin* [Growth-hormone-releasing-Hormon (GRH)] bezeichnet wird, produziert.

Beim Menschen ist GRH ein Peptid aus 44 Aminosäuren. Es wird in das hypophysäre Pfortadergefäßsystem sezerniert und stimuliert die STH-Sekretion, indem es an spezifische Rezeptoren auf den somatotropen (azidophilen) Zellen des Hypophysenvorderlappens bindet. Der Second messenger, den GRH aktiviert, ist in erster Linie cAMP, obwohl auch das IP_3-System eine gewisse Rolle spielen kann. Der Hypothalamus produziert außerdem ein Release-inhibiting-Hormon, das *Somatostatin*, das die STH-Sekretion der somatotropen Zellen hemmt. Somatostatin ist ein Peptid aus 14 Aminosäuren, eine Variante mit 28 Aminosäuren findet sich im Hypothalamus. Beide hemmen die STH-Sekretion, indem sie die cAMP-Produktion hemmen. Sowohl GRH als auch Somatostatin wurden im Nucleus arcuatus gefunden (s. Kapitel 8). Einige weitere Faktoren beeinflussen die STH-Sekretion ebenfalls.

Die physiologische Rückkopplungsregulation der STH-Sekretion wird durch den Insulin-like growth factor (IGF-I), der die Somatostatinsekretion des Hypothalamus stimuliert, vermittelt. Zudem hemmt IGF-I die STH-Sekretion auch direkt.

Die STH-Sekretion erfolgt schubweise, mit zwei Gipfeln während des Tages und einem Anstieg während der ersten Stunde des Schlafes, sowohl bei Kindern als auch bei jungen Erwachsenen.

PATHOPHYSIOLOGIE DER SOMATOTROPIN-SEKRETION

Mangelnde STH-Sekretion. STH-Mangel bei Kindern im Wachstumsalter verursacht Minderwuchs.

Der *Laron-Zwergwuchs* ist familiär, wird autosomal-rezessiv vererbt und kommt vor allem in Familien in Mittelost vor. Er wird auch als idiopathischer Minderwuchs bezeichnet und ist durch eine Resistenz der Leber gegenüber STH gekennzeichnet. Die STH-Produktion der somatotropen (azidophilen) Zellen ist normal, die Konzentrationen der zirkulierenden Somatomedine sind jedoch erniedrigt.

Beim Laron-Zwergwuchs besteht ein Mangel an STH-Rezeptoren auf zirkulierenden STH-Bindungsproteinen. Dies mag Ausdruck einer gestörten STH-Rezeptor-Interaktion in der Leber sein. Afrikanische Pygmäen haben normale STH-Plasmakonzentrationen, aber niedrige IGF-I-Spiegel; vermutlich können sie IGF-I nicht in ausreichenden Mengen synthetisieren. Einige Patienten mit Minderwuchs sind nicht in der Lage, auf IGF-I zu reagieren.

Beim *primären hypophysären Minderwuchs* kann der STH-Mangel genetisch determinierter Natur sein oder durch Tumoren oder die Produktion einer STH-Form, durch die die IGF-I-Sekretion der Leber nicht stimuliert wird, verursacht werden. Dieses STH reagiert dennoch normal mit den Antisera in Radio-Immunassays (RIA) für das Hormon. Die Erkrankung geht, aufgrund kardiovaskulärer Probleme, mit einer erhöhten Gesamtmortalitätsrate einher.

Der *hypothalamische Minderwuchs* ist insofern eine Variante der hypophysären Form, als dabei ebenfalls kein STH sezerniert werden kann, in diesem Fall jedoch aufgrund fehlender GRH-Sekretion in die Pfortadergefäße. Dies kann Folge einer Verletzung des Hypothalamus, einer perinatalen Asphyxie, einer Infektion oder eines wachsenden Tumors sein.

Therapie. Humanes STH, auch als Human-growth-Hormon oder HGH bekannt, wird inzwischen seit über 30 Jahren therapeutisch eingesetzt. Als es noch aus menschlichen Hypophysen gewonnen werden mußte, stand es allerdings nur begrenzt zur Verfügung. Heutzutage wird HGH mit Hilfe von DNA-Rekombinationstechniken synthetisiert. Hierdurch werden die Risiken menschlichen Materials, das die Gefahr der Infektionsübertragung in sich birgt, vermieden. HGH wird hauptsächlich zur Behandlung wachstumsretardierter Kinder verwendet. Einige Fachleute halten auch den Einsatz von GRH für möglich.

Eine überschießende Somatotropinsekretion führt bei Erwachsenen zu *Akromegalie*, bei Kindern zu *Gigantismus*. Meist ist die Quelle der zusätzlichen STH-Sekretion ein Hypophysenadenom. Ektopische STH-produzierende Tumoren kommen selten vor. Bei Akromegalie kommt es zu einer Vergröberung der Gesichtszüge und der Weichteile an Händen und Füßen. Ein unverhältnismäßiges Wachstum der Mandibula (Unterkiefer) verursacht eine charakteristische Facies. Es besteht eine Hypertrophie des Bindegewebes der Niere, des Herzens und der Leber. Ungefähr 10% der Akromegaliepatienten leiden, aufgrund einer um bis zu 50% verringerten Glukosetoleranz, an Diabetes. Zur Diagnose einer Akromegalie sollte sowohl STH als auch IGF-I im Plasma der Patienten bestimmt werden, letzteres vor allem dann, wenn die STH-Werte nur leicht erhöht sind.

Therapie. Die Behandlung besteht darin, die Quelle des überschüssigen STH zu entfernen und sekundäre Komplikationen, wie Diabetes und eine Verschlechterung von kardiovaskulären und Gelenkerkrankungen, zu begrenzen. Die Mortalitätsrate unbehandelter Akromegaliepatienten ist ungefähr doppelt so hoch wie die Gesunder. Der Hypophysentumor kann chirurgisch entfernt (Hypophysektomie) oder bestrahlt werden. Einige Medikamente, insbesondere Bromocriptin, ein Dopaminagonist, der die STH- und Prolaktinsekretion reduziert, werden eingesetzt.

47 Endokrin-immunologische Interaktionen

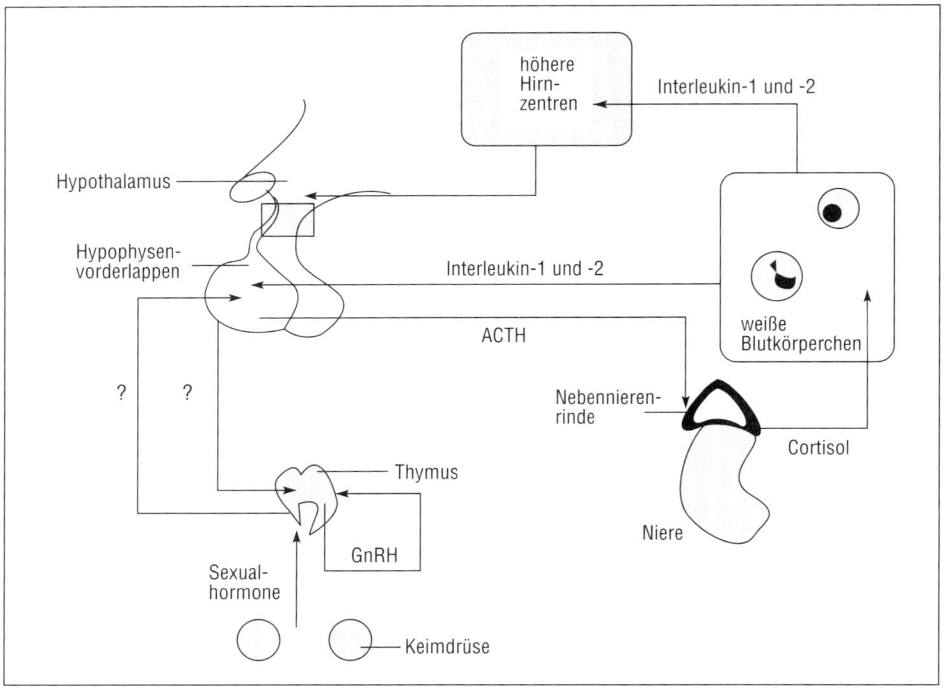

Abb. 47.1
Endokrin-immunologische Interaktionen

Es mehren sich die Anzeichen dafür, daß sich das endokrine und das Immunsystem durch Hormone und andere chemische Botenstoffe gegenseitig beeinflussen. Seit Jahren ist bekannt, daß Steroidhormone, wie die Glukokortikoide und die Sexualhormone, atrophische Auswirkungen auf den Thymus haben. Glukokortikoide, wie Dexamethason und Prednisolon, werden routinemäßig zur Suppression des Immunsystems bei rheumatoider Arthritis und anderen Autoimmunerkrankungen verschrieben. Glukokortikoide induzieren die Apoptosis (den programmierten Zelltod) von Zellen des Immunsystems. Bei einigen Erkrankungen, wie dem systemischen Lupus erythematodes (SLE), einer Autoimmunkrankheit, die vorwiegend Frauen betrifft, induzieren Östrogene eine Verschlechterung des Krankheitszustandes. Während einer Schwangerschaft ist die Immunsystemsuppression im Bereich der Implantationsstelle Voraussetzung dafür, daß die Blastozyste vom Wirtsgewebe (dem Endometrium) nicht abgestoßen wird. Es gibt also gewichtige Gründe für die Annahme, daß die Funktionen beider Systeme sehr eng und auf vielfältige Art und Weise miteinander verwoben sind.

CORTICOTROPIN-RELEASING-HORMON (CRH) UND ADRENOCORTICOTROPES HORMON (ACTH)

Das CRH-ACTH-System beeinflußt Hormone und Mediatoren des Immunsystems und wird seinerseits von diesen beeinflußt. Innerhalb des CRH-ACTH-Systems (s. S. 34) produziert der Hypothalamus CRH, das die ACTH-Produktion stimuliert; ACTH wiederum fördert die Sekretion adrenaler Steroide. Man weiß heute, daß auch Leukozyten ACTH produzieren. Interessanterweise wird die ACTH-Produktion in den Leukozyten durch ein Virus, das Newcastle disease virus (NDV), stimuliert. *In-vitro*-Experimente haben gezeigt, daß CRH die Expression des Proopiomelanocortin(POMC)-Gens (s. Kapitel 14) in Hypophysen-, Milz- und Thymuszellen, ebenso wie die ACTH-Freisetzung aus allen diesen Zellen, stimuliert. Darüber hinaus hemmt Dexamethason die ACTH-Abgabe aus Immunzellen, so daß man annehmen kann, daß die zirkulierenden Leukozyten des Immunsystems ein negatives Rückkopplungssystem neuroendokrinen Typs darstellen.

Die Zytokine Interleukin(IL)-1 und -2, die von aktivierten Makrophagen bzw. Thymozyten (T-Zellen) freigesetzt werden, wirken ähnlich wie CRH, indem sie die ACTH-Produktion und -Sekretion von Zellen des Hypophysenvorderlappens und von Lymphozyten stimulieren. Auf den corticotropen (vermutlich basophilen) Hypophysenzellen wurden IL-1- und IL-2-Rezeptoren gefunden. Die Zytokine könnten demnach als hormonale Modulatoren die ACTH-Sekretion der Hypophyse beeinflussen.

Zur Zeit ist die funktionelle Bedeutung eines integrierten immunologisch-endokrinen CRH-ACTH-Systems noch unklar. Ein Zusammenspiel könnte jedoch z. B. bei Streßreaktionen bestehen. Virale Infektionen könnten die ACTH-Produktion in Zellen des Immunsystems triggern, während umweltbedingte Streßsituationen, wie Kälte oder mentaler Streß, die Cortisolsekretion über die Achse Hypothalamus-Hypophyse-Nebenniere auslösen könnten. CRH könnte ein physiologischer Aktivator des Immunsystems, der die Zytokinproduktion und möglicherweise auch die Aktivität natürlicher Killerzellen (NK-Zellen) stimuliert, sein. NK-Zellen sind große granuläre Lymphozyten, die Tumorzellen angreifen.

DER THYMUS

Der Thymus ist ein gelapptes Organ, das über dem Herzen im Thorax liegt. Er ist für die Entwicklung des Feten und für die Differenzierung und Reifung von Thymozyten, die in die Blutbahn abgegeben werden, wesentlich. Der Thymus „lehrt" die T-Zellen, körperfremde Antigene auszumachen. Nach Thymuspassage sind die reifen Lymphozyten als zytotoxische Helfer- oder Suppressorzellen, d. h. T-Zellen, die miteinander oder mit anderen Zellen des Immunsystems interagieren, „ausgebildet". Letzteren helfen sie bei der Proliferation als antikörperproduzierende Plasmazellen nach Eintritt ihres spezifischen Antigens in den Körper.

Thymusatrophie. Beim Menschen beginnt der Thymus nach der Pubertät zu atrophieren und wird allmählich zu Fettgewebe. In physiologischen Konzentrationen wirken die Sexualhormone, ebenso wie Streß und adrenale Kortikosteroide, atrophisch auf den Thymus.

Während der Schwangerschaft schreitet die Atrophie des Thymus auffallend fort. Sogar nach Entfernung der Gonaden hält die Atrophie des Thymus während des ganzen Lebens an. Möglicherweise gibt es ein eingebautes Programm für den Zelltod oder die Apoptosis des alternden Thymus.

Herkömmlich wurde angenommen, daß der Thymus für das Erwachsenenleben keine Rolle spiele. Heute weiß man jedoch, daß der Thymus beim Erwachsenen fortfährt, Peptide in das periphere Blut zu sezernieren. Er könnte daher das ganze Leben hindurch eine funktionsfähige endokrine Drüse sein.

Thymushormone. Das Thymusepithel produziert und sezerniert eine Reihe von Peptiden in den Blutkreislauf. *Thymopoietin* ist ein Peptid aus 49 Aminosäuren, *Thymostimulin* ein kleineres Peptid aus 9 Aminosäuren. Beide binden an T-Zellen und sind auf bislang unbekannte Weise an der T-Zelldifferenzierung beteiligt. Beide Hormone binden an T-Präkursorzellen und induzieren deren Antigendifferenzierung und die Ausbildung der charakteristischen Funktionen einer bestimmten T-Zellinie. Eine weitere Peptidhormonfamilie des Thymus, die *Thymosine*, scheint die Umwandlung unreifer Prothymozyten in reife Thymozyten zu vermitteln. Gegenwärtig wird untersucht, ob die Thymushormone bei bestimmten Immundefektsyndromen eine Rolle spielen. Der Thymus produziert auch das Neuropeptid Gonadotropin-releasing-Hormon (GnRH), das eine regenerative Wirkung auf den alternden Thymus hat.

48 Enzyme der Steroidgenese

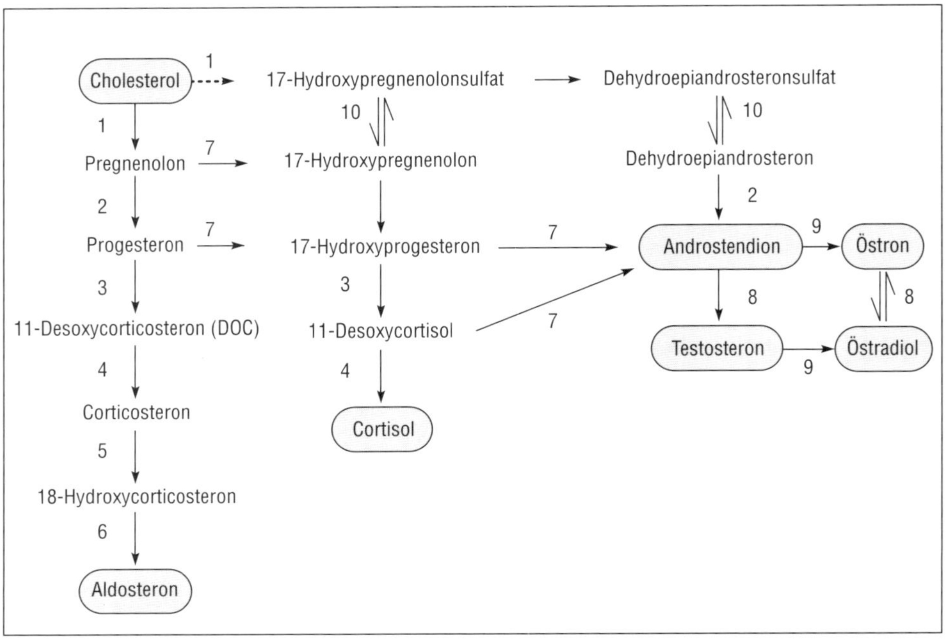

Abb. 48.1 Steroidgenese im Überblick

ENZYME

1 *Desmolasesystem* (20- und 22-Hydroxylasen und C20,22-Desmolaseaktivität): Desmolaseenzyme spalten Doppelbindungen, nachdem diese durch Einführung von Hydroxyl- oder Ketongruppen an benachbarten C-Atomen destabilisiert wurden.

2 *3-β-Dehydrogenase/δ4,5-Isomerase*: Diese Enzyme befinden sich in den Mikrosomen, verwenden NAD^+ als Cofaktor und konvertieren DHEA (Dehydroepiandrosteron) und Pregnenolon in Androstendion bzw. in Progesteron.

3 *21-Hydroxylase*: Hydroxylasen, in der Literatur gelegentlich auch als Oxidasen bezeichnet, sind komplexe Enzymsysteme. Einige befinden sich in den Mikrosomen (C17, C21), einige in den Mitochondrien (C11, C18, C19, C20, C22). Sie katalysieren Reaktionen, die sich mit der allgemeinen Formel $RH + 1/2O^2 + NADPH \rightarrow ROH + NADP + H_2O$ beschreiben lassen.

4 *11-β-Hydroxylase*.

5 *18-Hydroxylase*.

6 *18-Dehydrogenase*: Dieses Enzym wandelt in der Zona glomerulosa der Nebenniere 18-Hydroxycorticosteron in Aldosteron um. In der Zona glomerulosa gibt es keine 17-Hydroxylase. Progesteron wird an C21 und C11-β hydroxyliert und so zu Corticosteron. Danach erfolgt die Hydroxylierung an C18 und die Oxidation des Alkoholrestes zu einem Aldehyd, was Aldosteron ergibt.

7 *C17,20-Desmolase*.

8 *17-β-Dehydrogenase*: Dieses Enzym kommt vor allem in den Ovarien, der Plazenta und den Hoden vor, wurde aber auch in den Erythrozyten (den roten Blutkörperchen), der Niere und der Leber gefunden.

9 *Aromatase*: Das Aromatasesystem besteht aus einer C19-Hydroxylase und einer Dehydrogenase. Testosteron und Androstendion werden in Östradiol bzw. Östron umgewandelt, indem ihr A-Ring aromatisiert wird. Unter Aromatisierung versteht man die Bildung eines alternierenden Doppelbindungssystems in einem hexagonalen Ring, was dem Ring sogenannte *Resonanz* und damit chemische Stabilität verleiht. Zunächst wird C19 hydroxyliert, anschließend erfolgt die Oxidation und Entfernung eines HCHO(Formaldehyd)-Moleküls.

10 *Sulfotransferase/Sulfatase-System*: Dieses System besteht aus löslichen Enzymen, die hauptsächlich in der Leber und der Plazenta, in kleineren Mengen auch in der Nebenniere, vorkommen. Die Enzyme utilisieren Sulfatreste, die in dem Coenzym 3'-Phosphat-Adenosin-5'-Phosphosulfat (PAPS) enthalten sind. In der Nebenniere kommt PAPS vorwiegend in der Zona reticularis vor.

Weiterführende Literatur

Baulieu, E.-E., P.A. Kelly (eds.): Hormones: From Molecules to Disease. Chapman and Hall, New York (1990).

Berne, R.M., M.N. Levy (eds.): Principles of Physiology. International student edition. Wolfe Publishers, London (1990).

Edwards, C.R.W. (ed.): Endocrinology. Heinemann, London (1986).

Guyton, A.C.: Textbook of Medical Physiology (8th edn). W.B. Saunders, Philadelphia (1991).

Hardy, R.N.: Endocrine Physiology. Edward Arnold, London (1984).

Horwitz, K.B. (ed.): Endocrine aspects of cancer. In: Endocrine Reviews and Monographs. The Endocrine Society, Bethesda (1993).

Lightman, S.L., B.J. Everitt (eds.): Neuroendocrinology. Blackwell Scientific Publications, Oxford (1986).

O'Riordan, J.L. H., P.G. Malan, R.P. Gould (eds.): Essentials of Endocrinology. Blackwell Scientific Publications, Oxford (1984).

Parker, M. G. (ed.): Steroid Hormone Action. IRL Press, Oxford (1993).

Ross, M.H., E.J. Reith, L.J. Romrell: Histology: A Text and Atlas (2nd edn). Williams and Wilkins, Baltimore (1989).

Snell, R.S.: Clinical Neuroanatomy for Medical Students (2nd edn). Little, Brown, Boston (1987).

Wingard, L.B., T.M. Brody, J. Larner, A. Schwartz: Human Pharmacology. International student edition. Wolfe Publishers, London (1991).

Yen, S.S.C., W.W. Vale (eds.): Neuroendocrine control of reproduction. Proceedings of the symposium on neuroendocrine regulation of reproduction. Serono Symposia USA (November 1989).

Glossar

Ätiologie Ursache (einer Erkrankung)
Agonist Ligand, der eine physiologische Reaktion auslöst
allosterisch Proteine, die ihre Konfiguration ändern
AMP Adenosinmonophosphat
Anion negativ geladenes Ion, z. B. PO_4^-
Antigen Substanz, die eine Immunantwort hervorrufen kann
apikal Spitze, am Scheitel
asymptomatisch ohne Symptome
Axon zytoplasmatischer Ausläufer der Nervenzelle

Betablocker Substanz, die sympathische Betarezeptoren blockiert

C-terminal saures Carboxylgruppen(COOH)-Ende einer Peptidkette
Cortex äußere Schicht eines Organs oder einer Struktur

de novo neu
Dimerisation Zusammenlegung zweier Proteinmoleküle
diploid Zelle mit zweifachem Chromosomensatz

endogen aus dem Körper selbst stammend
endokrine Drüse Drüse mit Sekretion von Hormonen in das Blut
endoplasmatisches Retikulum intrazelluläres Membransystem
Epithel Zellschichten, die Oberflächen begrenzen
euthyreot normale Schilddrüsenfunktionslage
exogen von außerhalb des Körpers stammend
Exozytose zelluläre Sekretion von Molekülen, die in Vesikel verpackt sind

Fibroblasten noch nicht differenzierte Bindegewebezellen
Follikel Gruppe von Zellen, die eine funktionelle Einheit bilden, z. B. in der Schilddrüse, im Ovar

Ganglion Ansammlung von Nervenzellen
Genitalien Fortpflanzungsorgane
Genotyp genetisches Erbgut des Organismus
Gestation Schwangerschaft, intrauterine Periode des Feten
Globuline Klasse von Proteinen, die in schwachen Salzlösungen löslich sind
Glukoneogenese Neusynthese von Glukose
Glykogen Polysaccharidspeicherform von Glukose
Glykogenolyse Glykogenabbau
Glykosylierung Anfügung von Oligosaccharidseitenketten an Proteine
GTP Guanosintriphosphat

haploid Zelle mit einfachem Chromosomensatz
Homöostase innere Regulation des internen Milieus
homöotherm „warmblütig", innere Temperaturregulation
Homologie strukturelle Ähnlichkeit
hydrophil wasserfreundlich, geladen
hydrophob wasserabstoßend, ungeladen
Hypertonie Bluthochdruck
Hypothermie klinisch signifikant erniedrigte Körpertemperatur

iatrogen therapiebedingte Erkrankung
idiopathisch unbekannter Ursache
in vitro außerhalb des lebenden Organismus, „im Reagenzglas"
in vivo im lebenden Organismus
Ischämie umschriebener Sauerstoffmangel, häufig infolge von Minderdurchblutung

Karyotyp nach Größe geordnete, paarige Anordnung des Chromosomensatzes
Katabolismus Abbaustoffwechsel
Katalysator Substanz, die eine chemische Reaktion ermöglicht und dabei selbst unverändert bleibt
katalysieren als Katalysator wirken
Katecholamine Aminderivate des 2-Hydroxyphenols (Katechol)
Kation positiv geladenes Ion, z. B. Na^+
Kinase Enzym, das z. B. anorganisches PO_4^- von Adenosintriphosphat (ATP) auf den Akzeptor überträgt
Klitoris erektiles Organ der Frau, dem Penis entsprechend
Kolloid Dispersion hochmolekularer Substanz in Flüssigkeit
kongenital von Geburt an bestehende Erkrankung od. Fehlbildung

Labien Lippen
Ligand ein Molekül, das reversibel an ein anderes bindet
Lyse Auflösung, meist im Sinne von Zellzerstörung

Medulla innere oder zentrale Schicht eines Organs oder einer Struktur
Meiose Reifeteilung m. Entstehung haploider Zellen aus diploiden
Metabolismus Gesamtheit der biochemischen Reaktionen im Körper, Stoffwechsel
Mikrogramm 10^{-6} g
Mitochondrien intrazelluläre Organellen, die Energie erzeugen
Mitose Zellteilung unter Erhaltung des diploiden Chromosomensatzes
muskarinartig durch Muskarin blockierbarer Acetylcholinrezeptor
Myelinogenese Synthese der Myelinscheide von Nerven

N-terminal basisches NH_2-Ende einer Peptidkette
nikotinartig durch Nikotin stimulierbarer Acetylcholinrezeptor
nona- neun

okta- acht
olfaktorisch den Geruchssinn betreffend
Oligosaccharide miteinander verbundene reduzierende Zucker (oder Monosaccharide)
Osteoklast knochenabbauende mehrkernige Zelle
Oszillator Mechanismus, der im Falle einer Störung einen bestimmten Stellwert wiedereinstellt

Phänotyp sichtbare od. meßbare Charakteristika eines Organismus
poikilotherm Körpertemperatur hängt von der Umgebung ab
Precursor Vorläufersubstanz, Präkursor
primordial ursprünglich, im Ansatz vorhanden, im Keim angelegt
Proteolyse Proteinabbau

Transduktor überführt eingehende sensorische Impulse in eine andere Energieform
Transkription Kopieren der DNA zur Synthese komplementärer RNA
Translation Peptidsynthese entsprechend der RNA-Codierung
Trimenon definierter Zeitraum von drei Monaten während der Schwangerschaft
trophisch Ernährungs-, Wachstumszustand betreffend

Ultimobranchialkörper calcitoninproduzierende Drüse bei Vögeln

Zibet eine Schleichkatzenart (asiatische Schleichkatze)
Zona glomerulosa äußere Schicht der Nebennierenrinde

QUELLEN
Lawrence, E.: Henderson's Dictionary of Biological Terms (10th edn). Longman Scientific and Technical, Essex (1989).
Concise Medical Dictionary (3rd edn). Oxford University Press, Oxford (1987).

Sachwortverzeichnis

leichter lernen

Menü Medizin

Blackwell Wissenschaft

Jedes Buch dieser Reihe vermittelt sowohl Grundwissen als auch aktuelle Aspekte des jeweiligen Themas. Ähnlich dem Menü eines Computerprogramms ist durch den übersichtlichen und kompakten Aufbau der Werke ein schneller und effektiver Zugriff auf das Wissen möglich. Sie sind geeignet als Repetitorium zur gezielten Prüfungsvorbereitung, als Unterlage zur Vorbereitung von Lehrveranstaltungen sowie als Orientierungsmöglichkeit für Studenten und Wissenschaftler anderer Fachgebiete.

Neal/Stahlmann

Menü Medizin Pharmakologie

1995. 104 Seiten mit 40 Abbildungen. 21,5 x 28 cm.
Broschiert. DM 28,–/öS 207,–/sFr 28,– ISBN 3-89412-216-1

Dieses Buch beinhaltet eine grundlegende und einprägsame Darstellung der Pharmakologie. Es wendet sich an Studenten der Medizin, die bereits über Kenntnisse der physiologischen Grundlagen verfügen. Studenten und Wissenschaftlern anderer Fachrichtungen bietet es die Möglichkeit zur raschen Orientierung über die Grundlagen von Arzneimittelwirkungen.
Die Arzneistoffgruppen werden stets auf zwei, maximal drei Seiten abgehandelt. Eine Seite zeigt die klar gegliederte und zusammenfassende Abbildung, der die wichtigsten Informationen zu den einzelnen Wirkmechanismen rasch entnommen werden können. Auf den anschließenden Seiten werden die Arzneistoffgruppen in einem kompakten und präzisen Text kurz vorgestellt. Auf eine vollständige Darstellung der Wirkstoffe wurde bewußt verzichtet.
Die Auswahl orientiert sich an den derzeit relevanten und gebräuchlichen Substanzen. Hinweise auf unerwünschte Arzneimittelwirkungen und Kontraindikationen finden sich in den Abbildungen sowie im Text.
Das übersichtliche Zusammenwirken von Abbildung und Text ermöglicht eine komprimierte Wissensvermittlung, so daß sich das vorliegende Buch zur schnellen Aktualisierung der Kenntnisse pharmakologischer Zusammenhänge und als Repetitorium zur Prüfungsvorbereitung eignet.

leichter lernen
Menü Medizin

Playfair/Baron

Menü Medizin Immunologie

1995. 96 Seiten mit 40 Abbildungen, 2 Übersichten.
21,5 x 28 cm. Broschiert. DM 28,–/öS 207,–/sFr 28,–
ISBN 3-89412-215-3

Der übersichtliche und kompakte Aufbau des Werkes ermöglicht einen schnellen und effektiven Zugriff, indem ein immunologisches Thema stets auf zwei Seiten abgehandelt wird und so auf einen Blick erfaßt werden kann. Dabei zeigt die linke Buchseite eine klar gegliederte und zusammenfassende Abbildung, die rechte Seite erläutert stichwortartig die wichtigsten Begriffe. Der didaktische Schwerpunkt liegt eindeutig auf der visuellen Wissensvermittlung; sprachlicher Ballast und überflüssige Erläuterungen wurden konsequent weggelassen.
Dieses »Zwei-Seiten-Prinzip« wurde auch für die Darstellung von aktuellen immunregulatorischen, immunpathologischen und immuntherapeutischen Themengebieten wie Toleranz, Netzwerk, Psychoneuroimmunologie, Abwehr von Infektionen, Infektionskrankheiten, Tumorimmunologie, Allergien, chronische Entzündungen, Autoimmunität, Transplantatabstoßung, Immundefekte, AIDS, Impfungen und Immunstimulation beibehalten.
Das Buch ist – an die deutschen Usancen adaptiert und aktualisiert – gleichermaßen für Studenten der Biologie, Medizin und Biochemie sowie für Laborfachkräfte geeignet. Auch Biologielehrer, Dozenten und Professoren werden es zur Vorbereitung ihrer Lehrveranstaltungen gern verwenden.

Salway

Menü Medizin Metabolismus

1996. Ca. 100 Seiten mit ca. 100 Abbildungen. 29 x 34 cm.
Broschiert. Ca. DM 38,–/öS 281,–/sFr 38,–
ISBN 3-89412-240-4

Aus dem Inhalt: ATP-Biosynthese, Pentose-Phosphat-Zyklus, Steuerung der Glukoneogenese, Glykogenmetabolismus, Zitronensäure-Zyklus.

Katona/Robertson

Menü Medizin Psychiatrie

1996. Ca. 90 Seiten mit ca. 35 Abbildungen. 21,5 x 28 cm.
Broschiert. Ca. DM 28,–/öS 207,–/sFr 28,–
ISBN 3-89412-297-8

Aus dem Inhalt: Schizophrenie, bipolare affektive Störungen, Streßreaktionen, Angstzustände, Eßstörungen, Persönlichkeitsveränderungen, Alkoholmißbrauch und -abhängigkeit, Kinderpsychiatrie.